KUOSAN CIGONGZHEN CHENGXIANG JIQI YINGXIANG CHULI

扩散磁共振成像及其影像处理

王　毅　牛奕龙　郭　哲
雷　涛　樊养余　编著

西北工业大学出版社

【内容简介】 本书是在作者多年研究积累基础上撰写而成的,较全面地介绍了扩散磁共振成像(Diffusion MRI,DMRI)原理及其医学影像处理等方面的内容,阐述了 DMRI 的基本概念及其处理方法,重点介绍了扩散磁共振成像涵盖的几个主要领域——扩散磁共振的物理基础、扩散张量成像原理及其计算、扩散磁共振示踪技术、扩散张量成像图像配准与分割技术以及进行 DMRI 研究必备的开源软件工具等。

本书可作为计算机、自动化、信号与信息处理、生物医学工程等专业高年级本科生或研究生的教材或教学参考书,也可作为医学影像处理等相关专业研究人员的参考书。

图书在版编目(CIP)数据

扩散磁共振成像及其影像处理/王毅等编著. —西安:西北工业大学出版社,2017.2
ISBN 978 - 7 - 5612 - 5251 - 2

Ⅰ.①扩… Ⅱ.①王… Ⅲ.①核磁共振成像 Ⅳ.①R445.2

中国版本图书馆 CIP 数据核字(2017)第 039654 号

策划编辑:李阿盟
责任编辑:李阿盟

出版发行:西北工业大学出版社
通信地址:西安市友谊西路 127 号   邮编:710072
电   话:(029)88493844 88491757
网   址:www.nwpup.com
印 刷 者:兴平市博闻印务有限公司
开   本:787 mm×960 mm   1/16
印   张:13.125
字   数:276 千字
版   次:2017 年 2 月第 1 版   2017 年 2 月第 1 次印刷
定   价:58.00 元(附光盘 1 张)

前　言

核磁共振成像（Nuclear Magnetic Resonance Imaging，NMRI，简称 MRI，磁共振成像）技术是继 CT 后医学影像学的又一重大进步，自 20 世纪 80 年代应用以来得到了迅速的发展。磁共振成像将人体置于特殊的磁场中，利用无线电射频脉冲激发体内氢原子核，引起氢原子核共振吸收能量而成像，可直接生成横断面、矢状面、冠状面和各种斜面图像，具有不产生 CT 检测中的伪影、无须注射造影剂和无电离辐射危险等优点。

如果说 MRI 是追踪水分子中的氢原子，那么扩散核磁共振成像（Diffusion Nuclear Magnetic Resonance Imaging，DNMRI，简称 DMRI，扩散磁共振成像）便是依据水分子移动或扩散的方向来制图，这种成像技术为大脑解剖学提供了独特的研究平台，是目前唯一一种可在活体中研究脑部微细结构的非侵入方法。譬如，脑部磁共振图像一般仅能区分出脑白质、脑灰质和脑脊液等部分，而扩散磁共振图像则更进一步，使人们能够对密布神经纤维的脑白质内部解剖结构进行精确观测、分析和识别。因此，扩散磁共振成像技术对于解决基础神经学和临床神经学中出现的许多新问题，具有非常重要的意义。

本书从 DMRI 的基本概念入手，以经典方法和应用技术为背景，尝试从理论基础、工作原理、应用实例和工具软件等方面，为读者深入浅出地介绍 DMRI 领域的各种理论与计算方法，较全面地讨论相关研究进展，重点回答初学者对该技术的几个疑惑：什么是扩散磁共振成像？如何获取扩散磁共振影像？如何解释扩散磁共振成像的结果？如何对扩散磁共振影像进行计算机处理与分析？

本书第 1 章为序言，简介磁共振成像的基本知识；第 2 章给出扩散磁共振成像的物理基础和重建方法；第 3 章介绍扩散张量成像技术；第 4 章介绍扩散磁共振示踪技术的相关理论，第 5 章介绍典型的扩散张量成像图像配准和分割技术，第 6 章归纳 DMRI 领域常用的开源软件及其应用方法。

随着 DMRI 技术的发展和国内相关科研人员的增加，本书相关章节的内容，将在一定程度上满足人们对 DMRI 从理论到高端应用的知识需求，为研究者提供专业的参考。

　　本书由王毅、牛奕龙、郭哲、雷涛和樊养余编著,王毅统稿。研究生于倩、曾文轩、俞亮亮、李国琴、黄晶靖、申雨和赵怡等为本书的文字录入与排版等做了大量工作,在此一并表示感谢。

　　由于水平和经验有限,书中疏漏之处在所难免,敬请专家和读者予以批评指正。

编著者

2016 年 12 月

目 录

第 1 章　磁共振成像

1.1　引　　言

核磁共振成像（Nuclear Magnetic Resonance Imaging，NMRI），又称自旋成像（spin imaging），也称磁共振成像（Magnetic Resonance Imaging，MRI），台湾地区又称磁振造影[1]，是利用核磁共振（Nuclear Magnetic Resonance，NMR）原理，以不同的射频脉冲（radio frequency pulse）序列对生物组织进行激励，使其共振可产生核磁共振信号。如果再利用线性梯度场对组织信号进行空间定位，并利用接收线圈检测组织的弛豫时间和质子密度等信息，就形成了核磁共振成像技术。

NMR 是一种核物理现象。早在 1946 年，Bloch[2]与 Purcell[3]就发现了原子核的磁共振现象，并将其应用于波谱学。1973 年，Lauterbur[4]将磁共振应用于医学影像学领域，采用弱线性梯度场方法进行选择性激励，得到了需要的断层图像。该研究成果发表于《Nature》杂志。其理论对于医学影像学的发展极为关键，Lauterbur 本人还因此获得了 2003 年度诺贝尔生理医学奖。此后的几十年，越来越多的学者意识到，利用核磁共振的线性梯度场来获取 MRI 图像的空间分辨力，是一种既实用又有效的方法，线性梯度场的引入因此成为 MRI 设备发展的关键，引领后续研究者在其基础上不断加以改进和完善，逐步形成了现在的先进 MRI 系统，使得医学成像手段有了质的飞跃。

近年来，核磁共振成像技术飞速发展，日臻成熟，其检查范围基本覆盖了人体的各个部位，在全世界范围内获得广泛推广和应用，MRI 领域的多位科学家也因此获得诺贝尔物理学奖或诺贝尔医学奖。当前，快速变化梯度磁场在 MRI 系统中的应用，大大加快了核磁共振成像的速度，使该技术在临床诊断以及科学研究中的应用更为便捷，极大地推动了生物医学、神经生理学和认知神经科学等学科的迅速发展。

1.2　磁共振成像的物理原理

1.2.1　自旋与磁矩

电磁理论告诉我们电流通过直导线时会产生环绕的磁场。当导线呈圆形形状时，磁场就会分布于垂直圆的平面上。从基础分子化学理论中,可以得知任何生物样本或物体均能依次分解为分子,分子可以分解为原子,原子又可以继续分解为原子核和其轨道电子。原子核由质子和中子构成,具有有限半径(约 10^{-14} m)、有限质量(约 10^{-27} kg)和净电荷(约 10^{-19} C)。原子中的质子、中子和电子都具有自旋的内在禀性。自旋可以简单理解为微观粒子绕其自转轴所进行的高速旋转运动,是一种基本的物质属性。与圆形导线中的电流类似,带电的质子和电子的自旋都会产生小的磁场,称为磁矩(见图 1.1(a))[5]。中子虽然本身呈电中性,但是由于其内部电荷分布不均匀,因此中子的自旋也能产生磁矩。2 个自旋方向相反的质子或中子通常配成一对。若原子核内质子和中子数均为偶数,则原子核的总自旋和总磁矩为零。若原子核内质子数或中子数有一个为奇数,则原子核的总自旋和总磁矩不为零,此时称这类原子核为磁性原子核。譬如,人体 MR 成像一般用到的氢原子核(^{1}H)仅有一个质子而没有中子,可以直接称其为氢质子,以后叙述中磁性原子核都用氢质子进行描述。正常情况下,人体组织结构内大量氢核磁矩的取向是随机分布的,因此磁矩磁场相互抵消,对外不显磁性(见图1.1(b))。当对其施加外加磁场时,部分氢核处于高能级且磁矩和外磁场方向相反,部分氢核处于低能级且磁矩和外磁场方向一致[6],但是由于处于低能级的氢核比处于高能级的氢核略多,所以宏观上大量氢核一起产生了与外磁场方向一致的磁场,也称净磁化或宏观磁化($\boldsymbol{M}_0$)(见图 1.1(c))。

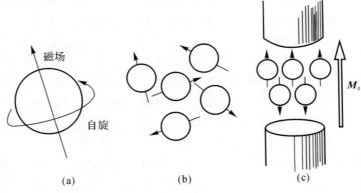

图 1.1　自旋与宏观磁化

(a) 自旋和磁矩;　(b) 体素中大量自旋磁矩随机取向,净磁化为零;　(c) 外加磁场存在时产生净磁化 $\boldsymbol{M}_0$

1.2.2　进动

一个自转的物体受外力作用导致其自转轴绕某一中心旋转,这种现象称为进动,也叫做旋进。

当自旋被置于外磁场中时,磁矩并非完全与外磁场方向平行,而是与外磁场方向有一定的角度。经典物理学中,自旋将会像陀螺一样围绕外磁场方向进动(见图 1.2)。进动频率也称拉莫尔频率,由拉莫尔方程 $\omega = \gamma B$ 决定(ω 为拉莫尔频率,γ 为磁旋比,B 为外磁场的场强)。磁旋比对某一种磁性原子核来说是个常数,氢质子的 γ 约为 $42.5\,\mathrm{MHz/T}$,其中 T 为磁场强度的单位:特斯拉(Tesla,T)。即对于氢质子,在 $1.5\,\mathrm{T}$ 的场强下,自旋的进动频率为 $63.8\,\mathrm{MHz}$,处于射频的范围。

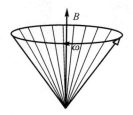

图 1.2　外磁场中自旋的拉莫尔进动

1.2.3　射频磁场与共振

处于外磁场中的净磁化 $\boldsymbol{M}_0$ 是核磁共振成像技术的基础,它可以被看作是一个不存在进动的自旋过程,其大小为各个独立自旋的矢量和。为了检测这个信号,就需要通过适当的射频(Radio Frequency,RF)发射线圈来产生 RF 脉冲,从而产生第二个额外的振荡磁场,称作射频磁场($\boldsymbol{B}_1$)。相应地,把之前提到过的外磁场称为主磁场($\boldsymbol{B}_0$)。

这里,施加的第二个外磁场 $\boldsymbol{B}_1$ 必须符合两个条件:① 方向垂直于 $\boldsymbol{B}_0$ 的方向;② 频率和氢质子的进动频率一致,即为共振频率;这样氢质子就会发生共振,从量子物理学的角度来解释即为氢质子吸收能量而发生能级跃迁,即氢质子会从低能级的状态变为高能级状态,从而使得 $\boldsymbol{B}_0$ 方向上的宏观磁化减低(见图1.3)[5]。图 1.3(a)为 RF 脉冲施加前,自旋在主磁场 $\boldsymbol{B}_0$ 中的分布,处于低能级的自旋数目略多于高能级,整体形成平行于 $\boldsymbol{B}_0$ 方向的净磁化。图 1.3(b)为 RF 脉冲,即射频磁场 $\boldsymbol{B}_1$ 施加一定时间后的自旋系统状态,$\boldsymbol{B}_1$ 垂直于 $\boldsymbol{B}_0$ 且频率和氢质子的进动频率一致,处于高低能级的自旋数相等,系统的净磁化为零。

1.2.4　同相位与失相位

这里引入一个三维正交坐标系,并规定 Oz 轴方向(纵向)即为 $\boldsymbol{B}_0$ 的方向,则 RF 脉冲就施加在 xOy(横向)平面内,规定其沿着 Ox 轴方向。那么在施加 $\boldsymbol{B}_1$ 前,自旋围绕 Oz 轴进动,但是所有的自旋都相互独立分布,即失相位。自旋产生的磁矩在 xOy 平面内投影的方向相互抵消,因此在 xOy 平面内的宏观横向磁化为零,仅剩下纵向的净磁化 $\boldsymbol{M}_0$(见图 1.4(a))。但是在施加 RF 脉冲后,自旋同时又会围绕 $\boldsymbol{B}_1$ 方向,即向 Ox 轴进动。因此,将会使所有独立的自旋同相位,即自旋产生的磁矩排列在相同的方向且自旋频率相同,从而具有宏观横向磁化(见图 1.4(b))。因此结合上小节内容可以看到在施加 RF 脉冲后,质子群的宏观净磁化可以分解为纵向磁化($\boldsymbol{M}_z$)和横向磁化($\boldsymbol{M}_{xy}$)。在三维坐标系中观察就能够发现,净磁化 $\boldsymbol{M}_0$ 发生了偏转,

偏转角的大小正比于 RF 脉冲的强度和持续时间,见以下公式:

$$\theta = \gamma \cdot \boldsymbol{B}_1 \cdot \tau \tag{1.1}$$

式中,θ 为偏转角;γ 为磁旋比;$\boldsymbol{B}_1$ 为 RF 磁场的强度,即 RF 脉冲的强度;τ 为 RF 脉冲的持续时间。对于 90° 的 RF 脉冲,净磁化完全偏转到 xOy 平面内,使得 $\boldsymbol{M}_z = \boldsymbol{0}$,这时 $\boldsymbol{M}_{xy}$ 达到最大值,即 $\boldsymbol{M}_{xy} = \boldsymbol{M}_0$。而在 RF 脉冲关闭后,MR 信号就可以被 RF 接收线圈探测。值得注意的是,接收线圈仅仅能探测到旋转的宏观横向磁化,而不能探测到方向固定不变的宏观纵向磁化。

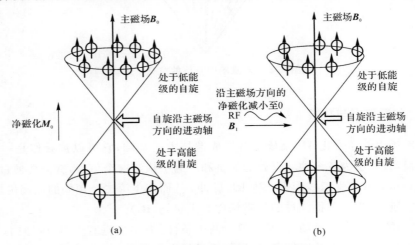

图 1.3　射频磁场引入前后,自旋状态的变化

(a) 引入射频磁场前的自旋状态;　(b) 引入射频磁场后的自旋状态

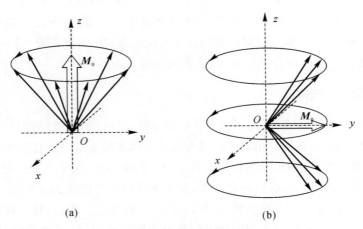

图 1.4　自旋的同相位和失相位

(a) 自旋的同相位;　(b) 自旋的失相位

1.2.5　组织弛豫

弛豫过程是指氢质子在施加外加磁场能级升高之后,自旋逐渐返回到均衡态(最低的能级状态)的过程,经常提到三类不同的弛豫,分别为 T_1, T_2 和 T_2^* 弛豫。一个振荡的呈指数式快速衰减的信号,在 RF 脉冲关闭后就能够立刻被线圈检测到,称作自由感应衰减(Free Induction Decay,FID)。T_1 弛豫过程叫作纵向弛豫过程,因为它是在 RF 脉冲关闭后自旋沿纵坐标轴(Oz 轴)的重新排列,即 $\boldsymbol{M}_z$ 恢复到 $\boldsymbol{M}_0$ 的过程(见图 1.5(a))。T_1 弛豫过程也可以被称作自旋-晶格弛豫,因为它是通过自旋把从 RF 脉冲中获得的能量释放给周围晶格,使得自身能级降低,从而回到均衡态的过程。通常 T_1 弛豫过程可以用时间常数 T_1 来表述。在 RF 脉冲关闭后,T_1 弛豫过程进行的同时,由于自旋的失相位,致使 $\boldsymbol{M}_{xy}$ 也开始逐渐衰减直至趋近于零。

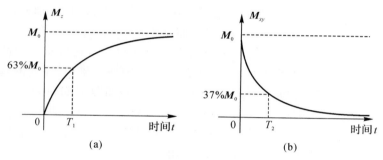

图 1.5　两种弛豫过程对比
(a) T_1 弛豫过程;　(b) T_2 弛豫过程

导致失相位的原因有两个:氢质子间自旋的相互影响以及外磁场的不均匀性。氢质子自旋的相互影响导致每个自旋所处的磁场微环境略微不同,进而自旋的进动频率也会产生差异。而外磁场的不均匀性直接导致了各个自旋的进动频率不同。因此,随着时间的延长,各个自旋越来越处于失相位,这个过程也称散相。把由自旋间的相互影响造成 $\boldsymbol{M}_{xy}$ 衰减的过程叫作 T_2 弛豫(见图1.5(b)),也叫自旋-自旋弛豫,其过程可以由时间常数 T_2 来表述。而把两种原因一起造成 $\boldsymbol{M}_{xy}$ 衰减的过程叫作 T_2^* 弛豫,其过程可以由时间常数 T_2^* 来表述。显然,T_2^*

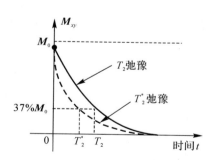

图 1.6　T_2 和 T_2^* 衰减曲线对比

比 T_2 弛豫速度更快(见图 1.6)。对于给定的磁场强度,T_1 和 T_2 都是组织的内在属性,因此对于特定组织,T_1 和 T_2 的值是一定的。然而,T_2^* 依赖于主磁场的不均匀性,但对于给定的外磁场环境,特定组织也有确定的 T_2^* 值。通常来说,T_2 的衰减速度要比 T_1 的恢复速度快

5~10倍,而 T_2^* 的衰减又要快于 T_2 的衰减。

1.2.6　图像对比

对于 MR 图像,MR 信号强度受众多参数的影响,参见下式:

$$S(x) \sim f(\rho, T_1, T_2, T_2^*, \chi, \boldsymbol{D}, \upsilon, TR, TE, TI, \cdots) \tag{1.2}$$

由式(1.2)可知 MR 信号受组织质子密度 ρ、纵向弛豫时间 T_1、横向弛豫时间 T_2(或 T_2^*)、磁化率 χ、扩散梯度 $\boldsymbol{D}$、流速 υ 等众多因素的影响。当然 MR 信号还会受到序列时间参数 TR,TE 等的影响。选择的成像方法和时间参数不同,会得到不同的对比度,使组织在图像上的表现有所变化。如果突出了某种因素对信号的影响,则称之为某种加权像。例如,质子密度加权像的组织之间的灰度差异主要由组织间质子密度的差异确定;T_1 加权像的灰度差异主要由组织间的纵向弛豫时间常数 T_1 的差异确定;同理,T_2 加权像的灰度差异主要由组织间的横向弛豫时间常数 T_2 的差异确定。以自旋回波为信号源的图像可以得到 T_2 加权像,而以梯度回波为信号源的成像不能得到 T_2 加权像,而是 T_2^* 加权像。

MR 成像的重要优势之一是其所展示出的优良的软组织对比效果。脉冲序列指的是在 MR 成像过程中重复施加的一系列 RF 脉冲的组合。在图像采集中,序列的基本单元会进行数百次的重复。通过改变回波时间(Time of Echo,TE)或重复时间(Repetition Time,TR),即 2 个连续 RF 激励脉冲的时间间隔,即可改变加权信号的对比度。表 1.1 是以 DE 序列为例列出的几种对比度加权特性的扫描参数设置要求。长 TR 主要适用于抑制 T_1 差异对信号的影响,短 TE 主要适用于抑制 T_2 差异对信号的影响。

表 1.1　几种对比度加权特性的时间参数设置

加权特性	TR	TE
质子密度加权像(PDW)	长	短
T_1 加权像(T_1W)	短	短
T_2 加权像(T_2W)	长	长
加权特性不突出	短	长

1.3　磁共振成像策略

1.3.1　MRI 系统组成

MRI 系统主要由三部分构成:主磁体线圈、梯度线圈、射频发射和接收线圈。主磁体线圈主要用于生成强大的稳定外磁场,进行 MRI 检查时患者身处于其中。磁场强度用符号 $\boldsymbol{B}_0$ 表示,称为主磁场的磁场强度。1.0 T 约等于地磁场的 20 000 倍,商业生产的用于临床的 MRI 系统的标称场强分布在 0.2~3.0 T 区间。通常把磁场方向用由 x,y,z 三个正交轴构成的参考坐标系表示,Oz 轴平行于 $\textbf{\textit{B}}_0$ 的方向。安装于主磁体内的三个梯度线圈能产生快速开关切换的梯度磁场。这些梯度线圈产生与 $\textbf{\textit{B}}_0$ 同向的磁场,场强分别沿 Ox,Oy,Oz 方向发生线性变化。梯度磁场叠加在 $\textbf{\textit{B}}_0$ 上,导致外磁场强度沿梯度磁场方向递增或递减。梯度磁场场强反映梯度磁场变化的大小,用毫特每米(mT/m)表示。射频发射线圈安装于梯度线圈内部,即最靠近患者,产生 RF 脉冲磁场。相比其他磁场,RF 场的振幅最小,以兆赫级的特征频率(射频)振荡,振荡频率由 $\textbf{\textit{B}}_0$ 决定。射频磁场通常用 $\textbf{\textit{B}}_1$ 场表示。静态磁场和射频磁场联合产生 MRI 信号,梯度磁场空间负责定位和编码,RF 接收线圈接收回波信号,再经模/数转换及数学处理,生成 MR 图像。

1.3.2　傅里叶变换

为了更好地理解 MR 图像如何产生,首先有必要知道傅里叶变换(Fourier Transformation,FT)。通过 FT,信号被分解成许多不同的频率,都可以分别用不同相位和幅度的正弦波来表示,即 $S(t)=a_0+a_1\sin(\omega_1 t+f_1)+a_2\sin(\omega_2 t+f_2)+\cdots$。由此可知,时间域内的信号可以通过 FT 表示成相应频率域内的一系列不同频率和幅度的正弦波的组合。MR 成像中信号依据相位/频率的变化进行空间编码,然后通过二维 FT 解码来识别整幅图像中的像素亮度。

1.3.3　层面选择

由拉莫尔方程得知氢质子的共振频率正比于磁场强度。通过施加梯度磁场,使特定方向上的磁场强度发生线性变化,使得该方向上不同空间点自旋的共振频率不同。只有在通过选定点且与梯度磁场方向垂直的分布于平面内的质子才能发生共振,由此能够实现层面选择[7],该梯度称为层面选择梯度(GS)。所施加的梯度磁场方向,称为层面选择方向。通常情况下,所发射的 RF 脉冲不是一个单一的频率,而是由小范围的一系列频率所组成的,被称作 RF 脉冲的发射带宽。因此,层面不是一个单一的具体数值,而是具有厚度的,并且层面厚度是由 RF 脉冲带宽和梯度陡峭程度(或强度)共同决定的。

1.4　脉　冲　序　列

前文中提到生成 MR 图像要经历 RF 脉冲的激励、梯度磁场的层面选择、相位编码(参见第 1.5.1 节)、频率编码(参见第 1.5.2 节)和信号的采集等环节,通过调整各环节的参数,就能控制图像的信号强度和对比度,即不同人体组织特定的弛豫特性在图像中占据的权重。脉冲序列就是指射频脉冲、梯度磁场的施加和 MRI 信号的采集等各个不同环节的时序排列(见图

1.7),连续 RF 激励脉冲之间的时间间隔称为重复时间,RF 激励脉冲中点到采集的回波中点的时间间隔称为回波时间。由于需要多次重复进行相位编码,即需经历多个相位编码步数,所以需要多个重复时间。相位编码步数也决定了相位编码方向上的像素个数(NP)。因此,图像的采集时间=TR×NP。

1.4.1　自旋回波

通过自旋回波(Spin Echo,SE)的方法,能够恢复部分 MR 信号(见图 1.8)。自旋回波即为在 90°RF 激发脉冲后 FID 产生过程中的某一时刻,使用重聚焦 RF 脉冲使自旋磁矩翻转 180°,使每个自旋的相位发生反转,即达到使原来进动快的自旋变为落后于原来进动慢的自旋的目的。此时每个自旋的实际空间位置并没有发生改变,换句话说,施加 180°重聚焦脉冲后氢质子的自旋仍然经历和以前相同的磁场,因此进动频率没有改变。一段时间后自旋将会互相靠近,进而形成自旋回波,TE 时达到信号的峰值。重聚焦 RF 脉冲去除了磁场不均匀导致的失相位,使得采集到的自旋回波信号只受组织自身 T_2 弛豫的影响。

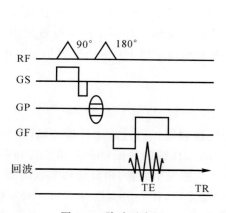

图 1.7　脉冲时序图

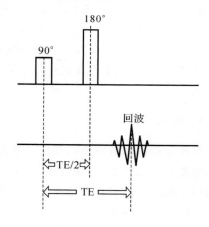

图 1.8　自旋回波原理

1.4.2　梯度回波

梯度回波(Gradient Echo,GRE)和自旋回波不同,梯度回波是利用频率编码梯度场极性反转形成回波(见图 1.9)。当施加外加离相位梯度磁场时,氢质子的自旋以不同频率进动,沿梯度方向迅速去相位,而失相位会造成 FID 信号幅度迅速衰减。紧接着施加大小相等但是方向相反的第二个聚相位梯度磁场,其作用是来反转氢质子的自旋相位。如果施加的聚相位梯度磁场和离相位梯度磁场的时间相同,失相位能被聚相位所抵消,那么就能够重新得到 FID。当已经经历去相位过程的氢质子又自旋回到原来的初始相位,即重聚相位,此时 FID 信号达到最大振幅。如果此时持续施加聚相位梯度磁场,那么氢质子自旋就会再次去相位,同理 FID 信号会迅速衰减。这一过程中产生的最大振幅信号是由施加的外加梯度磁场方向的迅速切换而聚相得到的,因而被称为梯度回波[8]。从 RF 脉冲开始产生横向磁化到梯度回波达到最大峰值的时间叫作回波时间。改变梯度磁场施加的时间长短可以改变回波时间的长短。但是如果选择的回波时间过长,由于组织本身的 T_2^* 弛豫,就会发生更多的去相位,从而导致回波幅度的最大振幅变小。因此,回波时间决定了图像的 T_2^* 对比度。

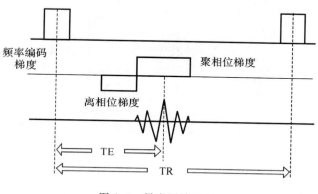

图 1.9　梯度回波原理

1.4.3　自旋回波和梯度回波的比较

通常,180°重聚脉冲去除了由于磁场不均匀性导致的去相位,自旋回波信号的幅度比梯度回波大。由金属性物质(如胸骨钢丝或金属心脏)导致的磁场不均匀性影响也会在自旋回波成像中变小。梯度回波成像更容易受由铁带来的磁场不均匀性的影响,因此有利于评价分析心脏和肝脏有铁沉积的患者。

1.5　MR 信号的空间编码

1.5.1　相位编码

在进行层面选择之后,会在指定时刻施加相位编码梯度磁场(GP)。氢质子在沿磁场梯度方向上处于不同的相对位置时会以不同频率旋转,当施加外加梯度使磁场增加时,氢质子会获得更高的进动频率;然而当梯度使磁场减弱时,氢质子的进动频率就会降低。因此,氢质子根据沿梯度方向上的不同位置持续改变相对相位。当梯度磁场关闭时,质子在沿梯度方向上的位置发生了相对相位的变化,这个过程称为相位编码,施加的梯度磁场方向被称为相位编码方向。但是由于傅里叶变换只能区分相位相差为 180° 的 MR 信号,所以相位编码需反复多次进行。因此在 SE 回波成像过程中，相位编码的下一个 TR 只是改变相位编码的梯度场幅度，每个 TR 内改变相位编码梯度场幅度可以获得不同的回波信号。这些回波信号经数字化采集存储在 k 空间（参见第 1.6 节），每个 TR 内采集的回波信号可以首先进行行傅里叶逆变换，k 空间所有行的信号采集完并完成行傅里叶逆变换后即可进行最后的傅里叶逆变换，经过上述二维傅里叶逆变换后就可以获得 MR 图像（见图 1.10）。

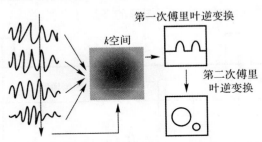

图 1.10　将采集的回波信号进行二维傅里叶逆变换得到图像

1.5.2　频率编码

在进行相位编码之后，频率编码梯度（GF）被施加在垂直于磁场的方向上，这一梯度磁场同样造成质子沿梯度磁场方向上的相对位置以不同频率进行旋转。与相位编码相比，这个梯度施加时间稍长，并且在施加梯度的同时来测量或数字采样信号。频率编码的信号由一系列频率（或带宽）组成，质子磁矩的拉莫尔频率随梯度磁场方向上的不同位置而不同，这个过程称为频率编码，其梯度方向称为频率编码方向。

1.6　k 空间

1.6.1　k 空间概念及特点

图 1.10 显示了每次对回波信号进行数字化采集后就存储在 k 空间中，在许多脉冲序列和重建技术中常常提到 k 空间这个术语，"k"本身没有特别的意义。k 空间就是包含 MR 数据的阵列，也可以定义为原始数据阵列即相位编码轴与频率编码轴的交叉点。

MR 扫描得到的 k 空间数据是谱空间数据（与 X - CT 等影像设备不同），利用 k 空间数据进行傅里叶逆变换就可以得到用于诊断的图像。谱数据与空间数据的位置无直接对应关系，即 k 空间本身与病人的位置无直接对应关系，这是因为 k 空间内的每一数据点或样品对整个图像有贡献，即每个数据点、每条数据线都包含着整个图像的信息。位于 k 空间不同位置的数据点与施加在成像物体上的不同场强（静磁场与梯度场的叠加）有关，场强条件的变化与相位编码和频率编码过程的选择有关。经过不同相位编码、频率编码的数据(k空间数据)所处k空间的位置与使用的相位编码梯度场和频率编码梯度场有关。

k空间上半部与下半部是共轭对称的。这是因为两端的相位编码梯度场幅度相等、极性相反。k空间数据的对称性特点对于 MR 快速扫描和一些特殊应用是很有好处的。

k空间数据的另一特点是k空间中心的信号比外围的信号高,对图像对比度影响大;k空间外围信号低,对图像空间分辨力影响大。即k空间中央附近区域数据是低频成分,而外围属于高频成分。

k空间中央包含最大信号(即低频成分)的原因有两个:

(1)k空间的中央列对应每个回波信号的波峰。以自旋回波为例,180°相位重聚脉冲使散相信号逐步相位重聚,当自旋完全相位重聚时达到最大幅度(即回波峰),之后又逐步散相,因此k空间中每行数据的中心对应每个回波的中心,周围列指回波周围列的旁边部分。左边列表示数据空间指向最大幅的回波的相位重聚,右边列指向最大幅度的回波散相。

(2)在k空间的众多回波峰中,中央行的回波有最大幅度。因为中央行的回波峰实际上是在没有相位编码梯度场作用下获得的,因此没有梯度场产生更多的散相,而其他行的回波有连续增强的相位编码梯度场作用,因此有一定程度的散相而且信号幅度减小。由此可知中央行有最强的回波。

因为中央行有最强的回波,而中央列有回波峰,所以k空间中心点包括最大信号幅度,即具有最大信噪比。因为相位编码方向上下两端使用的相位编码梯度场幅度较大,因此散相最明显;在频率编码方向两端,由于回波信号没有达到最大幅度或者由于散相失去最大幅度,所以两个方向的周围信号最弱。

1.6.2　k空间数据重建

目前常用的 MR 图像重建方法是基于傅里叶变换的重建技术。但是在 MR 图像重建方法的发展过程中使用了多种方法,最早使用的方法是参考 X - CT 的投影重建技术。对于 X - CT,不同方向投影数据的获得是通过旋转 X 线球管得到不同角度的投影值实现的。而对于 MR 成像来说,投影重建使用的多方向投影数据的获得最早是通过旋转物体实现的,后来是通过改变梯度场实现的。投影重建技术不是 MR 成像常规使用的重建技术,具体的投影重建方法请参见有关 X - CT 的参考书。目前广泛应用的是傅里叶重建技术,其 2D 成像的数学表达式为

$$S(k_x, k_y) = \iint \rho(x, y)\, \mathrm{e}^{-i2\pi(k_x x + k_y y)}\, \mathrm{d}x \mathrm{d}y \tag{1.3}$$

3D MR 成像方法是将选层用的梯度场也进行相位编码,即进行两个方向的相位编码后再进行频率编码得到包含 3D 信息的 MR 信号进行重建得到 3D 图像,3D 成像的数学表达式为

$$S(k_x, k_y, k_z) = \iiint \rho(x, y, z) e^{-i2\pi(k_x x + k_y y + k_z z)} \, \mathrm{d}x \, \mathrm{d}y \, \mathrm{d}z \qquad (1.4)$$

对于傅里叶重建技术,数据点在 k 空间中的分布是均匀的。这是因为经相位编码和频率编码使得 k 空间的数据是等间隔获得的,而且是自动获得的。均匀的数据分布使图像的高频分量和低频分量具有相同的精度,且误差分布均匀。利用傅里叶技术重建的图像没有星形伪影,图像细节好,而且重建速度快。因为傅里叶技术不像投影重建技术那样需要内插,在所有数据采集完后才可进行处理,而是一边进行数据的采集,一边对前一次相位编码后获得的数据进行一维傅里叶逆变换,因此傅里叶重建技术相对于投影重建技术来说,具有经济、高效的优点。还有一点是傅里叶技术中对数据的滤波是自动进行的,不需要像滤波反投影重建那样选取滤波函数进行处理。

随着对 MR 成像速度和功能等方面的要求也发展了一些新方法,例如非笛卡儿坐标系的重建算法、非等密度随机采样重建等。其中一些新方法又借助了投影重建的理念进行成像研究。非等密度随机采样重建技术是目前 MRI 发展的前沿之一。

1.7　磁共振成像的医学应用

人体 2/3 的质量为水分,如此高的比例正是磁共振成像技术能被广泛应用于医学诊断的基础。人体内器官和组织中的水分并不相同,很多疾病的病理过程会导致水分形态的变化,即可由磁共振图像反映出来。MRI 技术发展时间虽短,但已显示出它的优越性,被广泛应用于临床诊断。

1.7.1　磁共振成像的优点

与 1901 年获得诺贝尔物理学奖的普通 X 射线或 1979 年获得诺贝尔医学奖的计算机层析成像(Computerized Tomography,CT)相比,磁共振成像(MRI)最大的优点是目前未发现任何对人体的伤害,安全、快速、准确。利用这种技术,可以检测以前出现在脑和脊髓等部位且难以诊断的疾病;可以为患者的手术部位进行准确定位,尤其是对脑部病变而言;可以更准确地跟踪患者体内的癌变情况,为更好地治疗癌症奠定基础。此外,MRI 不直接接触被诊断者的身体,能够大幅减少患者的痛苦。

MRI 与之前的医学成像技术相比,其影像非常清晰和精细,大大提高了医生诊断的效率和准确性,避免了剖胸或剖腹等手术给患者带来的痛苦。如今全球每年至少有 6 000 万病例利用核磁共振成像技术进行检查,由其进一步衍生出的扩散张量磁共振成像技术,在包括活体脑细胞结构的精细解剖、人脑认知科学的研究、脑病变的超早期定量诊断、脑部手术的路径规划以及手术质量和恢复情况的评价等方面都具有极佳的效果[1]。

具体而言,MRI 的优点如下[9]:

(1)对软组织有极好的分辨力。MRI 软组织对比度明显高于 CT,比如能很好地区分脑的灰、白质和脑神经核团,不用造影剂显示心脏房、室和大血管腔。选择适当的脉冲序列,可使直肠、膀胱、骨骼、子宫、阴道、肌肉、关节等部位成像直接显示。

(2)多个成像参数能提供丰富的诊断信息,这使得医疗诊断和对人体内代谢与功能的研究更为方便、有效。例如肝炎和肝硬化的 T_1 值变大,而肝癌的 T_1 值更大,作 T_1 加权图像,可区别肝部良性肿瘤与恶性肿瘤;使用 SE 序列时,利用流空效应,T_1 和 T_2 加权图像心脏和大血管内腔均表现为低信号,可诊断为心脏、大血管病变,区分肺动脉和纵隔,肺门淋巴腺,区分纵膈肿块和动脉瘤。

(3)MRI 能获得脑和脊髓等部位的立体图像(CT 单层扫描可能漏掉病变部位),通过调节外加磁场可自由选择所需剖面,得到其他成像技术无法接近或难以接近部位的图像。对于椎间盘和脊髓,MRI 可分别作矢状面、冠状面、横断面等方向上的断面成像,可以看到神经根、脊髓和神经节等 CT 和其他技术难以获取的影像。

(4)无骨伪影。CT 检查对于骨的边缘如岩骨、枕内粗隆、枕骨髁等处可能出现条纹状伪影,严重影响后颅凹的检查质量和对病变的诊断。而 MRI 所得到的图像能够完美地去除伪影,得到无骨伪影图像,因此在病变诊断的正确性方面显著优于 CT。

(5)无损伤的安全检查。MRI 用 RF 波,波长数米,能量仅 10^{-7} eV;而 CT 为短的电磁波波长 1 A°(1 A°$=10^{-10}$ m),高能量的 X 射线对人体有辐射损伤。短时间多层照相 SE 序列多回波技术,在人体内可引起发热,但现在的 MR 扫描方法对人体内热出入可达到平衡。

1.7.2　MRI 的缺点及可能存在的危害

虽然 MRI 对患者进行检查时的损伤极小,但还是会给患者带来一定程度上的不适感。因此需针对其缺点,在 MRI 诊断前采取必要的措施,将负面影响降到最低程度。其主要缺点如下[10]:

(1)和 CT 一样,MRI 也是解剖性影像诊断,很多病变单凭核磁共振检查仍难以确诊,而内窥镜可同时获得影像和病理两方面的诊断结果;

(2)对肺部、肝脏、胰腺、肾上腺、前列腺的检查效果并不比 CT 优越,但费用却要高昂得多;

(3)对胃部和肠道的病变检查效果不如内窥镜,同时有着较长的扫描时间,却无足够的空间分辨力;

(4)由于强磁场的原因,MRI 对诸如体内有磁金属或起搏器的特殊病人不适用。

1.8 磁共振成像的其他进展

核磁共振分析技术通过核磁共振谱线特征参数(如谱线宽度、谱线轮廓形状、谱线面积、谱线位置等)的测定来分析物质的分子结构与性质。该技术能够不破坏被测样品的内部结构,做到完全无损;同时,它具有非常高的分辨度和精确度;并且可以选用多种测量核,以上特点均优于其他测量方法。因此,核磁共振分析技术在许多其他领域有着广泛的应用。例如,在高分子化学领域,该技术被用于对碳纤维增强环氧树脂的研究、固态反应的空间有向性研究、聚合物中溶剂扩散的研究、聚合物硫化及弹性体的均匀性研究等。在金属陶瓷领域中,通过对多孔结构的研究来检测陶瓷制品中是否存在砂眼。在火箭燃料领域中,用于探测固体燃料中的缺陷以及填充物、增塑剂和推进剂的分布情况。在石油化学领域中,主要侧重于研究流体在岩石中的分布状态和流通性以及对油藏描述与强化采油机理的研究[1]。

因此,核磁共振技术不仅在医学图像处理领域应用效果极佳,在物理、化学、医疗、石油化工、考古等方面同样获得了广泛的应用。随着核磁共振技术的进一步完善,其应用领域将会更加广泛。

参 考 文 献

[1] 李定川,李勤瑶. 计算机核磁共振成像技术研究[J]. 影像技术,2010,22(5):14 – 18.

[2] Bloch F. Nuclear Induction[J]. Physical Review,1946,70(7 – 8):460 – 474.

[3] Purcell E M, Torrey H C, Pound R V. Resonance Absorption by Nuclear Magnetic Moments in a Solid[J]. Physical Review,1946,69(1 – 2):37 – 38.

[4] Lauterbur P C. Image Formation by Induced Local Interactions:Examples Employing Nuclear Magnetic Resonance[J]. Nature,1973,242(5394):190 – 191.

[5] 王宏宇,贺光军,赵世华. 心血管 MRI 第一部分——磁共振基本物理原理及成像策略[J]. 磁共振成像,2013,4(4):296 – 301.

[6] Hashemi R H, Bradley W G, Lisanti C J. MRI:The Basics – 3rd Edition[M]. Philadelphia:Lippincott Williams & Wilkins,2012:16 – 30.

[7] Ridgway J P. Cardiovascular Magnetic Resonance Physics for Clinicians:Part I[J]. Journal of Cardiovascular Magnetic Resonance,2010,12(1):71.

[8] 李文. 磁共振扩散张量图像配准的研究[D]. 广州:南方医科大学,2009.

[9] 王再兰. MRI 检查和诊断的优点[J]. 菏泽医学专科学校学报,1998,10(3):42.

[10] 林俊杰,刘长江,庞惠荧. 简析核磁共振成像技术原理及应用问题[J]. 按摩与康复医学,2015,6(7):124 – 125.

第2章 扩散磁共振成像(DMRI)

2.1 引 言

扩散磁共振成像(Diffusion Magnetic Resonance Imaging,DMRI)技术是目前唯一能够在活体上测量水分子扩散运动与成像的方法,主要包括扩散加权成像(Diffusion Weighted Imaging,DWI)和扩散张量成像(Diffusion Tensor Imaging,DTI)等。

由于水是生物组织的重要组成部分,在组织内的水分子由于热波动的影响而产生随机运动,因此在生物医学领域,常常会选取水分子来进行研究。扩散磁共振成像技术提供了一种能够观测组织微观结构的独特探测方法,主要是观察粒子的位移,即观测微观粒子在一个样本中的布朗运动。具体而言,就是测量在时间 t 内的粒子位移 x 的概率密度函数 p。组织的微观结构决定了粒子的移动,从而确定了粒子位移的概率密度函数 p,换句话说,p 的特征表现了组织的微观结构。

大脑是一个由白质纤维连接灰质组织而构成的复杂结构。如图 2.1 所示,大脑组织中的四种微观结构的示意图,表征了不同组织的粒子位移概率密度函数 p,而 DMRI 的目的就是检测不同组织中水分子扩散的概率密度函数 p。但是,该示意图并不能表述真实的大脑组织的显微结构,仅能展示出水分子的自由扩散在不同阻碍环境中产生出的不同形状的概率密度函数 p。

在人体组织中的某些区域,例如心室、大脑脊液等,尽管存在少量的细胞膜,但是微观组织对水分子扩散的阻碍还是非常弱的,图 2.1(a)主要描绘了上述区域的情况。在该组织中,由于位移在各个方向是相等的,因此相应的概率密度函数 p 也是各向同性的。图 2.1(b)描绘了大脑灰质的大致微观结构。灰质是一种包含了很多细胞壁和细胞膜的稠密组织,水分子的扩散会因为灰质的存在而受到很大的阻碍。然而如图中所示,由于灰质中的水分子扩散障碍没有择优取向,即在所有方向上都阻碍着水分子的扩散运动,因此其概率密度函数 p 是各向同性的。但是,由于位移的平均量比较小,因而没有像在脑脊髓液(见图 2.1(a))中那样展开。图 2.1(c)给出了白质纤维束的微观结构,白质的主要组成是用来连接大脑不同区域的平行纤维束。由于细胞壁结构主要用于阻碍水分子的扩散运动,并且由于白质中细胞排列的方向性比灰质中更一致,因此沿着垂直于纤维轴方向的水分子扩散运动比沿平行纤维轴方向的扩散阻碍更大。这样,水分子在沿纤维方向的扩散位移就比穿过纤维的方向大得多,因此脑白质中的粒子位移概率密度函数 p 是各向异性的,并且成脊状形态。在脑白质组织中,并不只存在一种纤维模型,图 2.1(d)描述了一种正交纤维交叉下的微观组织。如图 2.1(d)所示,在沿纤维方向,位移是最大的,而且在沿每个纤维束方向上的概率密度函数 p 是成脊状的。脑白质的纤维结构还存在其他很多种结构,例如交叉、缠绕、相切,这里不再赘述[1]。

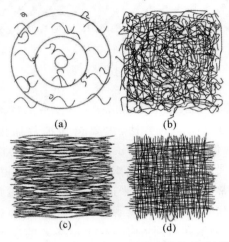

图 2.1　大脑中典型的四种微观结构示意图[1]

如果能确定概率密度函数 p 的脊柱方向,就能推断出纤维微观结构的主方向。用纤维方向来衡量在三维 MR 图像下的每个体素,就可以用所谓的白质纤维束成像算法来跟踪纤维,以便观测纤维的演化过程。

2.2　扩　　散

扩散,也叫随机运动或布朗运动。人体在进行核磁共振成像时,如果水分子等概率地向各个方向运动,并且在没有阻碍的情况下符合高斯分布,那么这样的水分子运动就叫做扩散,也就是要测量的扩散。

自然界物质中的分子不停地进行布朗运动,即分子的无规则运动,其运动方向是完全随机的。在无限均匀的媒介中,水分子完全随机运动,不受限制,呈自由扩散状态[2],并且在各个方向上水分子的扩散强度大小一致。在纯水中扩散现象是均匀的,扩散在各个方向上基本相同,扩散率不随方向不同而改变,这种扩散叫各向同性(isotropic)扩散,如布朗运动[3],这种扩散在数学上呈现为正态分布。在不均匀的媒介中,水分子的扩散能力不尽相同,不同方向上扩散强度的大小也不尽相同,这种扩散称为各向异性(anisotropy)扩散,如生物脑白质中的扩散,水分子在平行于轴突纤维方向比垂直于轴突纤维方向扩散得快[4]。

生物组织中水分子的扩散过程就较为复杂,由于在生物组织中水分子被渗透和不渗透的细胞结构包围,生物组织内水分子的扩散不仅受细胞组织本身的影响,还受细胞内部结构的影响,因此它们的流动性很大程度上受到周围细胞组织的影响。如在脑脊液中水分子可以自由扩散,拥有最高的平均扩散系数,而在灰质和白质中平均扩散系数均低于脑脊液中的平均扩散系数,这说明在灰质和白质中细胞结构阻碍了水分子的扩散。此外,水分子流动性的减少取决于细胞组织,同时其流动方向也受制于细胞组织结构。如果周围的障碍都是随机分布的,水分子的扩散就会呈现为各向同性扩散,例如水分子在脑脊液中的扩散;如果周围的障碍都是有序排列的,则水分子的扩散沿着不同的方向衰减各不相同,呈现为各向异性扩散。例如,在纤维结构中,白质中轴突稠密并且有大量纵向指向的神经纤维和髓鞘,这种结构会对垂直于轴突的扩散产生物理阻碍,而平行于纤维束方向的扩散运动是最自由的。解剖和组织学的相关研究也表明,在 MRI 扫描下,大脑中的脑脊髓液和灰质中水分子大体是各向同性扩散的,而白质由于其存在紧密排列的神经轴突髓鞘,因而限制了水分子扩散,使扩散仅沿着神经纤维轴方向进行,即呈现各向异性[5]。由于水分子在白质中的各向异性扩散能够反映大脑中白质纤维束的走向,因此根据白质组织的物理结构特性和水分子在其中独特的扩散特性来对大脑的神经通路进行成像在技术上是可行的[6]。

2.3　扩散加权磁共振成像的物理基础

2.3.1　扩散加权磁共振的物理基础

DWI 反映了组织中水分子的布朗运动,它能够提供常规 T_1 加权成像和 T_2 加权成像所不具备的信息,能够更好地帮助医生对患者的病情进行了解。该技术最早于 20 世纪 90 年代中期应用于临床,近年来,随着 MRI 设备硬件的不断发展,DWI 的临床应用也日益增多。DWI 技术目前主要应用于头部,最初是对头部缺血性中风急性期及超急性期的诊断,近几年来扩散加权成像已经逐步应用于脑部其他疾病,如脑肿瘤、颅内感染、创伤和脱髓鞘病变,并逐渐扩展到对身体其他脏器病变进行检测。

磁共振扩散加权成像是基于水分子的微观运动而形成图像的一种 MRI 技术。水分子的扩散速率处于微米数量级,与人体组织中细胞的大小处于同一数量级。因此水分子扩散成像使磁共振成像对人体的研究深入到了更微观的水平,使人们能够观察到人体组织的微观几何结构,以及细胞内外水分子的转移与跨膜运动等变化。

人体中大约有 70% 的水,与 DWI 有关的扩散主要是体内水分子(包括自由水和结合水)的随机位移运动。在液体中,由于水分子的随机运动,导致其不断相互碰撞,每次碰撞后水分子发生偏向并旋转,其位置与运动方向也发生随机变化。在存在浓度梯度的情况下,分子的扩散运动遵循费克定律:

$$J = -D \nabla C \qquad (2.1)$$

式中，J 为单位时间单位面积内通过的分子数目；∇C 为分子的浓度梯度；D 为扩散系数（用于描写扩散运动的大小）；负号表示物质向着浓度减少的方向扩散。

式（2.1）反映的是分子扩散量与扩散系数和浓度之间的基本关系，意味着在不受到外力作用的情况下，分子总是从浓度高的一方向浓度低的一方扩散。

2.3.2 DWI 信号的形成机制

DWI 为非侵入性检查，适用于在活体细胞水平探测生物组织的微观动态以及微观结构变化。在活体组织中，水分子的扩散运动包括细胞外、细胞内、跨细胞运动以及微循环，其中细胞外水分子运动和微循环是组织 DWI 信号衰减的主要原因。一般而言，组织内水分子的随机运动越多，其在 DWI 中的信号衰减就越明显。在静态组织中，扩散序列起始处的扩散梯度引起自旋质子去相位，序列结束处的反向梯度引起质子复相位，因此，其信号衰减不明显。在水分子运动较多的组织，由于质子在复相位反向梯度施加期间已运动出检测平面，故易引起信号衰减。由于细胞膜和细胞器能够限制扩散，自由水（如脑室内的脑脊液）与固体组织相比有极高的扩散系数，导致信号大量丢失，在 DWI 上呈明显的低信号。

2.3.3 DWI 成像的基本原理及定量分析

在常规磁共振成像的 SE 序列中加入一对大小和方向均相同的梯度场的梯度脉冲，置于常规 SE 序列中的 180° 脉冲的两侧，如图 2.2 所示。第一个梯度脉冲引起所有质子自旋，从而引起相位变化，而后一个梯度脉冲使其相位重聚，但此时相位分散不能完全重聚，从而导致信号衰减。信号衰减 SD 的程度可用公式表示为

$$SD = \exp(-bD) \qquad (2.2)$$

式中，D 为扩散系数；b 值为扩散梯度因子。D 值反映水分子的扩散运动能力，指水分子单位时间内自由随机扩散运动的范围，单位为 mm^2/s。D 值越大，水分子的扩散能力越强，信号下降越多。加权扩散获取的脉冲序列图表明，2 个扩散敏感梯度（深灰色）被加入到自旋回波序列中，1 个在 180° 重调聚焦脉冲之前，1 个在之后。加权扩散因子 b 取决于扩散梯度 G 的幅值、每个扩散梯度的持续时间 δ 以及重调焦距脉冲前扩散梯度开始与重调焦距脉冲后之间的间隔时间（Δ）。RF 表示射频脉冲；G_z 表示梯度脉冲。

在活体中，扩散是多种因素的综合作用。因此，所测得的 D 值不能准确代表扩散，故用表观扩散系数（Apparent Diffusion Coefficient，ADC）来表示人体中所测得的 D 值，用 ADC 来描述每个体素内水分子的综合微观运动。之所以加上"表观"二字是因为在这里将影响水分子运动（随机与非随机）的所有因素都叠加成一个观察值。ADC 值可依据下式计算得出，也可由参数图来显示，称为 ADC 图：

$$ADC = [\ln(S_1/S_2)]/(b_2 - b_1) \qquad (2.3)$$

式中，S_1 和 S_2 代表 DWI 上两个不同 b 值(b_1 和 b_2)兴趣区(外形、大小及解剖位置一致)的信号强度；b 为扩散梯度因子，表示应用的扩散梯度磁场的时间、幅度、形状，用公式表示为

$$b = \gamma^2 G^2 \delta^2 (\Delta - \delta/3) \tag{2.4}$$

式中，γ 为磁旋比；G 和 δ 分别为扩散梯度脉冲的强度和持续时间；Δ 为两个梯度脉冲起始点的间隔时间。b 值越高，具有的扩散权重越大，对水分子的扩散运动越敏感，引起的信号衰减越明显。b 值的单位为 s/mm^2。

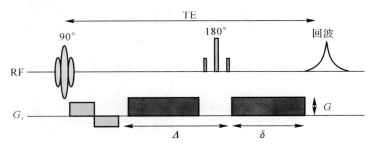

图 2.2　加权扩散获取的脉冲序列图

ADC 值是反映水分子扩散和毛细血管微循环的人工参数，在小 b 值的情况下受微循环的影响更大。用小 b 值进行 DWI，在一定程度上反映了局部组织的微循环血流灌注，但所测得的 ADC 值稳定性较差，且易受其他生理运动的影响，不能有效反映水分子的扩散运动。用大 b 值进行 DWI，所测得的 ADC 值受血流灌注影响较小，能较好反映组织内水分子的扩散运动。

DWI 信号、b 值和 ADC 值三者的有密切的关系。DWI 上信号强度为

$$S = S_0 e^{-b\text{ADC}} \tag{2.5}$$

式中，S_0 为 $b = 0$ 时的信号强度。

b 值对 DWI 信号有很大的影响，测量时选用的 b 值越大，水分子间相位离散越重，信号降低越明显，因此大 b 值会降低 DWI 图像的信噪比。高 b 值($b > 1\,500\ s/mm^2$)用于观察速度较慢的扩散运动，低 b 值($b < 1\,000\ s/mm^2$)则用于观察速度较快的扩散运动。通常 b 为 $1\,000\ s/mm^2$ 时 DWI 图像即可以获得足够的扩散梯度。如果 b 值过小，易受 T_2 加权的影响，产生所谓的 T_2 透射效应，如图 2.3 所示。

b 值对 ADC 值的测量的影响，一般说来用大 b 值差的图像测得的 ADC 值较准确，故测 ADC 值时宜选较高 b 值和较大 b 值差。平均 ADC 值随着 b 值的增加而降低，但并非直线关系，在 $b = 1\,000\ s/mm^2$ 之前 ADC 值衰减相当快，而在 $b > 1\,000\ s/mm^2$ 之后则衰减变得平缓。

通常认为，ADC 值对 DWI 信号的影响是 ADC 值越大，组织内水分子的弥散运动越快。因此，扩散速率越快，ADC 值越大，ADC 图信号越强，灰度值越大(越亮)。通过 DWI 诊断图能够更灵敏、更精确地诊断出由心内膜炎引起的栓塞性脑梗塞情况下的急性脑缺血。如图 2.4(a)所示常规的自旋回波 T_2 加权图像说明只有不明确的脑白质信号高亮度点；图 2.4(b)

在相同轴层组合的 DWI 图像显示出 3 个标记的白质损伤高亮度点(如箭头所示),这 3 个点就暗示了栓塞性脑梗塞;图 2.4(c)对应的 ADC 图谱证实在这些损伤处(如箭头所示)扩散减少,与急性脑缺血一致;图 2.4(d)衰减系数图像显示这些损伤仍保持高亮度(如箭头所示)。这就证明组合 DWI 图像上的高亮度并不是源于 T_2 穿透假象。

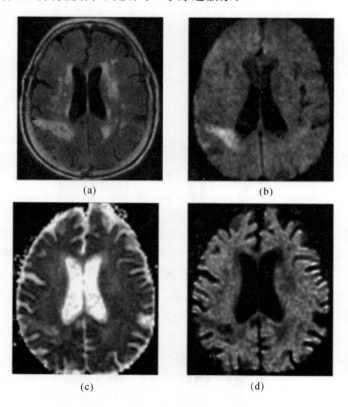

(a)　　　　　　　　　　(b)

(c)　　　　　　　　　　(d)

图 2.3　　DWI 中的 T_2 透射伪像

2.3.4　ADC 图

在扩散加权图像中信号的大小不仅与扩散速率有关,还受到组织 T_1,T_2 弛豫时间和质子密度的影响。ADC 图不包含 T_1 和 T_2 成分,可消除该因素的影响。采集不同 b 值的图像,利用式(2.3)计算出每个像素点的 ADC 值(用 ADC 代替扩散系数 D)。在 ADC 中,扩散速度越低,像素灰度值越小。一般说来 ADC 图信号与 DWI 的图像信号相反。如脑脊液在 ADC 图为高信号,在 DWI 图为低信号,如图 2.4 所示。但在脑梗死的演变过程中,在稳定期和慢性期,由于梗死组织坏死液化,ADC 值升高,部分 DWI 仍为高信号,此时其 ADC 值等于或大于相应区域。为减小 T_2 效应的影响,临床上常联合应用 ADC 图与 DWI 图,以便去除所谓的 T_2 透射效应。

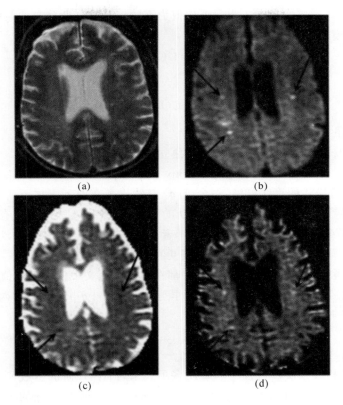

图 2.4 DWI 诊断图

2.4 扩散磁共振成像的重建

本节综述扩散磁共振成像的重建算法。我们将重点放在重建纤维方向技术方面,但是同时也注意到一些扩散磁共振成像技术通过将概率密度函数 p 的其他特征作为目标(如细胞内外水分的比例),用来估计其他的微观结构特征。对于成像重建这一问题,普遍认为一个扩散磁共振成像重建算法需要输入一串来自一个体素的扩散加权磁共振的测量值,并且至少输出、主纤维方向的数目 N 以及每个主纤维方向的预测。这些算法大多数都会主要突出纤维方向的概率密度函数特征。加上纤维平行度估计,概率密度函数的这些特征通常能够提供波形的标量指数,它们可以区分材料的不同种类并且能指示纤维取向预测的可信度。

2.4.1　ADC 属性的模型化

扩散张量核磁共振成像是在 p 为一个均值为零的三变量高斯分布的假设之下计算表面扩散张量的,其成像模型表示为

$$p(\boldsymbol{x}) = G(\boldsymbol{x}; \boldsymbol{D}, t) \tag{2.6}$$

式中

$$G(\boldsymbol{x}; \boldsymbol{D}, t) = ((4\pi t)^3 \det(\boldsymbol{D}))^{-\frac{1}{2}} \exp\left(-\frac{\boldsymbol{x}^{\mathrm{T}} \boldsymbol{D}^{-1} \boldsymbol{x}}{4t}\right)$$

式中,$\boldsymbol{D}$ 是扩散张量;t 是扩散时间。

假设扩散张量核磁共振成像是具有一个独立峰值的高斯函数,则

$$A(\boldsymbol{q}) = \exp(-t\boldsymbol{q}^{\mathrm{T}} \boldsymbol{D} \boldsymbol{q}) \tag{2.7}$$

基于式(2.7)所描述的算法模型,每个 $A(\boldsymbol{q})$ 都给出了在 $\boldsymbol{D}$ 元素之下的线性约束。已知高斯模型有六个自由参数,即对称的三阶矩阵 $\boldsymbol{D}$ 的元素。式(2.7)表示在没有噪声的情况下,当 p 为高斯分布时,$\ln A$ 是 $\boldsymbol{q}$ 的二次方程。有些学者用更高次的多项式来表示 $\ln A$,该方法既能探测其与高斯模型的背离程度,同时也能够获得更可靠的各向异性的标示。

L. R. Frank[7] 和 D. C. Alexander 等人[8] 都在自己的论文中使用固定值 $|\boldsymbol{q}|$ 的球状低调和级数。在上述文献中,"ADC 属性"可以看作是在固定值 $|\boldsymbol{q}|$ 下的 $\hat{\boldsymbol{x}}$ 的函数,因此可以写出球体的任何复值函数

$$f = \sum_{l=0}^{\infty} \sum_{m=-l}^{l} a_{lm} Y_{lm} \tag{2.8}$$

每个球状低调和级数仅仅包含一个 L 阶多项式来对 $l = L$ 阶的函数 S^2 进行约束,反之亦然。偶数阶序列均是对称的,因此 $f(\hat{\boldsymbol{x}}) = f(-\hat{\boldsymbol{x}})$,并且对于所有的 l 和 m 限制了所有 $\mathrm{Im}(a_{l0}) = 0$ 以及 $a_{lm} = (-1)^m a_{l(-m)}^*$,这样能够保证 f 是实数值。D. C. Alexander 等人[8] 在其文献中展示了如何通过一个单独的矩阵乘法将最小二乘对称实数球状调和级数计算得到 $\ln(A(q_i))$,$i = 1, \cdots, N$。

如果 $\ln A$ 是二次方的,它的球状调和级数仅为 2 阶。如果拟合的球状调和级数包含重要的高阶级数,p 的高斯模型便很匮乏。L. R. Frank[7] 观察了人脑各种相关白质区域球状调和级数中比较重要的四阶级数。D. C. Alexander 等人[8] 使用协方差分析测试来删除变量,即 "F 测试"[9],其目的是选择能够匹配数据的最低级级数。这个简单的体素分类算法将每个体元归类为各向同性、各向异性高斯或者非高斯。

球状谐波和高级张量模型都不能够提供纤维方向的预测,即仅能得到模型 $\ln A$ 而非 p,并且 $\ln A$ 在固定半径下的峰值一般都不在 p 的边缘的方向上。$\ln A$ 的标量各向异性与 p 一一对应,所以可以求出来自 $\ln A$ 的各向异性指数。而且当 p 服从高斯分布时,A 也服从高斯分布,可以通过 $A(q_i)$ 背离最优匹配高斯模型的程度推测出 p 的高斯分布背离度。但是为了预测纤

维平行度,必须将傅里叶变换逆变换并且重建 p 的方向特征。

2.4.2　多室模型

对 DT-MR 进行简单概括,就是通过一个混合高斯密度函数来替代 p 的高斯模型,其表示如下:

$$p(\boldsymbol{x}) = \sum_{i=1}^{n} a_i G(\boldsymbol{x}; \boldsymbol{D}_i, t) \qquad (2.9)$$

其中 $a_i \in [0,1]$,$\sum_i a_i = 1$。对式(2.9)进行傅里叶变换

$$A(\boldsymbol{q}) = \sum_{i=1}^{n} a_i \exp(-t\boldsymbol{q}^{\mathrm{T}} \boldsymbol{D}_i \boldsymbol{q}) \qquad (2.10)$$

由于每个测量参数模型的约束是非线性的,因此必须使用非线性优化的数据拟合模型,例如, Levenberg - Marquardt 算法[10]。$\boldsymbol{D}_i$ 是一个体素的扩散张量,$\boldsymbol{D}_i$ 的主要特征向量提供了一个纤维方向估计。多室模型假定 n 是固定的,实际上,MRI测量次数和测量噪声的水平限制了许多可以进行方向估计的方法。

多室模型的使用伴随着两个问题。首先,n 的选择提出了一个模型选择问题;其次,由于目标函数具有局部极小值,非线性拟合过程具有不稳定性和初值依赖性问题。G. J. M. Parker 等人[11]和 R. Blyth 等人[12]使用 D. C. Alexander 的像素分类算法[8]来解决模型选择问题。虽然四阶多项式非常接近 $\ln A$,但是三个高斯密度混合不一定需要一个六阶多项式。扩散张量在受多室模型制约时可以提高拟合过程的稳定性。

2.4.3　纤维模型

基于模型的方法[13]假设粒子属于两个群体之一:微观结构纤维内或周围的受限制群体;未受微观障碍影响的不受约束的群体。如果两种群体可以相互交换,则有 $p = a p_f + (1-a) p_r$,p_f 是自由群体的旋转位移密度,p_r 为限制群体的旋转位移密度,a 是不受约束群体的粒子分数。T. E. J. Behrens 等人[13]使用各向同性的高斯模型表示 p_f。他们用一个高斯模型表示 p_r,其中扩散张量只有一个非零特征值,因此粒子的位移受限于某一条直线上。Y. Assaf 等人[14]描述了类似的做法,他们用纽曼模型为 p_r 建模,最初是为了分析在汽缸中的受限制扩散[15]。对于 p_f,他们称之为"阻碍隔间",并使用各向异性高斯模型来描述 p_f。

通过在模型中包含多重限制群体,这两种方法均可以延伸到多纤维实例,并且能够给出一个与多区间模型相比,更符合生理基础的全局混合模型。然而,在多纤维的情况下,纤维模型方法存在与多室模型相同的模式选择和拟合问题。

2.4.4　扩散谱成像

扩散谱成像(Diffusion Spectrum Imaging,DSI)[16]与之前讨论的方法不同。之前的方法

并不使用参数化模型的概率密度函数 p，而 DSI 重建 p 的离散表示，p 是直接通过对快速傅里叶变换的波数的测量进行重建的，重建过程中赋予 p 的位移测量值。方向分布函数（Orientation Distribution Function，ODF）可以表示为

$$\varphi(\hat{x}) = \int_0^{\infty} p(\alpha\hat{x})\mathrm{d}a \tag{2.11}$$

式中，$\hat{x}$ 是 x 方向上的单位向量。式（2.11）表达的是 p 在单位球中的放射投影。ODF 在各个方向都有峰值，因此，在 DSI 中，φ 的峰值提供了对纤维方向的精确估计。函数 φ 有多对大小相等、方向相反的峰，每对值提供一个单独的纤维方向估计，使 DSI 能够解决单一体素内的交叉纤维走向问题。DSI 的 ODF 还提供了各向异性指数，例如，可以使用 φ 的标准差 $(\omega_2[\varphi] - 4\pi)^{1/2}$ 来模拟各向异性分数。

DSI 的定性结果[16-17]和已有文献表明人类和动物在沿预期纤维方向的 ODF 峰值相近。然而，结果也显示，在灰质区域 ODF 可能存在多峰情况，目前还不清楚这些峰是否能够表明真正的解剖结构，亦或是仅仅来自于测量噪声。扩散频谱成像与多室建模相比优势明显，它可以解决多纤维走向估计问题，且不要求非线性拟合、不涉及模型选择问题。尽管 DSI 有诸多优点，但是，由于 DSI 涉及各个方向，采集时间很长，无法像 DT-MRI 那样得到广泛应用。

参 考 文 献

[1] Alexander D C. An Introduction to Computational Diffusion MRI: the Diffusion Tensor and Beyond[M]. Weickert J, Hagen H. Visualization and Processing of Tensor Fields. Berlin: Springer Berlin Heidelberg, 2006: 83-106.

[2] 王东，张挽时，徐家兴. MR 扩散成像[J]. 中国医学影像技术，1999，15(1): 68-69.

[3] Brown R. XXVII. A Brief Account of Microscopical Observations Made in the Months of June, July and August 1827, on the Particles Contained in the Pollen of Plants; and on the General Existence of Active Molecules in Organic and Inorganic Bodies[J]. The Philosophical Magazine, 1828, 4(21): 161-173.

[4] Zhang H, Yushkevich P A, Alexander D C, et al. Deformable Registration of Diffusion Tensor MR Images with Explicit Orientation Optimization [J]. Medical Image Analysis, 2006, 10(5): 764-785.

[5] 李文. 磁共振扩散张量图像配准的研究[D]. 广州: 南方医科大学，2009.

[6] 甄帅. 磁共振扩散张量图像插值方法及其图像配准应用研究[D]. 杭州: 浙江大学，2013.

[7] Frank L R. Characterization of Anisotropy in High Angular Resolution Diffusion-weighted MRI[J]. Magnetic Resonance in Medicine, 2002, 47(6): 1083-1099.

[8] Alexander D C, Barker G J, Arridge S R. Detection and Modeling of Non-Gaussian

Apparent Diffusion Coefficient Profiles in Human Brain Data[J]. Magnetic Resonance in Medicine,2002, 48(2): 331 – 340.

[9] Armitage P, Berry G. Statistical Methods in Medical Research[M]. Oxford, UK: Blackwell Scientific Publications,1971.

[10] Press W H, Teukolsky S A, Vetterling W T, et al. Numerical Recipes in C[M]. Cambridge: Cambridge University Press,1982.

[11] Parker G J M, Luzzi S, Alexander D C, et al. Non – invasive Structural Mapping of Two Auditory-Language Pathways in the Human Brain [J]. Neuroimage,2005,24: 656 – 666.

[12] Blyth R, Cook P, Alexander D C. Tractography with Multiple Fibre Directions[C]. the 11th Annual Meeting of the International Society for Magnetic Resonance in Medicine. Canada, Toronto,2003:240.

[13] Behrens T E J, Woolrich M W, Jenkinson M, et al. Characterization and Propagation of Uncertainty in Diffusion – weighted MR Imaging [J]. Magnetic Resonancein Medicine,2003,50(5):1077 – 1088.

[14] Assaf Y, Freidlin R Z, Rohde G K, et al. New Modeling and Experimental Framework to Characterize Hindered and Restricted Water Diffusion in Brain White Matter[J]. Magnetic Resonance in Medicine Official Journal of the Society of Magnetic Resonance in Medicine, 2004, 52(5):965 – 978.

[15] Neuman C H. Spin Echo of Spins Diffusing in a Bounded Medium[J]. The Journal of Chemical Physics,1974,60(11):4508 – 4511.

[16] Wedeen V J, Reese T G, Tuch D S, et al. Mapping Fiber Orientation Spectra in Cerebral White Matter with Fourier-transform Diffusion MRI[C]. The 8th Annual Meeting of the International Society for Magnetic Resonance in Medicine. Denver, USA,2000:82.

[17] Tuch D S. Diffusion MRI of Complex Tissue Structure[D]. Harvard Medical School, 2002.

第3章 扩散张量成像(DTI)

3.1 扩散张量成像原理

3.1.1 扩散常量的测量

MRI 的一个重要特点是可以沿预先确定的方向测量扩散,如图 3.1 所示。当沿水平方向施加梯度磁场时,信号只对水平方向上的运动敏感,水平方向的分子运动产生信号衰减。类似地,如果沿垂直方向施加梯度磁场,就可以探测垂直方向上的分子运动。当然,可以沿任意方向施加梯度磁场。

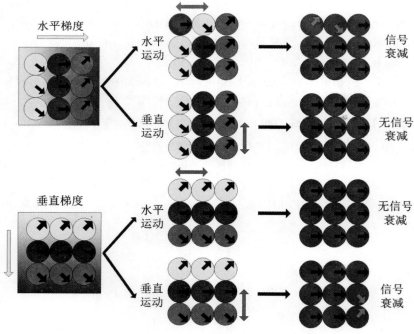

图 3.1　梯度方向、分子运动和信号衰减间的关系

如果仅测量水的自由扩散(各向同性扩散),那么 MRI 的上述特性就不再显得重要。这是由于在自由扩散中无论沿哪个方向进行测量,扩散常量均恒定;而在活体中进行测量时,扩散则是有方向性的。

有方向性的扩散和大家所熟知的"流动"并不相同,如图 3.2 所示。如果将墨水滴入某种介质,当介质发生流动时墨水的中心会随之移动。流动可以用矩阵来表示,矩阵中的主要元素是流动方向(矩阵方向)和流动速度(矩阵长度)。而如果将一滴墨水滴入自由扩散的水中,那么最终墨水的轮廓将是圆形,这种扩散叫做各向同性扩散,即水分子对所有方向的扩散相同。此时,只需扩散常量(**D**)来描述扩散就足够了。

通常,扩散常量与球形轮廓的直径有关,而球形由其直径唯一确定。但是,当墨水的轮廓变为二维椭圆形或者三维椭球形时,问题将更为复杂,此时的扩散被称为各向异性扩散,椭圆则被称为"扩散椭圆"。生物组织中的扩散通常为各向异性扩散,也就是说,在生物组织中,水分子趋向于沿着特定的轴向扩散。这时,显然无法仅用一个扩散参数或一个扩散常量来描述这种类型的扩散。

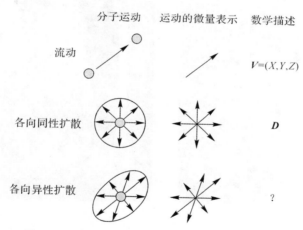

图 3.2 流动、各向同性扩散和各向异性扩散比较

各向异性扩散与活体组织的基本解剖结构关系密切,在神经或肌肉组织中,水分子趋向于沿有序轴突束或神经髓鞘运动[1],如图 3.3 所示。如果能确定水分子扩散的路线,就能得到目标物体的精确信息。事实上,这就是通过扩散张量成像(DTI)技术所要达到的目标。

图 3.4 所示为用左右方向和前后方向梯度测量扩散常量的两个实验结果。从图 3.4(a)(b)两幅图白色箭头标出的区域可以看出,它们的扩散常量差别很大。同时也说明,大脑中的扩散属于高度各向异性扩散,而这种扩散能够提供大量的轴突解剖结构信息。

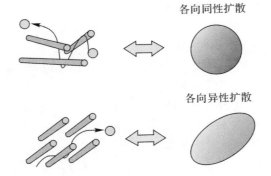

图 3.3　各向同性扩散和各向异性扩散

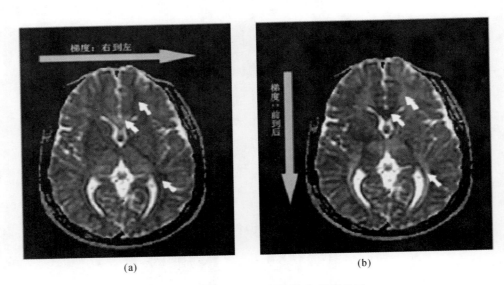

图 3.4　不同方向梯度的大脑扩散常量图

(a)梯度方向从右到左的测量结果；　(b)梯度方向从前到后的测量结果

3.1.2　扩散张量成像与扩散椭圆参数

扩散张量成像可通过方向性(各向异性扩散)来描述扩散过程并进行扩散测量。

首先需要确定完整描述一个圆形、椭圆形、球体和椭球体时分别所需的参数个数。对于圆形或者球体,对其进行描述所需的参数是直径;对于椭圆形则需要 3 个参数,其中 2 个为长度参数(最长轴和最短轴),另外一个为方向参数,确定其中一个轴的方向;描述给定椭球体时需要 6 个参数:长轴、短轴和中长轴的长度信息(通常用 λ_1,λ_2 和 λ_3 表示,称为特征值)和它们的方向(α,β和γ),如图 3.5 所示。或者,也可以用 3 个单位向量来确定方向(见图 3.5(c)),分别用 v_1,v_2 和 v_3 表示,称为特征向量。

　　由于需要 6 个参数来确定一个椭球体,因此需要进行 6 次沿任意方向的扩散测量。扩散张量成像正是沿多个方向对扩散常量进行测量来确定三维扩散椭圆,从而准确描述各向异性扩散的方法。

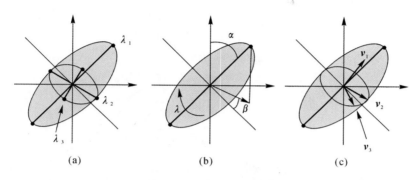

图 3.5　确定三维椭圆需要的参数

　　举例说明。假设有一张纵向纤维紧密而横向纤维松散的正方形纸,如图 3.6(a)所示,将其裁剪成圆形并且旋转一个未知的角度 α,此时纸的横轴和纵轴被打乱(见图 3.6(b))。为了重新确定原来纵轴的方向,可往纸上滴一点墨水观察其扩散特征(见图 3.6(c)和图 3.6(d))。如果这个墨点扩散成为椭圆形(而不是圆形),就可以通过该椭圆最长轴的方向确定出纸原来的纵轴方向。

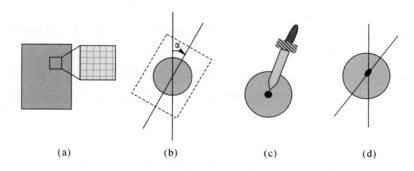

图 3.6　用扩散的方法确定纸纤维的方向

　　但是,当墨迹不可见(即可沿任意方向测量墨迹的宽度)时,如图 3.7(a)所示,仅通过测量 x 轴方向和 y 轴方向的长度,是否能够确定墨迹的形状呢(见图 3.7(b))? 正如图 3.7(b)和 3.7(c)所显示的那样,两次测量无法确定墨迹的形状。为了确定二维椭圆的形状和方向,至少需要知道墨迹在 3 个不同方向上的长度,如图 3.7(d) 所示。当然,也可以进行更多次的测量来获得椭圆形状的更多信息,这属于超定问题(在不存在测量误差的情况下,多于 3 次的测量会产生冗余数据)。事实上,任何测量均会产生测量误差,因此仅用 3 个测量点就会产生较大的计算误差(图 3.7(e) 所示是无测量误差时的情况,图 3.7(f) 中的测量误差以红色显示)。如果测量次数多于 3 次(超定问题),可以采用拟合方法得到最佳结果(图 3.7(g) 所示为无测量误差,图 3.7(h) 所示为有测量误差),这与使用线性最小二乘拟合方法求解简单线性方程(y = 常量 + ax)非常相似 —— 虽然仅需两个点就可以确定其中的常量和直线斜率 a,但使用线性最小二乘拟合方法将提高计算的精确性和鲁棒性。

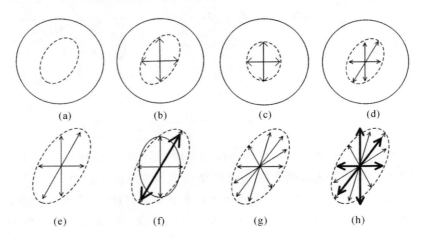

图 3.7　确定不可见椭圆墨迹的形状

　　因为人类的大脑不是二维的,所以要把这个类比推广到三维空间,即将椭圆形扩展为三维的椭球形。已经知道确定一个椭球需要 6 个参数,因此需要沿 6 个不同方向进行 6 次扩散常量测量。在存在测量误差的情况下,可以通过进行多于 6 次的测量来精确地定义一个椭球。接下来的任务是通过 6 次扩散常量测量(或者更多次测量)来确定椭球的 6 个参数(λ_1,λ_2 和 λ_3,以及 v_1,v_2 和 v_3)。计算时,通常使用 3×3 的张量,这种成像方法被称为扩散张量成像。其中 3 个值 λ_1,λ_2 和 λ_3 叫做特征值,3 个向量 v_1,v_2 和 v_3 叫做特征向量。第 5 章会给出张量计算的详细介绍。这里,假设可以通过多次扩散常量测量得出特征值和特征向量。

3.1.3　水分子探测所处环境的微观属性

　　NMR/MRI[2] 探测水分子扩散的时间为 $10 \sim 100$ ms。大脑内部水的典型扩散常量值为 $(0.8 \sim 0.9) \times 10^{-3}$ mm²/s。通过爱因斯坦方程($\sqrt{2Dt}$,其中 D 是扩散常量,t 是测量时间)可

以得出,在这段测量时间内水分子运动的平均距离为 4~15 μm。如果有任何环境可以赋予水扩散各向异性,那么这种环境的尺寸则要比实际扩散距离小。在神经结构中,这种环境可能是蛋白丝、细胞膜、细胞壁以及髓鞘,它们的物理尺寸通常小于 4~15 μm。37℃时自由水的扩散常量接近 3.0×10^{-5} mm^2/s,软组织中扩散常量值小于这个值的 1/3(0.8×10^{-5} mm^2/s)。这表示水分子在扩散过程中遇到了很多阻碍,因此它们可以运动到足够远的地方以探测环境的结构属性。严格地说,测量扩散常量的方程仅在自由扩散的情况下成立,因此扩散过程可以由高斯分布来描述。如果存在阻碍和边界,这个方程就不成立了,因为扩散过程不再符合高斯分布。由于软组织的黏性比脑脊液高,所以扩散常量比脑脊液低,但是平移运动中大量的信号衰减似乎是因为阻碍的影响,因此第 2 章中式(2.3)得到的扩散常量叫做“表观扩散系数”(Apparent Diffusion Coefficient,ADC)。

3.1.4　脑白质的扩散各向异性

前面用纸张的例子解释了扩散各向异性,但是人们并不是对纸张的解剖结构感兴趣,而是对大脑尤其是白质解剖结构的扩散各向异性感兴趣。在白质中测量扩散各向异性是非常重要的,因为在白质中水分子趋向于沿着轴突束运动,也就是说扩散各向异性携带轴突解剖结构的重要信息。首先,在传统 MRI 中,白质看起来是同质的,传统 MRI 获得的白质内部解剖结构不理想。其次,对死亡样本中的轴突轨迹进行研究有一定难度。人们对大脑白质解剖结构的先验知识大部分来自于大脑病变,但是不能控制大脑病变的位置和尺寸;同时,在活体中进行检测是不可能的。第三,DTI 可以得到整个大脑的神经解剖学知识。现有的对于动物白质解剖结构的深入研究主要通过微创技术实现,也就是说,先注射化学示踪剂然后进行组织学分析。然而,侵入性方法只能研究小部分神经元,难以研究脑部整体的解剖特性。DTI 可以给出其他方法不能给出的整体结构信息,是一种通过非侵入手段得到宏观白质解剖结构信息的方法。

从前面的内容可以知道,扩散过程能够反映微观细胞结构。DTI 是如何提供宏观白质的解剖结构信息的呢? 首先,扩散各向异性能够反映微观解剖结构(小于 10 μm),但是采样分辨率很不精确(通常在每个体素内仅为 2~3 mm)。其次,通过扩散,每个体素内的微观信息不可避免地被平均了。最后,如果一个体素内的微观结构很均匀,那么体素的信息就没意义了,也就是说,该体素内扩散是各向同性的。基于上述分析,DTI 采用两种结构来构建宏观白质的解剖信息。第一种是微观解剖结构,它把各向异性和水扩散联系起来。第二种结构是各向异性微观结构在宏观上的统一排列。仅当这两种因素同时存在于一个体素内时才会观察到扩散各向异性。后面的章节会对这一观点进行详细描述。

3.2 扩散张量成像计算

3.2.1 扩散椭圆的参数

确定椭圆(扩散椭圆)的形状和方向是扩散张量成像计算的重要步骤,最直接的方法是直接测量扩散各向异性,即沿多个方向测量扩散常量,从而重建椭圆的形状。另一种方法是沿较少的方向测量扩散常量,用于计算椭圆形状(在这里假设扩散特性是椭圆形的)。在该计算中,需要"张量计算"数学过程的辅助,因此称为扩散张量成像(DTI),其数学模型描述如下:

首先,沿 3 个垂直轴 x,y 和 z 的扩散测量并不能描述各向异性扩散(或者扩散椭圆)。这和在前面章节中解释的两个参数不能唯一确定椭圆的形状相似。全面描述扩散椭圆需要 6 个参数:3 个轴长参数 λ_1(最长轴)、λ_2(中长轴)和 λ_3 最短轴,这 3 个参数定义了椭圆的形状;3 个向量(v_1,v_2 和 v_3),这 3 个参数定义了 3 个轴(主轴)的方向。为了确定这 6 个参数,使用一个名为扩散张量 $\boldsymbol{D}$ 的 3×3 张量,这 6 个参数与张量的对角化过程相关。

$$\boldsymbol{D}=\begin{bmatrix} D_{xx} & D_{xy} & D_{xz} \\ D_{yx} & D_{yy} & D_{yz} \\ D_{zx} & D_{zy} & D_{zz} \end{bmatrix} \xrightarrow{\text{对角化}} \lambda_1,\lambda_2,\lambda_3,v_1,v_2,v_3 \tag{3.1}$$

其中,扩散张量 $\boldsymbol{D}$ 是一个对称张量,也就是说 $\boldsymbol{D}_{ij}=\boldsymbol{D}_{ji}$,因此张量中仅有 6 个独立参数。

那么,扩散张量 $\boldsymbol{D}$、特征值和特征向量的内在联系是什么呢?如图 3.8 所示,假设在扩散椭圆中 $\lambda_1=2$,$\lambda_2=1$,$\lambda_3=0.5$。最长轴平行于 Ox 轴,中长轴平行于 Oy 轴;v_1,v_2 和 v_3 对应于 Ox,Oy 和 Oz 轴。当主轴(特征向量)平行于 $Oxyz$ 坐标系时非对角线元素为 0。当椭圆绕 Oz 轴旋转时特征向量和 $\boldsymbol{D}$ 会改变。当主轴不平行坐标系时可以得到非对角线元素 D_{xy}/D_{yx},这表明它携带绕 Oz 轴施加的信息,D_{xz}/D_{zx} 与绕 Oy 轴的旋转有关,D_{yz}/D_{zy} 与绕 Ox 轴的旋转有关。特征值与旋转无关,因为它携带的是关于椭圆形状的信息,而椭圆形状与旋转无关。特征向量的改变方式比 $\boldsymbol{D}$ 的改变方式更加直观。

既然如此,为什么使用 $\boldsymbol{D}$ 呢?实验时,需要知道椭圆的形状(特征值)和方向(特征向量),但实际上无法直接测量这 6 个参数。所能做的就是沿多个方向测量扩散的范围(与椭圆长度相等)。使用张量的原因是它可以把测量结果与张量元素联系起来。例如,沿 Ox 轴的扩散常量(ADC_x)是 D_{xx},沿 Oy 轴的扩散常量是 D_{yy}。通过这种方法可以直接测量张量的对角线元素。注意 D_{xy} 不是与 xy 轴成 45° 角的扩散常量。如果是这种情况(旋转 45°),那么第 3 个实验中的 $D_{xy}=2$,非对角线元素携带的是旋转信息而不是扩散常量信息。图 3.8 展示了扩散椭圆绕 Oz(垂直于 xOy 平面)轴旋转时张量 $\boldsymbol{D}$、特征值和特征向量之间的关系。其中,ADC_x,ADC_y 和 ADC_z 是沿 Ox,Oy 和 Oz 梯度轴的表面扩散系数(也就是说椭圆的长度沿着 Ox,Oy 和 Oz 轴)。迹(trace)是张量对角线元素之和,数值与特征值(λ_1,λ_2 和 λ_3)之和相等,与旋转无关。

　　为了确定 D 的 6 个参数，需要至少进行 6 次不同方向上的扩散常量测量，如图 3.9 所示。下面的内容将详细描述计算 D 的过程。

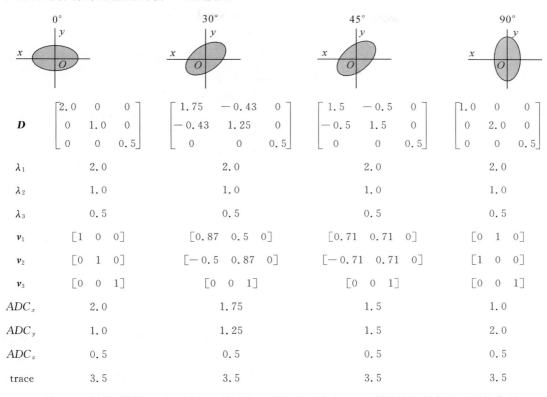

	0°	30°	45°	90°
D	$\begin{bmatrix} 2.0 & 0 & 0 \\ 0 & 1.0 & 0 \\ 0 & 0 & 0.5 \end{bmatrix}$	$\begin{bmatrix} 1.75 & -0.43 & 0 \\ -0.43 & 1.25 & 0 \\ 0 & 0 & 0.5 \end{bmatrix}$	$\begin{bmatrix} 1.5 & -0.5 & 0 \\ -0.5 & 1.5 & 0 \\ 0 & 0 & 0.5 \end{bmatrix}$	$\begin{bmatrix} 1.0 & 0 & 0 \\ 0 & 2.0 & 0 \\ 0 & 0 & 0.5 \end{bmatrix}$
λ_1	2.0	2.0	2.0	2.0
λ_2	1.0	1.0	1.0	1.0
λ_3	0.5	0.5	0.5	0.5
v_1	$[1\ \ 0\ \ 0]$	$[0.87\ \ 0.5\ \ 0]$	$[0.71\ \ 0.71\ \ 0]$	$[0\ \ 1\ \ 0]$
v_2	$[0\ \ 1\ \ 0]$	$[-0.5\ \ 0.87\ \ 0]$	$[-0.71\ \ 0.71\ \ 0]$	$[1\ \ 0\ \ 0]$
v_3	$[0\ \ 0\ \ 1]$	$[0\ \ 0\ \ 1]$	$[0\ \ 0\ \ 1]$	$[0\ \ 0\ \ 1]$
ADC_x	2.0	1.75	1.5	1.0
ADC_y	1.0	1.25	1.5	2.0
ADC_z	0.5	0.5	0.5	0.5
trace	3.5	3.5	3.5	3.5

图 3.8　扩散椭圆绕 Oz（垂直于 xOy 平面）轴旋转时张量 D、特征值和特征向量之间的关系

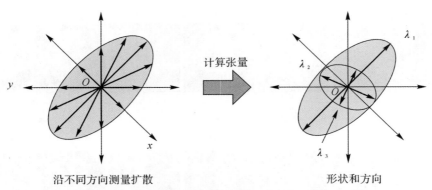

沿不同方向测量扩散　　　　　　　　　　形状和方向

图 3.9　通过沿 6 次不同方向的扩散测量可以完全确定扩散椭圆

3.2.2　参数的扩散测量获取方法

为了沿 6 个轴向获得 6 个扩散常量,至少需要 7 幅扩散加权图像。因为从信号衰减曲线中至少需要两个点来获得扩散常量。通常获得一幅最小扩散加权信号的图像,它的强度对应于式(2.5)中的 S_0(也叫做 b_0 图,也就是说 $b=0$)。然后沿一个轴向(例如 Ox 轴)施加梯度(S_x)获得一幅扩散加权图像,这样就可以计算沿 Ox 轴的表面扩散系数 ADC_x。同一个 S_0 也可以和沿 Oy 轴方向的梯度获取 ADC_y。通过这种方法,组合多个梯度就可以获得 6 个扩散常量。图 3.10 是沿 Ox,Oy,Oz,$Ox+Oy$,$Ox+Oz$ 和 $Oy+Oz$ 轴施加梯度(扩散加权信号)进行测量的例子。

前面的部分已经知道施加扩散加权信号产生的信号衰减如下:

$$SD = \frac{S}{S_0} = e^{-\gamma^2 G^2 \delta^2 (\Delta - \delta/3)\, \boldsymbol{D}} = e^{-b\boldsymbol{D}} = \exp(-b\boldsymbol{D}) \tag{3.2}$$

该方程只在各向同性扩散或者沿一个方向进行测量时成立。对于各向异性介质使用下面这个更为复杂的描述:

$$\ln\left(\frac{S}{S_0}\right) = -\int_0^t \gamma^2 \left[\int_0^{t'} \overline{G(t'')}\,\mathrm{d}t''\right] \boldsymbol{D} \left[\int_0^{t'} \overline{G(t'')}\,\mathrm{d}t''\right]\mathrm{d}t \tag{3.3}$$

如果在解这个方程时使用矩形梯度,可以得到

$$\frac{S}{S_0} = e^{-\sqrt{\boldsymbol{b}}\,\boldsymbol{D}\,\sqrt{\boldsymbol{b}}^{\mathrm{T}}} \tag{3.4}$$

其中,$\sqrt{\boldsymbol{b}} = \gamma \overline{G}\delta\sqrt{(\Delta - \delta/3)}$,$\sqrt{\boldsymbol{b}}$ 和 $\overline{G}$ 是向量,因为它们不仅含有梯度的强度信息还含有梯度的方向信息[3]。

实验中,想确定的是 $\boldsymbol{D}$ 的 6 个参数;$\overline{G}$,δ,Δ,γ 是已知参数,S 和 S_0 是测量结果。注意,方程中总共有 7 个未知数(6 个在 $\boldsymbol{D}$ 中,一个是 S_0),有 7 个不同 $\overline{G}$ 值的实验结果,因此方程可解。

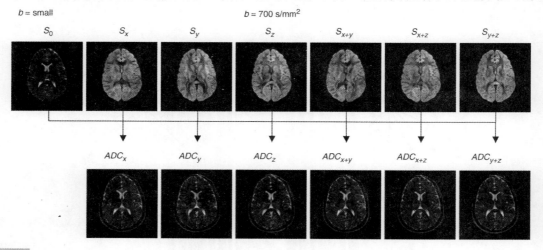

图 3.10　一幅最小扩散加权图和沿 6 个不同方向的扩散加权图

图 3.10 中,最小扩散加权图($b=\text{small}$)给出了 S_0 的强度,沿 6 个不同方向的扩散加权图像给出了 S_x, S_y, S_z, S_{x+y}, S_{x+z} 和 S_{y+z} 的强度。从这些图像中可以得到 6 个扩散常量(ADC_x, ADC_y, ADC_z, ADC_{x+y}, ADC_{x+z} 和 ADC_{y+z})。最小扩散加权图像通常被叫做 $b=0(b_0)$ 的图像或者非扩散加权图,但是实验中不可能获得 $b=0$ 的图像。因此严格说来,b_0 图是指"扩散加权信号可以被忽略的图像"。

例如,如果用 Ox 轴的梯度($\overline{\boldsymbol{G}}=\begin{bmatrix} G_x & 0 & 0 \end{bmatrix}$)获得信号强度 S_x,将该值代入式(3.4),则 $\sqrt{\boldsymbol{b}}\,\boldsymbol{D}\,\sqrt{\boldsymbol{b}}^{\mathrm{T}}$ 部分变成下面的形式:

$$\gamma^2\delta^2(\Delta-3/\delta)(G_x,0,0)\begin{bmatrix} D_{xx} & D_{xy} & D_{xz} \\ D_{yx} & D_{yy} & D_{yz} \\ D_{zx} & D_{zy} & D_{zz} \end{bmatrix}\begin{pmatrix} G_x \\ 0 \\ 0 \end{pmatrix}$$

如果解上面的部分,将得出的结果代入式(3.2),则式(3.4)有如下形式:

$$\frac{S_x}{S_0}=\mathrm{e}^{-\gamma^2 G_x^2\delta^2(\Delta-\delta/3)\,D_{xx}} \tag{3.5}$$

从式(3.5)中可以得到元素 D_{xx}。与之相似,通过只沿 Oy 和 Oz 轴施加梯度就可以得到 D_{yy} 和 D_{zz}。如果沿 Ox 和 Oy 轴同时施加强度相等的扩散加权序列($\overline{\boldsymbol{G}}=\begin{bmatrix} G_x & G_y & 0 \end{bmatrix}$),则可以得到信号强度 S_{xy}:

$$\frac{S_{xy}}{S_0}=\mathrm{e}^{-\gamma^2\delta^2(\Delta-\delta/3)(G_x^2 D_{xx}+2G_x G_y D_{xy}+G_y^2 D_{yy})} \tag{3.6}$$

已经知道 D_{xx} 和 D_{yy},可以通过式(3.6)计算 D_{xy}。与此类似,可以通过沿 $Ox+Oz$ 和 $Oy+Oz$ 轴施加梯度得到 D_{xz} 和 D_{yz}。用这种方法,通过总共 7 幅扩散加权图像就可以获得 $\boldsymbol{D}$ 中的 6 个元素。张量的对角化过程还可以得到扩散椭圆的 6 个参数:λ_1, λ_2, λ_3, $\boldsymbol{v}_1$, $\boldsymbol{v}_2$ 和 $\boldsymbol{v}_3$。在每一个体素内重复这样的计算过程,就可以得到每一个体素的扩散张量。

需注意的是,D_{xx} 直接对应于 S_x(式(3.5)),而 D_{xy} 并不直接对应于 S_{xy}(式(3.6)),也就是说 D_{xx} 可以直接由 S_x 计算出来,但是 D_{xy} 不能直接由 S_{xy} 计算出来。

3.2.3　扩散张量的拟合确定方法

如前所述,式(3.4)中的 7 个未知数可以通过沿 7 个不同方向施加梯度进行扩散测量求解得出。事实上,通常使用不同强度、方向和平均信号的梯度进行多于 7 次的测量来求解方程。这时,式(3.4)成了超定方程,之前给出的数学描述过于简单,不适用于这种情况。此外,由于实验中通常使用有限扩散加权信号(即扩散加权信号不能被忽略),有时无法直接获得非扩散加权信号强度 S_0,因此可以采用拟合技术而不是直接求解方程。为了进行拟合,需展开式(3.4):

$$\ln\frac{S}{S_0}=-\sqrt{\boldsymbol{b}}\boldsymbol{D}\sqrt{\boldsymbol{b}}^{\mathrm{T}}\Rightarrow\ln(S)=\ln(S_0)-\sqrt{\boldsymbol{b}}\boldsymbol{D}\sqrt{\boldsymbol{b}}^{\mathrm{T}}$$

$$\overline{\sqrt{\boldsymbol{b}}} = \left[\sqrt{b_x}, \sqrt{b_y}, \sqrt{b_z} \right] \tag{3.7}$$

$$b_{x,y,z} = \gamma^2 G_{x,y,z}^2 \delta^2 (\Delta - \delta/3)$$

再展开 $\overline{\sqrt{\boldsymbol{b}}} \boldsymbol{D} \overline{\sqrt{\boldsymbol{b}}}^{\mathrm{T}}$:

$$\overline{\sqrt{\boldsymbol{b}}} \boldsymbol{D} \overline{\sqrt{\boldsymbol{b}}}^{\mathrm{T}} = \begin{bmatrix} \sqrt{b_x} & \sqrt{b_y} & \sqrt{b_z} \end{bmatrix} \begin{pmatrix} D_{xx} & D_{xy} & D_{xz} \\ D_{yx} & D_{yy} & D_{yz} \\ D_{zx} & D_{zy} & D_{zz} \end{pmatrix} \begin{pmatrix} \sqrt{b_x} \\ \sqrt{b_y} \\ \sqrt{b_z} \end{pmatrix} =$$

$$D_{xx}b_x + D_{yy}b_y + D_{zz}b_z + 2D_{xy}\sqrt{b_x}\sqrt{b_y} + 2D_{xz}\sqrt{b_x}\sqrt{b_z} + 2D_{yz}\sqrt{b_y}\sqrt{b_z} =$$

$$\boldsymbol{D}_n \overline{\boldsymbol{b}} \tag{3.8}$$

这里定义两个新的向量 $\boldsymbol{D}_n$ 和 $\overline{\boldsymbol{b}}$,具体定义如下:

$$\boldsymbol{D}_n = \begin{bmatrix} D_{xx} & D_{yy} & D_{zz} & 2D_{xy} & 2D_{xz} & 2D_{yz} \end{bmatrix}$$

$$\overline{\boldsymbol{b}} = \begin{bmatrix} b_x & b_y & b_z & \sqrt{b_x}\sqrt{b_y} & \sqrt{b_x}\sqrt{b_z} & \sqrt{b_y}\sqrt{b_z} \end{bmatrix} \tag{3.9}$$

将该结果代入式(3.7),可得到如下方程:

$$\ln S = \ln S_0 - \boldsymbol{D}_n \overline{\boldsymbol{b}} \tag{3.10}$$

这一方程与简单线性方程 $y = 常量 - ax$ 非常相似,其中 x 是自变量(类似于 $\overline{\boldsymbol{b}}$ 矩阵),y 是因变量(类似于信号强度 $\ln S$),常量是 y 轴上的截距(类似于 $\ln S_0$,它是 $b=0$ 时的信号强度),a 是斜率(类似于 $\boldsymbol{D}_n$ 矩阵)。虽然所有变量都是矩阵而不是标量,但是式(3.10)仍然可以通过线性最小二乘拟合来进行求解。

例如,图 3.10 的实验中使用的梯度组合是

$$\begin{bmatrix} 0 & 0 & 0 \end{bmatrix} \begin{bmatrix} 1 & 0 & 0 \end{bmatrix} \begin{bmatrix} 0 & 1 & 0 \end{bmatrix} \begin{bmatrix} 0 & 0 & 1 \end{bmatrix} \begin{bmatrix} 1/\sqrt{2} & 1/\sqrt{2} & 0 \end{bmatrix} \begin{bmatrix} 1/\sqrt{2} & 0 & 1/\sqrt{2} \end{bmatrix}$$

$$\begin{bmatrix} 0 & 1/\sqrt{2} & 1/\sqrt{2} \end{bmatrix}$$

它们被定义为 $\overline{\boldsymbol{b}_1}$ $\overline{\boldsymbol{b}_2}$ $\overline{\boldsymbol{b}_3}$ $\overline{\boldsymbol{b}_4}$ $\overline{\boldsymbol{b}_5}$ $\overline{\boldsymbol{b}_6}$ $\overline{\boldsymbol{b}_7}$。

得到的信号强度是 $S_1 \sim S_7$。整个计算过程可以描述如下:

$$\begin{bmatrix} S_1 \\ S_2 \\ S_3 \\ S_4 \\ S_5 \\ S_6 \\ S_7 \end{bmatrix} = \ln S_0 - \boldsymbol{D}_n \begin{bmatrix} \overline{\boldsymbol{b}_1} \\ \overline{\boldsymbol{b}_2} \\ \overline{\boldsymbol{b}_3} \\ \overline{\boldsymbol{b}_4} \\ \overline{\boldsymbol{b}_5} \\ \overline{\boldsymbol{b}_6} \\ \overline{\boldsymbol{b}_7} \end{bmatrix} = \ln S_0 - \boldsymbol{D}_n \begin{bmatrix} 0 & 0 & 0 & 0 & 0 & 0 \\ 1 & 0 & 0 & 0 & 0 & 0 \\ 0 & 1 & 0 & 0 & 0 & 0 \\ 0 & 0 & 1 & 0 & 0 & 0 \\ 1/2 & 1/2 & 0 & 1/2 & 0 & 0 \\ 1/2 & 0 & 1/2 & 0 & 1/2 & 0 \\ 0 & 1/2 & 1/2 & 0 & 0 & 1/2 \end{bmatrix} =$$

$$\overline{\boldsymbol{S}}^{\mathrm{T}} = \ln S_0 - \boldsymbol{D}_n \overline{\overline{\boldsymbol{b}}} \tag{3.11}$$

其中,$\bar{b}$ 称为 b 矩阵。如果用 30 个不同 $\bar{b}_i(i=1,2,\cdots,30)$ 进行 30 次计算,就会得到 30 幅图像 $(S_1,S_2,\cdots,S_{30})$,这些数据可以回代到前面的方程中,这样就可以通过多元线性拟合来获得 D_n 和 S_0。

3.3　扩散张量成像的应用问题

3.3.1　两种运动伪影:重影和配准误差

在 DTI 研究中,必须找出并修正运动伪影的原因有两个:一个是 DTI 自身的问题,另一个是 MRI 的普遍问题。解决这些问题的办法是需要多幅 MR 图像(如 T_2 图),同时需要知道线圈的磁化传导率。

DTI 自身的问题是重影所引起的扩散加权图像退化。由于 DTI 采用了强扩散梯度,因此是一种对运动敏感的技术。通过正常脑组织的扩散常量 $D^{[4]}(0.8\times10^{-3}\,\mathrm{mm}^2/\mathrm{s})$ 和典型的梯度间隔($\Delta=30\ \mathrm{ms}$),可以得到在测量时间内水分子的平均移动距离为 7 $\mu\mathrm{m}$(根据爱因斯坦方程 7 $\mu\mathrm{m}=\sqrt{2D\Delta}$)。任何大于或等于这个尺寸的整体运动都会对测量产生影响。事实上,无论头部固定得多么牢固,都不可能完全去除所有的整体运动,因为即使是 1 min 的心脏搏动或呼吸运动都可以使整体运动达到 0.7 $\mu\mathrm{m}$。这种微弱的整体运动会导致相位误差和严重的重影效应。

重影问题可以通过单次激发技术(如平面回波成像:Echo Planar Imaging,EPI)解决(该技术将在后面章节进行详细介绍),但残留重影效应对 DWI 的影响仍然十分常见,如后颅窝周围的区域似乎非常容易受到重影的影响,这可能与大脑脉动有关,虽然可以通过使用心脏门控和避开最大搏动来改善,但是这会降低扫描的效率,且容易受心率失常的影响,因此需要仔细评估心脏门控的损益函数。例如,如果对诊断大脑白质畸形感兴趣,那么少量的重影对 DWI 可能没有影响;如果通过量化来计算正常人和病患之间 5% 的差异,那么心脏门控是个很好的选择。可以用简单有效的方法观察 DWI,找出图像中明显的重影。如果图像损坏了,那么必须把它从计算张量的过程中去除。理论上来说,只需要 6 幅 DWI 来计算张量。但是为了增强信噪比(Signal-to-Noise Ratio,SNR),通常获取 30 幅 DWI。这样,就可以去掉几幅损坏的 DWI 图,同时不会在很大程度上牺牲信噪比。出于同样的原因,不推荐使用扫描仪进行信号平均,而是进行重复测量并且对图像进行逐个检查。因为一旦将损坏的图像和没有损坏的图像进行了平均,就很难确定到底是哪幅图像不正常。这种目视检查方法的缺点是费时,且对重影的检测依赖于主观判断。在后续研究中,对重影的检测则主要采用自动化方法。

第二个与运动相关的问题存在于图像配准中。DTI 通常花费 5~15 min 获取 30~90 幅 DWI 图像。如果在扫描过程中目标物移动距离超过了体素尺寸(2~3 mm),DWI 中的体素就会存在对齐误差,即需要对其进行配准。配准问题与前面讨论的图像损坏问题有很大的区别。

虽然它们都是由目标运动引起的,但是产生的结果不同。一旦图像损坏了,会在数据处理过程中将其去掉。但是图像配准理论上可以通过后期调整进行更正。通常,通过 6 模式刚体旋转和平移来完成同一目标多幅 3D 图像的配准调整(可使用开源软件实现)。调整过程包括体素插值步骤(会导致平滑效应,降低分辨率和信噪比),但不保存有严重运动问题的数据(受重影影响);这些在人的头部采集到的有问题图像会越来越多。

3.3.2　平面回波扩散张量成像

　　连续运动会导致信号相移,理解与移动相关的相移非常重要。例如,如果要获得 128×128 的矩阵图像,那么扫描仪就会得到 128×128 分辨率的原始数据(也叫做时域数据或 k 空间数据)。在传统成像中,k 空间逐行获得数据,也就是说要进行 128 次独立扫描,一次扫描对应一行。k 空间会记录相位和幅度信息,经过傅里叶变换后会将它们变成相应的位置和强度信息(即图像信息)。一旦每次扫描引入不同相移,就会使傅里叶变换后的质子信号位置不正确,也就是说通常所说的重影现象(见图 3.11(b))。

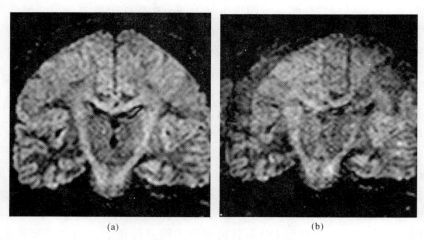

(a)　　　　　　　　　　　　　(b)

图 3.11　两种扩散加权图像
(a) 无重影扩散加权图像；　(b) 有重影扩散加权图像

　　解决这一问题常见且有效的方法是使用单次自旋回波技术(SS-EPI),这种技术可以在一次扫描中记录整个 k 空间。在这种情况下,虽然扩散加权和整体运动会产生相移,但是整个 k 空间会获得相同的相位误差,理论上来说不会在傅里叶变换后产生任何影响。除非存在严重的运动问题,否则 SS-EPI 会找到所有与运动相关的重影。另一方面,SS-EPI 也有自身的问题[5]。第一,图像分辨率有限。回波序列最长是 128,因为在一个长回波序列后剩余的信号不多。如果视场(Field of View,FOV)是 240 mm,那么最大分辨率为 1.875 mm。因为在长度为 128 的回波序列过后不会再有回波序列了(如长度为 144 的回波序列),所以实际分辨率不会增加。此外,越长的回波序列,回波时间越长,信噪比越低。另一个问题是图像失真,这个问题会在本章后面的部分进行详细讨论。为了改善 SS-EPI 相关的问题,已经提出了其他几种数据获取方式,如分段 EPI 序列、分段螺旋扫描和推流器(propellar)获取方法。这些方法需要配准系统通过一些后期处理,观察和更正相移。虽然这些复杂方法对将来的应用很重要,但是我们依然广泛使用 SS-EPI 序列,因为最近并行成像技术的改进可以极大地改善这些问题。

　　需强调的是,第一,运动引起的重影在传统 MRI 中一直存在。但是由于采用了一对强梯度,在扩散加权图像中重影将更加严重。第二,SS-EPI 序列没有运动重影,不仅因为它的速度快,还由于它对相位误差不敏感。第三,应该明确,运动伪影与扩散加权图像中的配准误差不是一回事。ADC 图或者扩散张量图都需要很多扩散加权图像,通过这些扩散加权图像可以得到每个体素内的很多参数,因此每个体素的位置必须被精确配准。

　　如前所述,单次激发 EPI 的两个重要缺点是 B_0 场敏感性问题引起的有限分辨率和图像失真(见图 3.12),这两个问题是相关的。图 3.12 上一行是矢状图,图中的灰色线表示下一行轴状图的位置。图(a)和图(b)是使用 320 mm 视场和长度为 128 的回波序列获得的(体素分辨率为 2.5 mm)。图(c)和图(d)是使用长度为 64 的回波序列获得的。为了最大化分辨率,把视场最小化到 192(体素分辨率为 3 mm)。由于视场太小,额叶的一部分折到了脑后。使用长度为 64 的回波序列进行扫描在很大程度上减少了图像失真。图(e)和图(f)是作为参考的 T_1 图[6]。

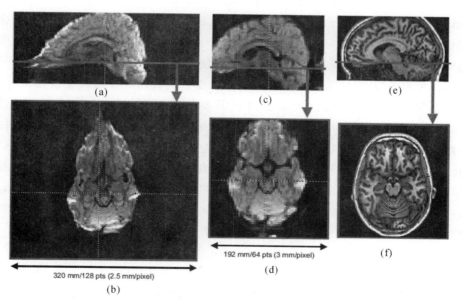

图 3.12　回波序列长度、分辨率和图像失真之间的关系

一次激发后单次 EPI 序列需要所有的相位编码线。回波序列加长会使图像失真增加,也就是说分辨率越高图像失真越严重,这是 EPI 固有的缺点。图像失真是由磁场($\boldsymbol{B}_0$)不均匀引起的,在空气和组织的交界处失真尤为严重;在窦(如额叶、颞叶前极、脑桥)周围最为严重。图像失真程度随着梯度强度的增加而增加,因此,3T 扫描仪比 1.5T 扫描仪产生的失真程度大。

能够减小梯度强度引起的图像失真的方法包括,第一,尽可能使用较低的分辨率;第二,使用探测 $\boldsymbol{B}_0$ 场失真的技术,这种技术可以产生图像的失真图并且消除失真。为了测绘失真图像,需进行一次额外的扫描,因此它不适用于已经存在的数据,除非每项研究都有这种扫描。该方法对于修正低频失真(全局失真)非常精确,但对于更正高频失真(局部失真)较为困难。并行成像技术是目前流行技术中最有效的技术之一,后面章节会对并行成像技术进行更加详细的讨论。

3.3.3　回波时间限制下的扩散加权信号

健康脑组织的扩散常量为 $0.8 \sim 1.0 \times 10^{-3}\,\mathrm{mm^2/s}$。如果使用 $b=1\,000\,\mathrm{s/mm^2}$[7],那么信号衰减大约为一半:

$$\mathrm{e}^{-1\,000 \times 0.8 \times 10^{-3}} = 0.45$$

为了最大化扩散加权效率,应该使所有回波时间内都有扩散加权信号。这就意味着梯度长度(δ)要设置成与梯度间隔(Δ)接近(见图 3.13(a))。让 $\Delta = (\delta + 5)$ ms 的梯度信号调制 $180°$ 射频脉冲。一般的临床扫描仪配备的梯度可以达到 20 mT/m 或 40 mT/m。为了使 b 达到 $1\,000\,\mathrm{s/mm^2}$,需要使 20 mT/m 的梯度系统 δ 接近 35 ms,对于 40 mT/m 的梯度系统 δ 接近 21 ms(记住 $b = \gamma^2 G^2 \delta^2 (\Delta - \delta/3)$,其中 $\gamma = 2.675 \times 10^8$ MHz/T)。为了调制扩散加权梯度脉冲回波时间要接近 $50 \sim 70$ ms(见图 3.13(a))。通常使用平面回波成像。回波序列长度通常为 $30 \sim 50$ ms,这依赖于带宽、转换速度和图像矩阵大小。延长回波序列长度会延长回波时间,如图 3.13(b)粗箭头所示。结合扩散加权所需要的时间和回波序列,回波时间为 $80 \sim 120$ ms。为了缩短这一回波时间,通常使用不对称回波序列,如图 3.13(c)所示。例如,通过 25% 的截断(75% 进行 k 空间采样),回波时间缩短为回波序列长度的一半($15 \sim 25$ ms)。如图 3.13 所示,图(a)对于简单的自旋回波,回波时间直到扩散加权信号结束;图(b)在平面回波序列中,为了调节回波信号必须延长回波时间;图(c)粗箭头标出了需要延长的回波时间。为了缩短回波时间,也会使用不对称回波信号。虽然示例图仅画出了 $4 \sim 5$ 个回波,但是实际的回波信号包含 $96 \sim 128$ 个回波,这依赖于相位编码步数(图像中的体素数目)。

3.3.4　k 空间采集

为了获得高信噪比(短回波时间)和低图像失真,理想的方法是最小化 SS - EPI 序列的回波信号长度。有几种方法可以达到这一目标。在硬件方面,可以通过较高的梯度强度、较快的梯度转换速度和较宽的带宽来实现。覆盖部分 k 空间也是一个选择。在成像参数方面,最小化图像矩阵是减小回波信号长度的最有效方法。矩阵尺寸、视场(FOV)和空间分辨率有如下关系:FOV/矩阵尺寸＝分辨率。为了不牺牲空间分辨率,矩阵尺寸和 FOV 要同时减小。例如,如果分辨率为 2 mm,那么 FOV/矩阵尺寸为 256 mm×256 mm/128 mm×128 mm 或者 192 mm×192 mm/96 mm×96 mm。DTI 最常使用的一个分辨率是 2.5 mm。为了获得这一分辨率,可以使 FOV/矩阵尺寸为 240 mm×240 mm/96 mm×96 mm 或者 200 mm×200 mm/80 mm×80 mm,这依赖于回波个数。如果研究中使用的是小儿大脑,那么就可以使用较小的 FOV 和矩阵尺寸。对每个目标都调整 FOV 的缺点是得到的图像质量不一致,较大的 FOV 和矩阵尺寸会导致较小的信噪比和较大的图像失真。

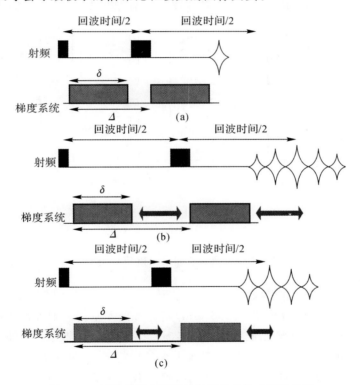

图 3.13　回波时间和扩散加权信号参数之间的关系

另一种方法是减少相位编码步数,这样做可以占据部分 k 空间,如同图 3.14 显示的那样。可以通过对称型和非对称型两种方式来占据部分 k 空间。对称型部分占据 k 空间可以缩短回波时间(不如非对称型有效)并且减小图像失真,代价是在相位编码方向上降低了空间分辨率。正如前面所说的那样,非对称型占据 k 空间可以有效地缩短回波时间,因为这种方法对 k 空间的边缘进行采样(k空间的边缘携带高空间分辨率信息),所以图像失真没有对称型严重。较小的回波数目会产生较短的回波时间,因此会有较高的信噪比,但是图像失真程度与完全占据k空间类似。图 3.15(a)和图 3.15(b)是用实际图像对完全占据k空间和非对称型占据k空间进行的比较。大幅缩短的回波时间可以明显改善信噪比,但是图像失真度几乎没变,并且出现了少量的模糊现象。非对称型k空间采样是一种有效的方法,也是 DTI 研究中经常使用的方法。另一方面,使用并行成像技术改善维数的方法将在下一部分讨论。图 3.14 展示的是多种k空间采样和 FOV 示例,FOV 和分辨率通过频率×相位编码步数表示。回波时间和失真的一、+和++表示改善程度,一表示和完全占据k空间程度相同。

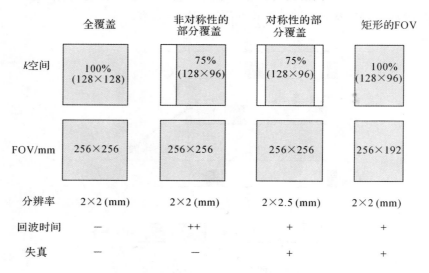

	全覆盖	非对称性的部分覆盖	对称性的部分覆盖	矩形的FOV
k空间	100% (128×128)	75% (128×96)	75% (128×96)	100% (128×96)
FOV/mm	256×256	256×256	256×256	256×192
分辨率	2×2 (mm)	2×2 (mm)	2×2.5 (mm)	2×2 (mm)
回波时间	—	++	+	+
失真	—	—	+	+

图 3.14　多种 k 空间采样和 FOV 示例

　　图 3.15 展示的是不同成像参数 SS－EPI 序列示例。插入的小图是作为参考的 T_1 加权图。用 128×128 图像矩阵(分辨率为 2.5 mm)完全占据k空间需要的回波时间为 160 s,在这种情况下图像失真严重,信噪比低(见图 3.15(a))。非对称型部分k空间采样(75%)的回波时间较(110 s)短并且信噪比较高,但是图像失真仍然很严重(见图 3.15(b))。把图像矩阵的尺寸减少为 64×64 极大地减少了图像失真,但是代价是降低了分辨率(见图 3.15(c))。3 mm分辨率,FOV 是 192 mm(＝6 点×3 mm),这对成年人大脑来说并不够(在这幅图像中部分大脑区域被折叠了)。并行成像技术可以发现这些问题,给出更短的回波时间(100 ms)和更低程度的失真(见图 3.15(d))[6]。

　　矩形 FOV 也是减少回波数目的有效方法。这种方法仅适用于拉长的目标。因为在轴向大脑中加载的回波是椭圆形的,理论上来说使用矩形 FOV 是一个好方法,但是也有几个复杂问题。第一,为了获得 2 mm 的空间分辨率,假设 FOV＝256 mm(前后)×192(左右)mm,图像矩阵为 128 mm×96 mm。第一个选择是使频率编码沿左右轴,相位编码沿前后轴(对长轴进行相位编码)。第二个选择是让频率编码沿前后轴,相位编码沿左右轴(沿短轴进行相位编码)。为了获得较短的回波时间和较小程度的图像失真,这是一种可选方法。问题是与解剖结构相关的图像失真方式。但是在 SS－EPI 序列中敏感性失真几乎都在相位编码方向上产生(见图 3.16)。在第二个选择中,大脑图像沿左右轴向产生扭曲(见图 3.16(a))。因为不影响大脑几何结构的左右对称性,所以沿前后轴的失真程度比较小。这在日常影像学诊断中非常重要,因为在这种诊断中对称性是重要信息。对称性对于计算机神经解剖学也非常有用,因为它保存了大脑中线这样的重要解剖特征。综合所有因素,并基于已经发表的研究报告可知,矩形 FOV 和沿前后轴向的相位编码步骤数据是可以选择的参数。

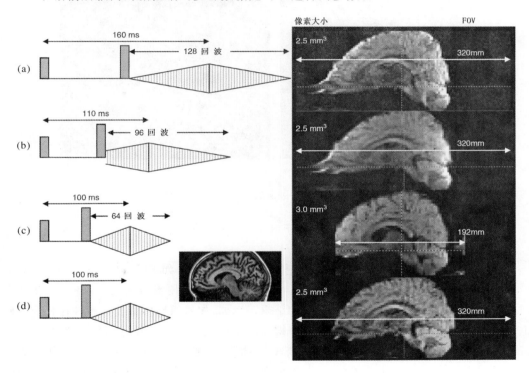

图 3.15 不同成像参数 SS－EPI 序列示例

总之,就回波时间、空间分辨率和图像失真而言,k 空间和 FOV 的设置都有利有弊。很难确定哪种方法最好。对于传统 SS－EPI 而言,非对称型占据部分 k 空间的方法有利,但是最好的方法是并行成像技术,因为它可以极大地改变 k 空间占据、回波时间、FOV、空间分辨率和失真问题,这些问题将在后续部分进行讨论。图 3.16(a)为左右方向相位编码示例图,

图 3.16(b)为前后方向相位编码示例图。第一个例子中 FOV 使用长方形(240 mm × 192 mm),这样做可以减少相位编码步骤(96 个读出点和 72 个相位编码点),因此缩短了回波信号时间。但是沿左右轴发生了图像失真,这会影响大脑的左右对称性。第二个例子中沿前后方向进行相位编码,选择矩形 FOV(240 mm×240 mm,图像矩阵为 96 mm×96 mm),这样做会增加编码步骤,因此延长了回波信号并且增加了图像失真,但是前后方面的失真不会影响大脑的对称性,失真程度比较轻微[6]。

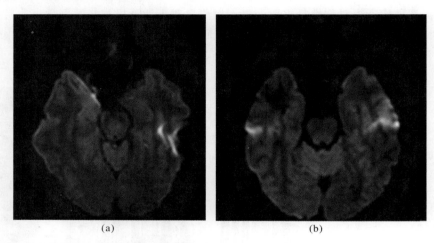

(a)　　　　　　　　　　　(b)

图 3.16　左右方向(a)和前后方向(b)相位编码示例图

3.3.5　并行成像原理

并行成像技术有几种实现方法,它们通过不同缩写区分,如 SENSE,GRAPPA,SMASH 和 ASSET,也可以通过扫描仪制造商区分。这些实现方法在技术方面有所不同,也就是说回波时间各不相同,但是它们都能获得相同的结果。例如,如果想用传统成像硬件在相位编码方向上获得 128 体素分辨率,单次成像需要获得 128 个回波。但是使用缩减因子为 2 的并行成像技术,可以在不牺牲分辨率(128 体素分辨率)的情况下把回波数据减小到 64。并行成像可以极大地减少图像失真度并且缩短回波时间,如图 3.15(d)所示,从根源上减小图像失真,而不需要后期处理过程。为了同步并独立地获取 MR 信号,并行成像需要多通道和一个特殊的头部线圈。因此只有在使用这样的装置时才可以进行并行成像[8]。

图 3.17 是并行成像的一个简单示例。在传统成像技术(见图 3.17(a))中只有一个接收通道。从接收线圈发出的信号构成 k 空间,随后得到一幅图像。并行成像中的接收通道多于两个,它们对应不同的接收线圈,每个通道构成一个 k 空间和一幅图像。因此,如果有 8 个接收线圈的 8 通道系统,就能同时得到 8 幅图像。

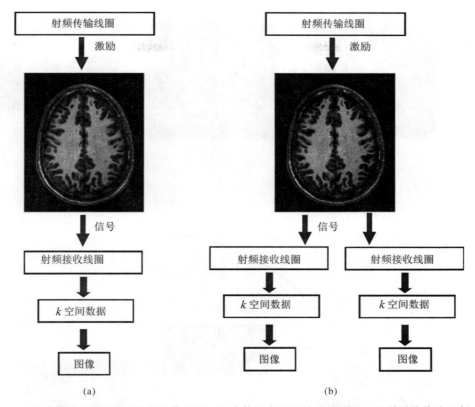

图 3.17　(a)传统成像和(b)并行成像示例,(b)中使用有两个接收线圈的 2 通道系统作为示例

由于降低了每个通道的采样密度,因此并行成像技术可以缩短回波时间,但这种成像要在比目标小的 FOV 中进行(见图 3.18)。图 3.18 并行成像技术可以在相位编码方向上减小 FOV。在这个例子中,FOV 被因子 2 缩减,因此会使 FOV 比大脑小。FOV 减少一半的方法产生了信号折叠,这在传统成像中是不可取的,会产生折叠问题,不适用于传统成像,但在多通道系统中,可以通过多幅图像解决折叠问题(见图 3.19)。通过并行成像技术可以使用比目标小的 FOV,能够减小回波数目。图 3.15(d)是一个改善示例。虽然并行成像不能完全去除图像失真,但它大幅降低了失真程度,缺点是同时降低了信噪比,不过,降低的信噪比可以通过缩短的回波时间来抵消。缩减因子(P)的数值可以比 2 大。P 因子越大,回波数据越小,FOV越小。由于存在图像重建和去折叠问题,因此信噪比和信号均匀性随着 P 因子的增加而减小。目前,P 因子一般取 2~3。

并行成像技术在减小图像失真方面的优势,使其在 DTI 今后的研究中还有较大的潜力值得挖掘。

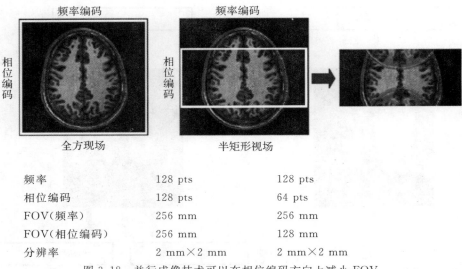

频率	128 pts	128 pts
相位编码	128 pts	64 pts
FOV（频率）	256 mm	256 mm
FOV（相位编码）	256 mm	128 mm
分辨率	2 mm×2 mm	2 mm×2 mm

图 3.18　并行成像技术可以在相位编码方向上减小 FOV

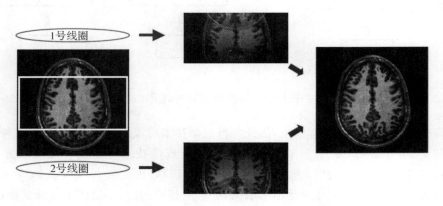

图 3.19　通过两个不同通道获得的图像可以重建无折叠图像

3.3.6　涡流图像失真分析

前面已经讨论了 B_0 场不均匀引起的图像失真。需要注意另外一种重要形式的图像失真，也就是扩散加权梯度引起的失真。为了得到扩散加权信号，需要施加一对使图像对扩散过程敏感的梯度场。为了在最短时间（为了使信号强度和信噪比高，使用最短回波时间）内得到足够的扩散加权信号（足够的 b 值），使用最大的梯度强度。这种强梯度应用类型不常用于其他

MR 成像中,但是在 DTI 扫描中经常使用。最终,由于设备不完善,经常会在图像中看到伪影,这些伪影在其他 MR 图像中可能不存在,如图 3.20 所示。一种最常见的引发伪影的原因是涡流。由于扩散加权梯度关闭后存在有限的残留梯度,因此若残留梯度与信号检测重叠,就会产生不必要的图像失真。

涡流引起的图像失真(涡流失真)和 EPI-相关的 B_0 场引起的图像失真(B_0 失真)有很大的区别。B_0 失真以相同方式影响所有 b_0 和扩散加权图像。涡流失真以不同方式影响每一幅扩散加权图像。也就是说,不同 DWI 图像中的体素不能配准,因此张量计算不再精确。这会导致在组织边界处出现高度的各向异性,比如在脑实质和脑脊液(Cerebro-spinal Fluid,CSF)处产生高度各向异性,根据梯度方向,这些体素有时分布在大脑内部,而有时则在大脑外部。在大多数情况下,涡流诱导的失真是线性全局失真,可以在后期处理中进行更正。比如,可以把 b_0 图当作非失真参考图像,用它来更正失真的 DWI 图像,为了达到这一目的,可以使用 12 种模式的线性变换(仿射变换),目前已经有很多相关的开源软件可以使用。

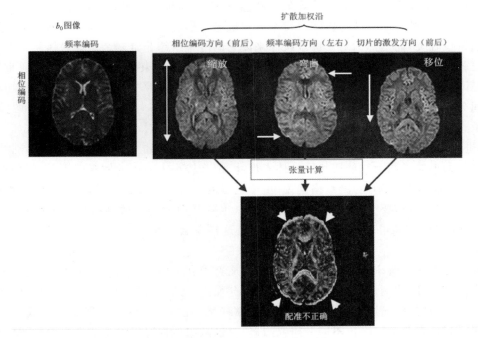

图 3.20 涡流引起的失真问题

虽然后期处理修正非常有用,但是最重要的还是最小化涡流。例如,可以设计有效减少涡流的脉冲序列,最常使用的是双回波序列。通过连续施加正负梯度可以消除残留梯度,其中最重要的步骤是正确调整梯度系统。如果设置正确,先进的梯度系统不应该存在严重的涡流问题。

对于涡流问题,常规评估和合理修正也很重要。图3.20展示的是涡流引起的失真问题。不同方法的扩散加权信号产生不同类型的失真(缩放、弯曲和移位)。在计算张量时,这些不同类型失真的图像使图像不能正确配准,使得大脑表现出高度的各向异性[6]。

3.3.7 空间分辨率和信噪比对 DTI 的影响

前面已经讨论了 k 空间(包括 FOV 和图像矩阵)采样脉冲序列。当设计 DTI 实验时,还有很多参数需要设定,包括成像时间、图像分辨率、回波时间(TE)、重复时间(TR)、梯度方向、b 值和 b_0 图数目。在这些参数中将会详细讨论空间分辨率和信噪比。MR 研究的一个共性是不同生物事件可能对 MR 信号的某一参数有相同影响,例如髓鞘浓度和血管源性水肿都会导致 T_2 弛豫增加。这些生物信息退化问题在 MR 研究中有时不可避免。扩散各向异性是一个非常复杂的量,因为它不但对水分子的物理环境和化学环境(微观特性:如髓鞘和轴突密度)敏感,而且还对一个体素内纤维方向的均匀性敏感(纤维方向是一个宏观生物特性)。

总的来说,扩散各向异性对空间分辨率非常敏感。事实上,大脑皮层各向异性低并不是因为不含髓鞘或轴突,而是因为对于体素尺寸来说它的纤维组织非常复杂。如果体素无限小,那么灰质也就具有高度的各向异性。可以发现,在两个主要白质束的边界,各向异性通常很低。这主要是因为存在大量方向不同的混合纤维。在 T_1 和 T_2 图像中,白质的 T_1/T_2 更加均匀,因此空间分辨率对结果影响不大。但是白质结构非常令人费解,并且各向异性值对图像分辨率也很敏感,也就是说空间分辨率低各向异性就会低。这使得对不同尺寸大脑DTI(如大脑发育研究)进行比较更加复杂。值得注意的是,几何尺度(如 mm)上的空间分辨率与解剖结构分辨率不同。如果对不同大脑使用相同的体素尺寸,那么较小大脑中的体素就少(空间分辨率相同但是解剖结构分辨率不同)。严格地说,由于更多的纤维会交叉在一起,因此各向异性降低。为了避免这一问题,需要大脑有相同的体素数目(也就是说相同的解剖结构分辨率)。根据大脑尺寸动态改变 FOV 可以达到这一目的。但是这样做会产生另一个问题:信噪比影响各向异性测量。

信噪比与空间分辨率和成像时间有关,一般应努力获得尽可能高的信噪比,但是临床研究限制了成像时间,因此测量结果中一定会有一部分噪声。通常认为,噪声增加会导致标准差增大,同时还会导致各向异性计算的误差,必须非常谨慎。已有文献指出,信噪比降低会使各向异性增加,例如,有两个信噪比不同的研究组,通过这两组数据可以发现信噪比不同的情况下,扩散各向异性有很大区别。因此,掌握因解剖结构分辨率和信噪比不同而产生的 DTI 测量特性和误差非常重要,这样才能更加充分地解释 DTI 结果。

3.3.8 b 矩阵的选取

b 矩阵的任意梯度方向都可以通过如下组合确定:$[0 \quad 0 \quad 0][1 \quad 0 \quad 0][0 \quad 1 \quad 0]$

$\begin{bmatrix} 0 & 0 & 1 \end{bmatrix}$ $\begin{bmatrix} 1/\sqrt{2} & 1/\sqrt{2} & 0 \end{bmatrix}$ $\begin{bmatrix} 1/\sqrt{2} & 0 & 1/\sqrt{2} \end{bmatrix}$ $\begin{bmatrix} 0 & 1/\sqrt{2} & 1/\sqrt{2} \end{bmatrix}$。实际上可以使用最佳 **b** 矩阵。但是因为需要考虑 b 值的绝对强度、梯度方向和总梯度数目,因此非常困难。如果假设有 2 min 用来获取数据,那么在这段时间内可以得到大约 20 幅 DWI 图像,因此有几种成像协议可以选择。例如,可以选择 b=1 000 s/mm² 和 6 个梯度方向(一共有 7 幅扩散加权图像,其中一幅图像 b 几乎为 0)。为了增加信噪比,可以将实验重复 3 次,这样就可以把扩散加权图像增至 21 幅。另外,7 幅扩散加权图像可以使用 3 个 b 值获得(例如 500 s/mm²,1 000 s/mm² 和 1 500 s/mm²)。最终可以在 b=1 000 s/mm² 的情况下获得 20 幅扩散加权图像和一幅重复图像(没有信号平均)。

1. b 值强度

如果 b 值太小,那么扩散过程产生的信号衰减就很小。如果 b 值很大[7],那么就能观察到很大的信号衰减,但是信号强度可能会低于噪声水平。显然,存在最佳 b 值范围,这依赖于样本的扩散常量和信噪比。这不是一个简单问题,因为大脑的表面扩散系数范围是由大的各向异性决定的(一般$(0.1 \sim 1.6) \times 10^{-3}$ mm²/s)。实际上 $600 \sim 1\ 200$ s/mm² 是临床研究最常使用的 b 值范围。正如前面所说的,大脑内部的平均扩散系数(张量的迹)为 $(0.8 \sim 0.9) \times 10^{-3}$ mm²/s。当 b=1 000 s/mm² 时,信号衰减可以表示为

$$e^{-1\ 000 \times 0.8 \times 10^{-3}} = 0.45$$

在各向异性高的区域内,通常垂直于纤维方向进行扩散测量时表面扩散系数较小。例如,如果各向异性分数(Fractional Anisotropy,FA)为 0.9 时(参见第 3.4.1 节),即 FA=0.9,在垂直于纤维的方向上施加扩散梯度,表面扩散系数为 0.1×10^{-3} mm²/s,信号衰减仅为 10%。平行于纤维方向上施加扩散梯度时,表面扩散系数为 1.6×10^{-3} mm²/s,信号衰减为 80%。如果 b=300 s/mm²,信号衰减为 $3\% \sim 32\%$。如果 b=3 000 s/mm²,信号衰减为 $26\% \sim 99\%$。

使用不同 b 值是一种较为合理的方法。在较高 b 值的情况下,低扩散区域会有更大的信号衰减(纤维走向垂直于梯度方向);在较低 b 值的情况下,高扩散区域会有较小的信号衰减(纤维走向平行于梯度方向)。但是扫描时间正比于 b 值。此外,由于回波时间是由最大 b 值决定的,所以使用较小 b 值并不完全因为回波时间长。

2. 施加梯度的方向

对于测量方向(梯度组合)而言,在三维空间中进行均匀采样[9]是最佳方法。这是合乎逻辑的,因为目标是定义事先不知道的扩散椭圆的形状和方向。在图 3.21 中使用的梯度组合不是均匀分布在三维空间中的,因此它不是最佳采样方法。但是,不可能在三维空间中获得完全均匀分布的梯度。这一观点可以通过足球表面给出说明,足球表面由六边形和五边形组成(这意味着表面点之间的距离不一致)。因此需要一个优化过程,如使用电子斥力模型。图 3.21 表示任何地方都可以找到给定方向梯度的最佳组合。

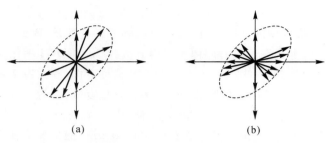

图 3.21　推断扩散椭圆的均匀梯度(a)和非均匀梯度分布(b)

3. 梯度方向的数目

图 3.22 给出了两种不同方法梯度的比较。在这个例子中,对两种不同类型进行了 8 点测量进行比较。在图 3.22(a)中,沿 4 个梯度方向各测量表面扩散系数两次。图 3.22(b)中,沿 8 个不同方向进行 8 次测量。如果两种类型的测量梯度都是均匀分布的,那么就能够提供可以比较的信噪比(注意:对于 3D 情形,至少需要 6 个不同方向的测量)。对于这种类型的比较已有很多仿真结果,一些结果表明,后者的信噪比较高,也就是说在空间中噪声分布更加均匀。但是,并没有研究表明信噪比的改善在实际研究中可以被探测到,因为噪声可能是病人移动或者扫描仪的不稳定造成的。

重复数据(见图 3.22(a))可能对 DTI 的数据控制有益。例如,进行多于 3 次的重复测量就可以得到数据的标准差。如果存在配准误差或伪影,标准差将很大。图 3.22 表示较少方向的重复性测量(见图 3.22(a))和较多方向上的非重复性测量(见图 3.22(b))。简单起见,通过二维椭圆进行说明,至少需要 3 个梯度方向来确定椭圆的形状和方向。图(a)中对 4 个不同方向各进行了 2 次重复测量(总共 8 个点),在 4 个测量方向上可以产生 2 个扩散常量值(黑点),空心点是黑点在这一方向上的对称点。图(b)中的 8 个点是通过均匀分布的 8 个不同方法进行 8 次测量得到的。因为假设拟合了一个对称椭圆,因此不需要在对称面上进行测量。

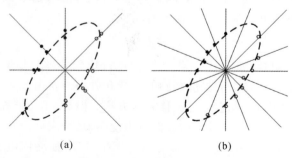

图 3.22　较少方向的重复性测量(a)和较多方向上的非重复性测量(b)

4.成像方法的选择

如果时间允许,获得多于 6 个不同梯度方向的测量,那么面临的另一个重要问题是,是否应该把这些时间用于进行不同 b 值、重复(信号平均)或者不同方向的测量。这需要考虑的因素较多,是一个复杂问题:

第一,最重要的是使用不同方法是否会得到不同的结果。例如,知道在高 b 值(一般而言, $b>3\,000$ s/mm^2,如图 3.23 所示)情况下产生的信号衰减是非线性的。如果使用这样高的 b 值进行测量,那么扩散常量和扩散各向异性可能和低 b 值情况下不同。不希望梯度方向和重复测量次数的选择会产生这种偏差。

第二,根据不同成像方法获得不同信噪比是有可能的。但是没有一种信号能够对整个大脑区域同时最优化所有成像参数。最优 b 值或 b 值范围可能不同,这依赖于不同脑区的扩散各向异性,或者人们感兴趣的扩散参数(扩散常量、各向异性和纤维走向)。

第三,存在其他影响信噪比和测量重复性的重要因素。一些脑区很有可能出现极大程度的脉动,这会产生测量误差。在这种情况下,基本不需要通过较好的 b 值来改善信噪比。另一个例子是回波时间。一些梯度组合和较小 b 值可以使用较短的回波时间,这些组合梯度可能不会在三维空间中均匀分布,这样缩短时间获得信噪比可能会抵消均匀采样的优势。众所周知,当 b 值大于 $3\,000$ s/mm^2 时信号衰减斜率会减小。在高 b 值[7]范围内,扩散常量的测量依赖于 b 值的选择。

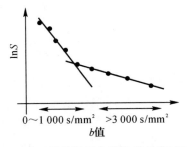

图 3.23　高 b 值情况下非线性信号衰减示例图

5.参数设置流程图

总体而言,没有最佳扩散加权成像参数。但是有一些目前已经被公布并正在使用的原则是:①在 $600\sim1\,200$ s/mm^2 内只使用一个 b 值;②尽量避免使用分布高度不均匀的梯度方向;③通常进行多方向测量,而重复测量 $2\sim3$ 次也有好处。基于这些因素,DTI 成像计算的主要步骤如下:

(1)确定 DWI 图像数目。

在 3 min 成像时间内,使用单 EPI 序列、96 mm×96 mm～128 mm×128 mm 图像矩阵和

40～50 个切片大约可以获得 30 幅 DWI 图像。

使用梯度强度大于 4 G/cm 的 1.5T 扫描仪,60 幅 2.5 mm 各向同性分辨率的 DWI 图像可以获得较好的信噪比。

(2)确定 b 值强度。

通常使用 600～1 200 s/mm^2。

(3)确定梯度方向数目。

如果使用 6 个梯度方向就要确定它们是均匀分布的,或者 b 值有效(短 TE)。例如组合 $(1,1,0)$,$(1,0,1)$,$(0,1,1)$,$(1,-1,0)$,$(1,0,-1)$ 和 $(0,1,1)$ 分布并不均匀但是 b 值有效。

目前已有很多扫描仪支持 12～32 个方向。这些方向的任意组合均有效。

(4)b_0:DWI 从 1:6 到 1:10。

(5)用图像总数除以完整数据集数目就得到重复次数。例如从 12 个方向上获得了 60 幅扩散加权图像,那么重复次数就是 5。

(6)把重复测量结果保存在不同文件中,而不是通过扫描仪作用实时信号平均。

(7)如有可能,进行图像质量检查。

(8)如果大脑位置改变了就进行刚体配准。如果需要的话使用仿射变换进行涡流更正。

(9)进行张量计算。

3.4　扩散张量成像的衍生图像

3.4.1　DTI 的灰度图

一旦获得了每个体素的扩散椭圆,任务就变成了通过可视化扩散椭圆来了解神经解剖学[10]。完成这一任务的方式就是把椭圆与每个体素相对应。但是这样做并不是日常应用中采取的方法。除非能把大脑的小部分区域放大,否则每个体素内的椭圆太小以至无法看到。虽然部分大脑区域被放大了,但是观察椭圆的同时也会看到角度、光源和阴影。而人类的眼睛(或计算机屏幕)只能有效地分辨(或显示)8 bit 灰度图像(如体素亮度)和 24 bit(红/绿/蓝,RGB)色图。因此,重要的是把 6 参数信息缩减为 8 bit 灰度或 24 bit 颜色表示。前一种方法只可以表示成一个 8 bit 参数,后者可以通过指定 R、G 和 B 来指定 3 个 8 bit 参数。两个最常用的灰度图是平均扩散系数图(平均 ADC 图)和各向异性图。平均 ADC 的定义有些模糊,但是常用迹的 $1/3((\lambda_1+\lambda_2+\lambda_3)/3)$(通常也把它简称为迹)表示平均 ADC,参见图 3.24。迹对纤维走向敏感,因此被广泛使用(在图 3.8 中,迹均为 3.5)。各向异性测度的表示方法较多,最简单的方法是使用最长轴和最短轴的比率(λ_1/λ_3)。椭圆拉得越长,这个比值就会越大。但是这一简单的度量对测量噪声非常敏感。3 个参数的差能更好地表示各向异性度,如 $(\lambda_1-\lambda_2)^2 + (\lambda_1-\lambda_3)^2 + (\lambda_2-\lambda_3)^2$。对于球形来说这个值是 $0(\lambda_1=\lambda_2=\lambda_3)$,椭圆越扁,这个值就会越大。现在很多表示各向异性的标量值都在 $0\sim 1$ 间。最常使用的一个参数是各向异性分数(见图 3.24),定义如下:

$$\mathrm{FA} = \sqrt{\frac{1}{2}} \frac{\sqrt{(\lambda_1 - \lambda_2)^2 + (\lambda_2 - \lambda_3)^2 + (\lambda_3 - \lambda_1)^2}}{\sqrt{\lambda_1^2 + \lambda_2^2 + \lambda_3^2}} \tag{3.12}$$

ADC 图和各向异性图都是标量图,可以用 8 bit 灰度表示传统 MRI 的方式进行可视化,用绘制感兴趣区域(Region of Interest)的方法进行量化。

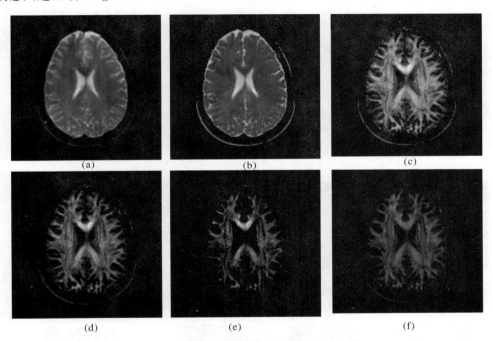

图 3.24　从 DTI 中得到的多种图像对比度

(a)T_2 加权参数图(最小扩散加权信号图);　(b)迹图;　(c)各向异性分数图;　(d)相对各向异性分数图;

(e)体积分数图;　(f)颜色编码指向图。在图(f)中,红、绿和蓝分色别代表左右、前后和上下走向[6]

3.4.2　标量图和纤维走向图

目前,我们的重点是从特征值中得到标量。另一方面,特征向量中含有走向信息,不容易量化、可视化和解释其意义。在很多研究中,不考虑向量 v_2 和 v_3,重点考虑向量 v_1(假设 v_1 代表局部纤维走向)。

可视化走向信息的一种重要方法是颜色编码图(见图 3.24(f))。v_1 是由 x,y 和 z 三个分量组成的单位向量($v_1 = [x \quad y \quad z]$),满足 $x^2 + y^2 + z^2 = 1$,x,y 和 z 都在 0 和 1 之间($0 \leqslant x$, $y, z \leqslant 1$)。因此,x,y 和 z 可以用图 3.25(a)中的灰度表示,其中指定每一个向量为 256 阶灰

扩散磁共振成像及其影像处理

度(8 bit)。为了覆盖没有主要纤维的低各向异性区域，可以用 FA 图乘以向量的分量图，这样可以得到更清楚、信息量更丰富的图像。这些由 FA 加权的向量分量图可以表示为灰度图，如图 3.25(b)所示。但是，用 3 个分开的图像观察纤维走向[11]并不容易。为了更好地在一幅图像中可视化纤维走向，可以用 RGB 通道的 24 bit(R,G 和 B 分别为 8 bit)色图表示。也就是说，x,y 和 z 分量被指定为 RGB 三个主要颜色，把它们组合起来形成颜色编码图(见图 3.25(c))。例如，当 $v_1 = [1\ \ 0\ \ 0]$ 时(左右方向)，RGB 通道为[255 0 0]，图像是纯红色的。当 $v_1 = [1/\sqrt{2}\ \ 1/\sqrt{2}\ \ 0]$ 时，RGB 通道为[181 181 0]，图像是黄色的。

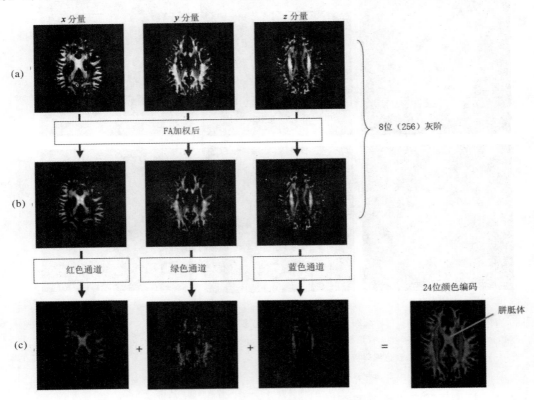

图 3.25   建立颜色编码纤维走向(v_1)图的步骤

我们需要通过练习来熟悉这一通过颜色信息读取纤维走向信息的体系。纤维走向是一种独特的信息，没有任何一种传统 MR 技术可以得到类似信息。如果在标量图中有一个 ROI，那么就可以得到 T_2，ADC 或者 FA。可以把这些数据与它们对应的正常平均数据进行比较，这样就可以判断是否存在高低异常。虽然可以对 v_1 图进行相同的处理获取平均纤维走向，但是对平均走向信息的解释不够清楚。方向信息中含有几何信息(也就是解剖结构信息)，需要一种完全不同的方法进行量化和观察。如果一组体素纤维走向相似,那么这些体素是某个白质束的一部分。体素数目或者它们聚类的方式,反映了束的尺寸和形状。与使用 T_1 加权图研究皮质几何结构相似,现在有了研究白质束的工具。使用 DTI 时,应该清楚对体素强度(亮度)还是解剖(形态)信息感兴趣。如果是前者,那么重点就是 FA 和 ADC 标量图的强度值。如果是后者,那么重点就是内部白质结构的尺寸和形状,其信息可以通过纤维走向图得到。

3.4.3　管状和平面型各向异性

除了 FA 是扩散各向异性的指标,还有很多其他指标可以表示各向异性,广泛使用的有

$$RA = \sqrt{\frac{1}{2}} \frac{\sqrt{(\lambda_1 - \lambda_2)^2 + (\lambda_2 - \lambda_3)^2 + (\lambda_3 - \lambda_1)^2}}{\lambda_1 + \lambda_2 + \lambda_3} \tag{3.13}$$

$$VR = \frac{\lambda_1 \lambda_2 \lambda_3}{((\lambda_1 + \lambda_2 + \lambda_3)/3)^3} \tag{3.14}$$

其中,RA 表示相对各向异性(Relative Anisotropy, RA);VR 表示体积分数(Volume Fraction, VR)。

假设白质图像体素中只有一个有连续走向的主纤维群(见图 3.26(a)和图 3.26(f)(1)),那么扩散椭圆在最长轴上的长度(λ_1)要比其他两个轴的长度(λ_2 和 λ_3)长很多,也就是说 $\lambda_1 > \lambda_2 \approx \lambda_3$。但是也有 $\lambda_1 \approx \lambda_2 > \lambda_3$ 存在的情况(见图 3.26(b)(c)和 3.26(f)(2))。前一种椭圆叫做管状椭圆,后一种椭圆叫做平面型椭圆。在平面型椭圆中,无法确定它的基础解剖神经学,因为不同的解剖组合会产生相同的平面型椭圆(见图 3.26(b)(c)和 3.26(f)(2~5))。在管型椭圆中第二和第三特征向量方向退化了;当椭圆完全成为平面型时(见图 3.26(f)(2)),第一和第二特征向量退化,这意味着第一特征向量不再表示方向。即使 $\lambda_1 > \lambda_2 > \lambda_3$ 并且所有特征向量都没有退化,第二和第三特征向量也不表示任何方向信息,如图 3.26(f)(4 和 5)所示。注意,前面没有一种提到的各向异性参数(FA,RA 和 VR)可以区分平面型和管型各向异性模式(它们的各向异性都很高)。

可以制定区分管型和平面型各向异性的结果对比机制。例如,简单的参数是 CP 和 CL,定义如下:

$$CP = \frac{\lambda_2 - \lambda_3}{\lambda_1} \tag{3.15}$$

$$CL = \frac{\lambda_1 - \lambda_2}{\lambda_1} = 1 - \frac{\lambda_2}{\lambda_1} \tag{3.16}$$

CL 对比度在管型椭圆区域较亮,而在平面型区域则偏暗。CP 只使平面型椭圆区域变亮。对于这两个参数而言,各向异性区域仍然是暗的。

图 3.27 在小鼠胚胎和人脑中比较了 FA,CL 和 CP。在 FA 图中,无论扩散椭圆的形状如何(管型和平面型),各向异性区域都是亮的。CL 图抑制了平面各向异性区域。假设所有亮区域的轴突结构相对简单,这些区域中只有一个主导纤维群。人脑 FA 和 CL 的区别很小,这

表示大部分体素由一个主导纤维群组成。另一方面,鼠胚胎有两种重要的各向异性模式:皮质区域(白色箭头)和管型各向异性的脑室区域(红色箭头),而中间体区域是平面型各向异性(黄色箭头)。

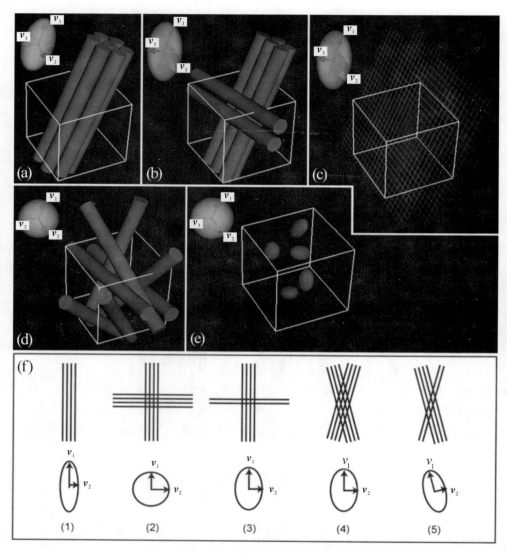

图 3.26　扩散椭圆形状和局部组织结构

(a)如果在图像体素(立方体)内只有一组纤维(蓝色的柱形纤维),那么扩散张量是管型的;

(b)~(c)如果有两个交叉纤维群(b)或者低渗透障碍物(c,蓝色交叉线框),那么扩散张量是平面型的;

(d)~(e)对于有多个交叉纤维群(d)或者没有纤维(e)这种更加复杂的情况,扩散椭圆是球形的,张量通过灰色椭圆进行可视化;

(f)交叉纤维的不同组合和对应的二维扩散椭圆,线数表示纤维群中的纤维数[6]

　　这个例子很好地说明了 CL 和 CP 组合携带的解剖信息比 FA 多。中间体区域的平面型各向异性扩散很可能是因为神经胶质细胞和神经纤维轴突的混合,这样就产生了图 3.26(f)(2)或(3)。仔细观察大脑皮质脊髓束(白色箭头)会发现平面型各向异性特性。因为存在图 3.27解释的信息退化问题,所以 CP 和 CL 对比度不能确定精确的轴突结构,但是它们中含有 FA 没有包含的信息,因此讨论它的值很有意义。图 3.27 中(a)和(f)是进行解剖参考的各向同性扩散加权图。FA((b)和(f))和 CL((c)和(g))是 v_1 向量的颜色编码图,CP 是 v_3 颜色编码图。在小鼠脑中,白色、黄色和红色箭头分别表示皮质板、中间体和脑室。在人脑中,白色箭头表示皮质脊髓束[6]。

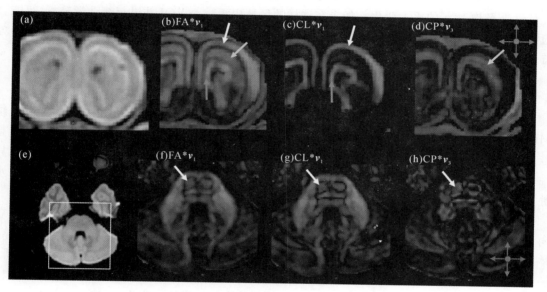

图 3.27　小鼠胚胎(a)～(d)和人脑桥(e)～(h)FA、CL 和 CP 图的对比
(a)小鼠胚胎各向同性加权图;　(b)小鼠胚胎 FA 图;　(c)小鼠胚胎 CL 图;　(d)小鼠胚胎 CP 图;
(e)人脑桥 FA 图;　(f)人脑桥 FA 图;　(g)人脑桥 CL 图;　(h)人脑桥 CP 图

3.4.4　DTI 的缺陷

　　与基于弛豫的 MRI 相比,DTI 也存在严重缺陷。第一,它对运动非常敏感。虽然脑脉动可能会超出 $5\sim10~\mu m$,但是在测量时间内,扩散图像对 $5\sim10~\mu m$ 内的扩散比较敏感。除非使用 SS‐EPI 序列,否则得到的图像会有重影。虽然提出了很多精确的数据获取和后期处理技术,但是在近期和未来的临床研究中,考虑稳定性因素,仍选择 SS‐EPI。这意味着 DTI 含有 SS‐EPI 的全部缺陷:图像失真和低空间分辨率。即便是使用了 SS‐EPI,与运动相关的重影也很常见。第二,DTI 需要至少 7 幅图像(实际上需要的图像更多)进行张量拟合,因此 DTI

包含与拟合过程相关的所有问题,其中最明显的问题是由于病人移动产生的成像时间长、信噪比低和配准不精确。第三,DTI 有施加强扩散加权梯度产生的问题。如设备不完善(涡流)产生的 TE 时间长(信噪比低)和图像失真。给出这些缺陷对于测试 DTI 是否能够提供传统 MRI[12] 不能提供的特有信息非常重要。

为了说明这一问题,有时把 T_2 加权图显示正常的脑区(显示正常的白质)进行量化,最后得出的结论是各向异性可以在 T_2 加权图显示正常的脑区中探测出异常性。但是视觉和统计评估之间的比较可能会产生误导,因为这一发现对证明各向异性可以提供独特且有用信息的说法并不绝对。根据信噪比和异常性类型(扩散或汇聚),在可视化过程中眼睛可能不会发现统计学上平均 10% 的重大变化。如果在这样的区域内画一个 ROI 并进行统计学分析,可能会检测到 T_2 和各向异性的重大变化。通常建议进行基于弛豫参数的量化来判断 DTI 参数的独特性和有用性。

3.4.5 各向异性降低的理论分析

如前所述,进行 DTI 分析时需要考虑两个重要因素:第一,DTI 参数是否能够提供传统 MR 不能给出的信息;第二,这种独特信息是否有用。事实上 ADC 能够符合这两个因素,它是唯一可以在早期阶段检测出缺血的参数,这对病人管理来说无疑是有用的。除此之外,各向异性可以区分灰质和白质,T_1 和 T_2 也可以区分;水肿可以降低各向异性,而 T_2 也可以探测水肿。一般认为各向异性降低是因为髓鞘减少,而 T_2 也可以探测髓鞘减少。

显然,髓鞘可以产生各向异性,但是很多证据表明在没有髓鞘的神经组织中也会有高度各向异性,例如轴突密度越大或者轴突的髓鞘含量越高,各向异性越显著。除了这些微观因素,体素内轴突方向的同一性对各向异性的影响非常大。不同方向的轴突越多,各向异性就越低。图 3.28 是 FA 对多种生物事件敏感性的示例图(ac 前联合;cc 胼胝体;cp 脑梗;cx 皮质)[6],FA 是在 C57/BL 小鼠发育大脑的皮质束和白质纤维束中测量的。出生前(也就是图 3.28(a) 中 x 轴 E18 的位置),大部分脑区没有髓鞘就已经出现了高度的各向异性。出生后,皮质和白质纤维束中开始产生髓鞘。白质束中 FA 的增加可能是因为髓鞘,而皮质中各向异性的降低可能是因为缺少连续性结构。如果假设白质 FA 增加只是由髓鞘形成引起的,那么就可以得到这样的结论:大约 60% 的 FA 增加是由轴突纤维束引起的,40% 的 FA 增加是由成熟脑中的髓鞘引起的。但是这一假设可能不成立,因为在产生阶段轴突密度和半径也会增加。Song 等人用鼠病理模型比较正常束和异常束的 FA,实验结果显示 FA 降低了 20%(对于各向异性细胞机制更全面的研究请参阅 Beaulieu 的文章[1])。

皮质起初各向异性较高,是因为整齐一致的柱状结构,后期表现是因为树突生长。后期皮质的轴突和髓鞘增加,但是各向异性降低。从微观角度来说,(细胞)皮质的各向异性应该增加,但是它被宏观(体素水平)结构的混乱抵消了。在确定 DTI 的各向异性时,宏观因素起主要作用,微观因素可以忽略。这也意味着扩散各向异性依赖于图像分辨率,分辨率越高的走向越不一致。白质束尺寸通常会大于体素,对图像分辨率的依赖可能会限制两个纤维的边界,边界处会产生部分体积效应。灰质中纤维混合物的解剖结构尺寸小于通常使用的图像分辨率(1~3 mm)。因此,实际图像分辨率只对微小束和束的边界有影响,因为它们的尺寸和体素尺寸相似。小脑和一些纤维丰富的灰质中可能会有这种尺寸的纤维结构(丘脑),因此它们的各向异性[14]与图像分辨率关系密切。

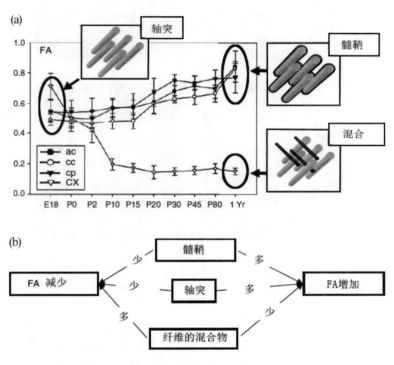

图 3.28　发育过程中鼠脑皮质和白质束的各向异性变化

　　这两种影响(微观和宏观)是各向异性的一种特性,但不宜被过分夸大。当观察到扩散各向异性降低时,倾向于将其归因为髓鞘形成和轴突受损这样的微观因素。但是,如果宏观走向不一致,那么也会在完全健康的人脑中出现低的各向异性。图 3.29(a)(c)清楚地表达了这一点。在 T_1 加权图中,白质结构看起来非常均匀,但是相同区域的 FA 图白质结构非常不均匀,将 ROI 稍微缩小就会发现各向异性的实质区别。如果发现对照组和病患组 FA 有区别,可能是因为测量区域稍有差别。即使确定测量的是相同解剖区域,但也不能决定测量结果中的差异是由微观因素引起的还是由宏观因素引起的(纤维群中的变化)。

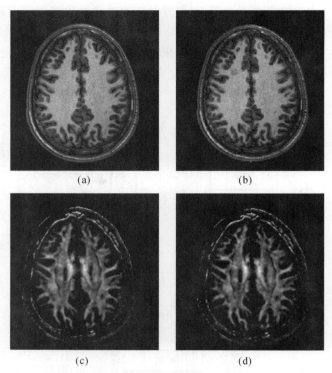

图 3.29　图(b)和图(d)的相同区域把强度减少 40％人为制造了病变区域。
(a)和(b)是 T_1 加权图,(c)和(d)是 FA 图

在病理状态下,例如 FA 减小 20％,可以推断出什么结论？与基于弛豫的对比度参数相比,结论是扩散对比度是一个不好理解的参数,这是由水分子的化学和生理特性决定的。各向异性对多种生理和解剖参数敏感,因此这种功能丰富的对比度可能是一把双刃剑。图 3.29(b)和 3.29(c)的强度被人为减少了 40％。这样的衰减在看起来均匀的 T_1 图中可以被实际检测出来,但是在 FA 图中很难检测,需要借助强度调制的左右不对称性或者非解剖模式来检测异常性。

3.4.6　各向异性的信息学分析

由于正常白质的各向异性值范围仅为 0~1,因此评价各向异性值不太容易。ROI 中几毫米的差距都可能会导致各向异性值的极大不同。如果传统 MR 可以探测到病理,那么就不需要使用 DTI。通常,简单地假设各向异性对白质完整性敏感。但是无论如何定义完整性,弛豫参数也对不完整性敏感,如对脱髓鞘敏感。相关研究得出的一个重要事实是各向异性对是否存在轴突敏感,而 T_2 并不总是如此,在人类新生儿的相关研究中可以清楚地看到这一点,如

图 3.30 所示。图中,内囊前肢由粉红色箭头标出。因为没有髓鞘,所以在 T_2 加权图中很难辨认出白质中的纤维束。

在颜色编码[15]图(见图 3.30(b))中可以清楚地看到内囊后肢,但是在 T_2 图(见图 3.30(a))中就看不到。这样,可以假设各向异性是对轴突损坏独特且敏感的参数,但是对轴突损坏的特殊性并不明显,因为它也可能对髓鞘的形成状态和其他异常性敏感。为了检测这种假设的正确性,需要有选择地将运动模型的轴突破坏并且保留髓鞘,反之亦然。图 3.31 是人类研究示例,左皮质脊髓中各向异性明显降低。在研究中轴突损坏只能由各向异性检测出来。患者大脑右半球的额叶和顶叶出现中风梗死,这种现象可以通过各向异性衰减清楚地表现出来。但是,这种病理不会伴随 T_1,T_2 和 ADC 的变化而明显变化。左右皮质脊髓束占据的空间没有很大区别,不通过组织学确认无法精确确定病理特性,但是扩散各向异性可以提供轴突异常的独特信息。

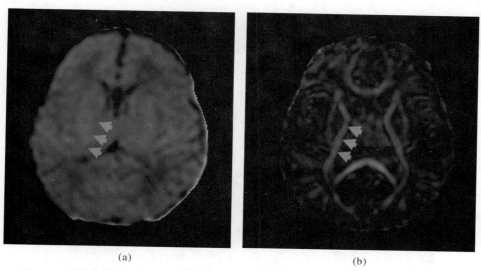

(a)   (b)

图 3.30　0 个月新生儿的 T_2 加权图(a)和颜色编码图(b)对比。内囊前肢由箭头标出

3.4.7　可视化白质解剖结构的颜色编码图

从各向异性测量中得到信息并不总是非常独特和有用,有时直到所有研究全部完成,我们才能知道答案。但是,各向异性的走向信息是独一无二的,没有其他成像方式可以提供类似的信息。如前所述,走向提供白质的解剖信息而不是病理信息。图 3.32 清楚地表现了纤维走向图中携带的丰富走向信息,图 3.32(a)是死亡样本的大脑切片;图 3.32(b)是为提示复杂白质结构特别准备的;图 3.32(d)中的红、绿和蓝色表示沿左右、前后和上下方向的轴。即使在死亡的大脑切片中也不容易观察到白质中的轴突结构(见图 3.32(a))。图 3.32(b)中的样本图

像是通过人为反复冻融得到的。T_1 加权图(见 3.32(c))看起来非常像图 3.32(a),其中的白质结构非常均匀。很明显,走向图是含有非常丰富的白质解剖信息(见图 3.32(d)和图 3.33)。

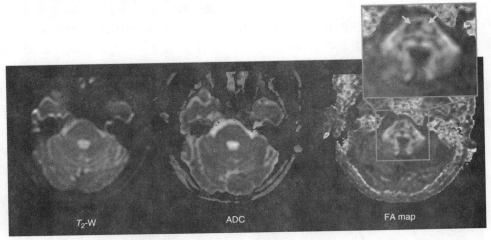

图 3.31 中风的脑桥皮质脊髓束(由箭头标出)的 T_2 加权图、ADC 图和 FA 图比较

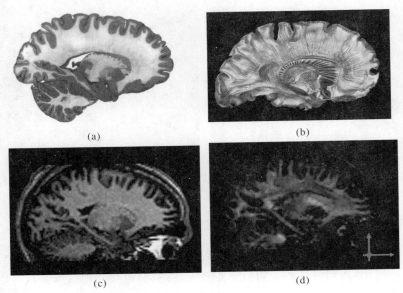

图 3.32 组织学图像(a 和 b)、T_1 加权图(c)和基于 DTI 的走向图(d)之间的比较

走向信息的使用方法可以分为两类。第一类是定性研究(见图 3.33(a)(b))。大部分放射诊断使用目测法,这种研究的重点是提供可视化异常信息的新成像方式。如果在传统 MRI

中看不到这种异常性,那么 DTI 图像中可能会比较明显。第一类研究包括白质解剖结构发生重大变化的疾病,如发育问题、瓦勒变性和脑瘤;第二类是定量研究(见图 3.33(c))。这类研究中有两种使用纤维走向信息的方法。第一,它提供的解剖模板可以增加感兴趣区域的定量分析(光度研究)。可能通过色图确定切片或三维空间中感兴趣的纤维束位置。例如,可以人为定义一个束并且量化它的各种 MR 参数(具体束的量化)。可以用三维跟踪算法仿真这一过程。第二,它提供具体束的尺寸和形状信息(形态学研究)。虽然存在量化研究的可能性,但是实际量化过程并不容易,有时缺少进行量化的合适工具。图 3.34 为颜色编码图确定的人类白质[16]解剖结构图谱,红、绿和蓝色表示沿左右、前后和上下方向的轴。图中缩写的意义:ac 前联合,acr 前放射冠,alic 内囊前肢,atr 丘脑前辐射,cc 胼胝体,cg 扣带,cp 大脑脚,cpt 皮质脑桥束,cst 皮质脊髓束,dn 齿状核,ec 外囊,fx 穹窿,gcc 胼胝体膝部,icp 小脑下脚,ifo 额枕下束,ilf 下纵束 ,mcp 小脑中脚,ml 内侧丘系,mt 乳头丘脑束,opt 视神经束,pcr 后放射冠,pct 脑桥交叉束,plic 内囊后肢,ptr 丘脑后辐射,rlic 内囊晶状体,scc 胼胝体压部,scp 小脑上脚,scr 上放射冠,sfo 额枕上束,slf 上纵束,ss 矢状层,st 终纹,str 丘脑上辐射,tap 照膜,unc 钩状纤维束。

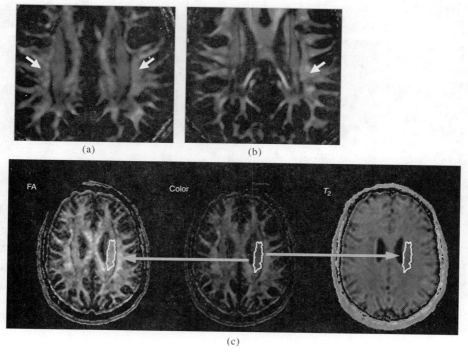

图 3.33 利用走向信息可视化探测白质结构的异常性

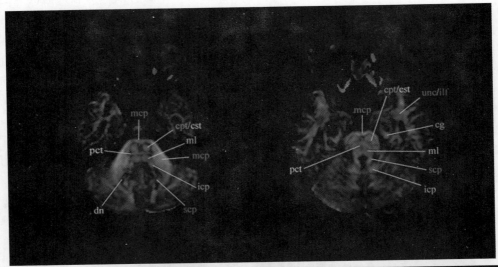

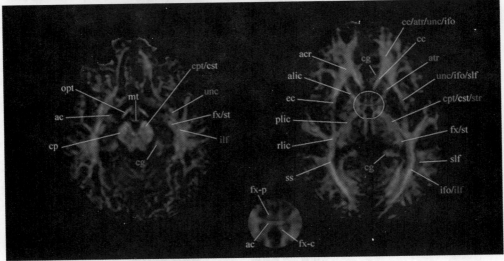

图 3.34　颜色编码图确定的人类白质解剖结构图谱

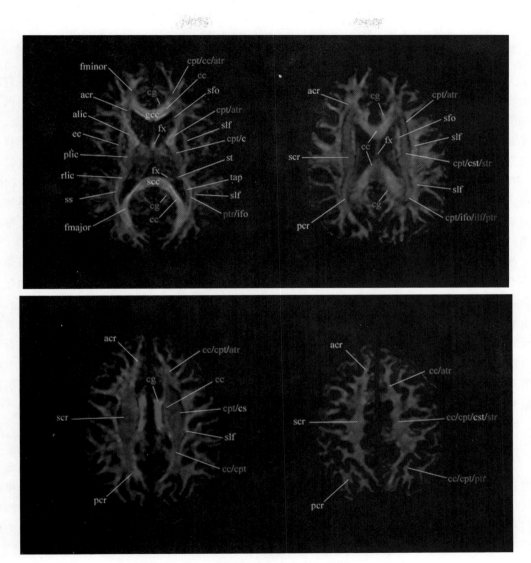

续图 3.34　颜色编码图确定的人类白质解剖结构图谱

3.5　扩散张量成像的局限性及其改进方法

3.5.1　过于简化的张量模型

大部分 DMRI 用来探测来自水分子的信号。基于水分子的化学和物理特性,可以得到的对比度图有 T_1, T_2 和扩散加权图等。以前得到这些对比度图像后,人们通常试图把它们和基本解剖结构信息联系起来。但是基本解剖结构信息通常比从 MR 参数中得到的信息复杂,如图 3.35 所示。因此,现在的信息处理过程中经常使用简化模型和假设。例如对于 T_2 图,在不同回波时间内采集多种强度。通常假设 T_2 符合单指数衰减,这样就得到了 T_2 参数。当然,实际上人们知道 T_2 并不是单指数衰减的,因为不同 T_2 值有不同的间隔,可能发生变化。在很多临床应用和研究中还是会使用这种简单的单指数模型,更复杂的模型通常需要更加复杂的数据获取时间,而临床和生物信息并不会随着扫描时间的增加而增加。虽然使用模型的精确性非常重要,但是必须在实际使用的损益函数中进行权衡。

如前所述,张量模型是一个大胆的假设,它假设在一个体素内,大脑解剖结构由相同角度的一个纤维群组成,但事实并不总是如此。图 3.35 通过简单 2D 图形给出了纤维结构和张量拟合结果之间的关系。无论纤维的结构如何,张量拟合都迫使结果趋向于扩散椭圆,假设长轴表示纤维走向,那么在扩散椭圆中只有一个长轴。这种假设仅当一个体素内有一个纤维群时才成立(见图 3.26(f)(1))。如果一个体素内有两个纤维群,那么不同组织结构的纤维拟合结果可能是相同的(见图 3.26(f)(2)~(5)),这种情况下最长轴不代表任何纤维方向,即两个不同的神经解剖结构有可能会产生相同的 DTI 结果(信息退化),因此测量结果不准确,从扩散测量中估计的纤维结构也将不准确。

纤维群的角度和群系数不同可能会使扩散看起来是各向同性的[17]。实际上大脑很多区域的纤维结构类似图 3.26(f)(2)~(5),这种情况下,不能使用张量模型。是张量模型错了吗? 答案还是和生物学和临床问题相关,人们不得不考虑实际使用的损益函数。张量模型是扩散过程的最佳拟合模型,同时也是神经解剖结构的最佳估计模型。根据相关研究,张量模型不仅能得到人们所需要的全部解剖结构信息,并且还存在拟合冗余(这些冗余不值得花费额外的扫描时间)。反之,张量模型也有可能是完全错误的模型。实际上,大部分研究中使用的模型介于这两个极端之间,张量模型仍然是有高损益函数的模型之一。

图 3.35 展示的是 DTI 中神经解剖学和解剖结构信息之间的关系。DTI 测量的体素尺寸通常为 2~3 mm,在一个体素内可能会有多个不同方向的轴突束群。在微观尺寸上它们可能会相混或者产生部分体积效应。每个轴突纤维束都包含很多轴突,在轴突、髓鞘和外部轴突空间中可能会有很多水分子。基础轴突的解剖结构非常复杂,原始数据是沿多个方向上的扩散常量,可以把这些结果拟合成张量,通过拟合结果得到基础轴突的解剖信息,推断出的解剖信

息与实际的复杂解剖信息非常近似[6]。

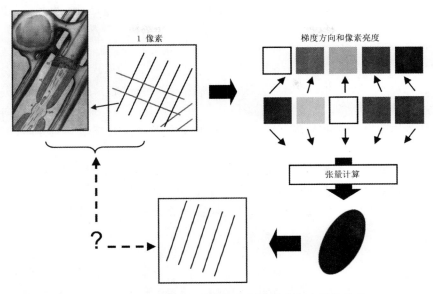

图 3.35　DTI 中神经解剖学和解剖结构信息之间的关系

3.5.2　非张量数据获取方法

如图 3.35 所示,考虑在什么地方损失了详细的解剖结构信息。

当用水扩散推断轴突结构时,产生了第一次信息损失。在测量期间,有很多解剖结构会影响水扩散,因此水扩散不能代表任何一种细胞或亚细胞群的特性。此外,还需要在一个体素内(2～3 mm)对扩散特性进行积分。将其称为一级信号损失;当沿有限个方向进行扩散测量时产生了第二次信息损失。计算张量只需要 6 个方向上的测量结果,但是不想花费长时间进行太多次测量,所以产生了二级信号损失;当进行张量拟合时产生了第三次信息损失。比如虽然沿 60 个方向进行测量,但是最后把结果拟合成 6 个参数,这就是三级信号损失。一级信号损失是扩散测量固有的,不能通过改善它来提高图像分辨率,能做的就是最小化二级和三级信息损失。

如前所述,张量计算最符合水扩散过程,同时可以去掉拟合后产生的数据冗余。人们研究的一个重点是,找出这种方法是否漏掉了重要解剖信息或者计算是否精确。为了解决过度简化的问题,还需要进行多次测量来描述组织解剖学信息(减小二级信号损失)。近年来,出现了很多先进的数据处理方法,如可在更高 b 值的情况下沿更多轴向计算扩散常量,即使用一个 b 值的测量方法——高角分辨率扩散成像[18](HARDI),以及扩散光谱成像(DSI)、Q -球面成像、球面卷积和持续角结构 MRI(PAS - MRI)等。这里只对一些方法进行简要讨论。

　　图 3.36 表现出了 DTI 的思想,沿不同方向测量扩散常量拟合成平滑对称的三维椭圆。如果拟合得好,就可以通过椭圆的 6 个参数表示扩散各向异性。但是,图 3.36(b)也是实际存在的情况,即神经解剖结构和水的扩散过程太复杂以至于不能通过椭圆进行描述。为了描述复杂的扩散过程,可以在多个方向上进行扩散测量(见图 3.36(c))。扩散光谱成像(DSI)就是通过多次测量(在 b 值高达 $17\,000\ \mathrm{s/mm^2}$ 的情况下进行 $300\sim500$ 次测量)描述水分子的扩散过程。Q-球面成像是 DSI 的一种简化方法,其只描述扩散特性的角度信息,因此进行的测量次数比 DSI 少。图 3.37 是以体素为单位的 Q-球面可视化结果。通过 492 个方向的测量结果重建每个体素内水分子扩散的剖面图。体素内的每个形状代表纤维群的方向,可以了解到一些体素内包含不同方向和群系数的多个纤维群。

　　无论体素内出现多少纤维束,球面卷积都可以从 HARDI 数据中确定每个体素内纤维走向的实际分布。这是因为在 HARDI 数据获取过程中测量的信号是方向的函数,而方向信息是不同纤维束的综合信息。通过这种方法可以确定体积分数和方向信息。图 3.38 就是一个例子。

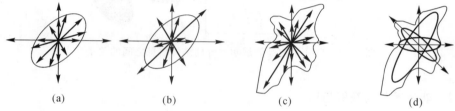

(a)　　　　　　　　(b)　　　　　　　　(c)　　　　　　　　(d)

图 3.36　非张量扩散特性和描述这种系统的模型示例图

(a)为了简化,使用二维图形。在张量模型中,把测量结果拟合成一个椭圆;

(b)实际上拟合可以并不准确,不是因为测量误差和噪声,而是因为一个体素内出现了多个纤维束;

(c)在这种情况下,可以通过更加多次测量来精确描述扩散特性;

(d)通过拟合三个张量为更加复杂的扩散建模

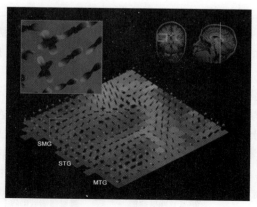

图 3.37　Q-空间成像示例图

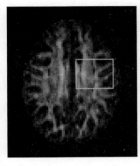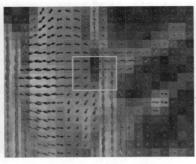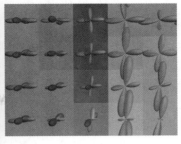

图 3.38　基于 60 个方向测量结果的球面卷积示例

　　图 3.38 显示的是基于 60 个方向测量结果的球面卷积示例。这种方法的唯一假设是组成纤维的各向异性相同,测量次数比 DSI 少,可以解决交叉纤维的问题。在这个例子中,可以看到有 2～3 个交叉纤维束的区域。

　　多张量拟合是分析多纤维群的另一种方法(见图 3.36(d))。在这个例子中,用 3 个张量进行拟合。因为每个张量需要 6 个参数(总共需要 18 个参数),还需要 3 个张量的群分数,所以这个模型是 20 参数的拟合结果。理论上,如果有 20 多次的测量结果就可以解这个模型,但是当 $N>2$(纤维群数目)时,多张量拟合是一种非常不稳定且不实际的方法。

3.5.3　非张量模型需要高 b 值

　　如果获得的数据来自多个梯度方向,就可以进行 DTI 和非 DTI 图像分析。在任何情况下,总是通过多个梯度方向获取 DTI 数据就一定是个好方法吗? 实际上,DTI 和非 DTI 数据的获取并不总是可以同时进行的,因此在获取数据之前需确定要获取的是哪种数据。这里,非张量分析不仅需要多个测量方向,而且还需要高 b 值。DTI 通常使用的 b 值(1 000 s/mm^2)对于非张量方法来说不是最优的,图 3.39 解释了其中的原因。只有一个纤维群时(见图 3.39(a)和图 3.39(b)),希望 b 值函数符合信号强度的单指数衰减。对于图 3.39(a),希望沿红色轴施加梯度时信号衰减更大,沿绿色轴施加梯度时信号衰减更小。对图(b)而言,结果相反。当有两个纤维群时(如果在成像时间内它们之间没有信号交换),希望结果是图(a)和(b)两种结果的叠加。当沿红色轴或绿色轴施加梯度时,得到的信号衰减是双指数形式:也就是说有快衰减成分和慢衰减成分。沿蓝色轴的信息衰减仍然符合单指数形式。有趣的是,当 b 值很小时,沿 3 个轴的衰减曲线无法区分,系统呈现出各向同性。各向异性信息只在高 b 值的情况下才能显示,b 值越高得到的区分能力就越强。当然,如果 b 值太高,达到了噪声水平,则会失去这种区分能力。对于人脑测量而言,经常使用的高 b 值范围是 $b>5\,000$ s/mm^2。

　　由于非张量方法携带了更多的解剖结构信息,所以它优于张量方法。如果需要,它也可以得到基于张量的结果,但实际上它有很多缺陷。第一,它需要的梯度方向数目很大。要获得

96×96 的 50 个切片,使用 SS-EPI 序列获取 30 幅 DWI 图像大约需要 3 min。因此,300 个方向就需要 30 min 的成像时间。第二,需要高 b 值。b 值越高,回波时间越长。为了在高 b 值和长回波时间的情况下获得足够的信噪比,需要降低图像分辨率或者使用更多信号进行平均,因此需要更长的扫描时间。在相同的成像时间内,如果使用更简单的扩散张量成像,则可以增加分辨率,减小一级信号损失。也就是说,虽然非张量方法可以增加每个体素内的信息量(减少二、三级信息损失),但是 DTI 可以在给定时间内,通过减小体素尺寸来增加整个大脑的解剖结构信息(减小一级信息丢失)。同时,高 b 值也会产生更多的运动伪影和涡流失真。

总之,张量和非张量方法各有利弊。选择什么方法完全依赖于实际问题。如果需要解决的是微观水平上一个体素内的纤维交叉问题,那么选择非张量方法。如果对方法的缺陷没有足够了解,那么使用 DTI 将会得出错误的生物学结论。但是,无论选择哪种方法,实际的解剖学信息远比从水分子运动中得到的信息更为复杂(一级信号损失现象非常普遍)。

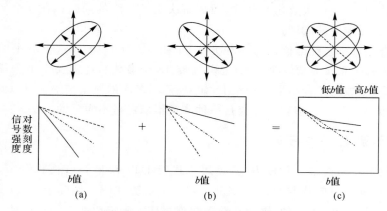

图 3.39　纤维群和信息衰减示意图

参 考 文 献

[1]　Beaulieu C. The Basis of Anisotropic Water Diffusion in the Nervous System—Technical Review[J]. NMR in Biomedicine,2002,15(7-8):435-455.

[2]　Basser P J,Mattiello J,Le Bihan D. Estimation of the Effective Self-diffusion Tensor from the NMR Spin Echo[J]. Journal of Magnetic Resonance, Series B,1994,103(3):247-254.

[3]　Basser P J,Mattiello J ,Le Bihan D. MR Diffusion Tensor Spectroscopy and Imaging [J]. Biophysical Journal. 1994,66(1):259-267.

[4]　Maier S E,Vajapeyam S,Mamata H,et al. Biexponential Diffusion Tensor Analysis of

Human Brain Diffusion Data〔J〕. Magnetic Resonance in Medicine, 2004, 51 (2): 321 - 330.

[5]　Jiang H, Golay X, Van Zijl P, et al. Origin and Minimization of Residual Motion-related Artifacts in Navigator-corrected Segmented Diffusion - weighted EPI of the Human Brain〔J〕. Magnetic Resonance in Medicine, 2002, 47: 818 - 822.

[6]　Mori S. Introduction to Diffusion Tensor Imaging 〔M〕. The Netherlands: Elsevier, 2007.

[7]　Clark C A, Le Bihan D. Water Diffusion Compartmentation and Anisotropy at High b Values in the Human Brain〔J〕. Magnetic Resonance in Medicine, 2000, 44 (6): 852 - 859.

[8]　Anderson A W, Gore J C. Analysis and Correction of Motion Artifacts in Diffusion Weighted Imaging〔J〕. Magnetic Resonance in Medicine, 1994, 32(3): 379 - 387

[9]　Jones D K. The Effect of Gradient Sampling Schemes on Measures Derived from Diffusion Tensor MRI: a Monte Carlo study〔J〕. Magnetic Resonance in Medicine, 2004, 51(4): 807 - 815.

[10]　Pierpaoli C, Jezzard P, Basser P J, et al. Diffusion Tensor MR Imaging of Human Brain〔J〕. Radiology, 1996, 201(3): 637 - 648.

[11]　Alexander D C, Barker G J. Optimal Imaging Parameters for Fiber-orientation Estimation in Diffusion MRI〔J〕. Neuroimage, 2005, 27(2): 357 - 367.

[12]　Skare S, Hedehus M, Moseley M E, et al. Condition Number as a Measure of Noise Performance of Diffusion Tensor Data Acquisition Schemes with MRI〔J〕. Journal of Magrtetic Resonance, 2000, 147(2): 340 - 352.

[13]　Basser P J, Jones D K. Diffusion - tensor MRI: Theory, Experimental Design and Data Analysis — a Technical Review〔J〕. NMR in Biomedicine, 2002, 15(7 - 8): 456 - 467.

[14]　Pierpaoli C, Basser P J. Toward a Quantitative Assessment of Diffusion Anisotropy 〔J〕. Magnetic Resonance in Medicine, 1996, 36(6): 893 - 906.

[15]　Douek P, Turner R, Pekar J, et al. MR Color Mapping of Myelin Fiber Orientation 〔J〕. Journal of Computer Assisted tomography, 1991, 15(6): 923 - 929.

[16]　Makris N, Worth A J, Papadimitriou G M, et al. Morphometry of in Vivo Human White Matter Association Pathways with Diffusion Weighted Magnetic Resonance Imaging〔J〕. Annals of neurology, 1997, 42(6): 951 - 962.

[17]　Wiegell M R, Larsson H B W, Wedeen V J. Fiber Crossing in Human Brain Depicted with Diffusion Tensor MR Imaging〔J〕. Radiology, 2000, 217(3): 897 - 903.

[18]　Frank L R. Anisotropy in High Angular Resolution Diffusion-weighted MRI〔J〕. Magnetic Resonance in Medicine, 2001, 45: 935 - 939.

第 4 章　扩散磁共振示踪技术

4.1　由 DTI 得到的白质微观结构信息

4.1.1　白质的形态特征

白质是中枢神经系统中主要的三个组成元素之一,与灰质、黑质并列,由被髓鞘包覆着的神经轴突组成,控制着神经元共享的讯号,协调脑区之间的正常运作,包括了从轴突内部排成直线的微管纤维到与不同脑区有联系的神经纤维束[1-4]。

通常而言,可以把白质细胞分成四类:血管毛细管壁、胶质细胞、轴突和细胞外部空间/轴突空间。胶质细胞在 $5\sim10~\mu m$ 数量级时,轴突尺寸和髓鞘是变化的。轴突直径大($>2~\mu m$),髓鞘膜厚;轴突直径较小($<1~\mu m$),髓鞘膜薄或根本没有膜(无髓鞘轴突)。轴突是一个长纤维,它的膜被髓鞘分段包裹:每一段被少突胶质细胞包裹起来,轴突通过不同的离子通道与外部轴突环境相互作用以传递电信号。轴突内部,微管纤维和轴突以同样的方式排成直线,微管纤维加强了纤维的圆柱形状和纤维走向。轴突直径和髓鞘膜硬度与轴突的传导速度成正比,并且它们通常由轴突直径分布函数来刻画[5]。图 4.1 显示了鼠胼胝体部分的微结构图。虽然胼胝体被认为是白质中最有序的部分之一,但其微结构的异质性仍然显而易见,包括不同尺寸的轴突、非均匀分布的细胞外基质以及不同形状的胶质细胞。

从生物物理学的观点来说,前面提到的白质成分应该有不同的物理特性,黏度、弹性、渗透性、厚度和扩散系数等物理参数或物理特性可能依赖于组织的微观结构和形态。例如,包裹轴突的髓鞘直接影响组织的黏度,髓鞘缺失会导致组织黏度、弹性和渗透性减小[6];随着组织中水含量的增加,组织的密度和黏性会发生变化[7]。

4.1.2　白质扩散张量成像的优、缺点

扩散张量成像有以下几个优点:获取速度快(可以在 $3\sim4~min$ 的短时间内进行,而扫描仪经常要花费 $20~min$)、可量化、旋转无关、极大的增强白质信号并且可以得到白质轨迹的三维图像。这些优点促使 DTI 成为白质成像领域的强有力技术。DTI 已经被广泛应用于精神疾病方面来显示疾病与白质结构的相关性。在这些研究中最普遍的观察结果是,随着 FA 减小、主扩散系数(尤其是最小的两个系数)和平均扩散率增加,但是这一过程可能会在神经受损的

部分中止[8-13]。通常情况下,认为有两个主要的神经损坏过程:轴突损失和髓鞘缺失。这些变化使组织有序性减弱以致不能分辨出白质。上面提到的研究以及一些其他研究表明这些参数变化与受影响的组织(但不是直接的组织测量)形态变化相关。例如,在无髓鞘白质组织中发现了扩散各向异性,这表明髓鞘不是观察到各向异性的唯一因素[14]。因此各向异性减小不能明确是否与髓鞘减小相关。例如,当组织细胞指数性增加时平均扩散率减小,但是这种情况在细胞水肿时也会发生[15]。

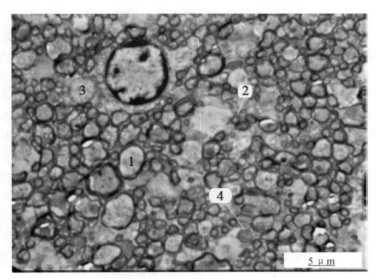

图 4.1　白质微结构
1—大直径轴突；　2—小直径轴突；　3,4—胶质细胞

　　虽然 DTI 有很多优势,但是模型中还有内在的限制因素。DTI 模型假设扩散过程在时间和空间上是按高斯方式进行传播的[16-18]。结合白质组织的细胞成分和每一个图像体素内包含大约 50 万个细胞元素(细胞或轴突)这一事实,DTI 的误区有如下几个方面:①部分效应体素包含几种组织类型(灰质和白质或 CSF 和白质)[19-21];②平均效应体素包含不止一个主纤维路径[22-24];③非高斯扩散[25-27]更适合描述一个单一的纤维路径。DTI 模型不能处理这些测量伪影可能产生的任何内在问题。例如,白质区域的细节部分是通过差异极小的各向异性刻画的。有两个或多个纤维交叉的区域,会导致扩散模型产生平均效应,这是由于假设仅存在一个扩散成分[22-24]。CSF 污染是另外一个在 CSF 和白质边界上的体素内引起 FA 值减小的已知伪影[19-21]。最后,假设在这样一个复杂的组织(水分子扩散穿过膜,不同厚度和黏性的水分子会遇到很多阻碍)内由高斯模型来模拟扩散是不明智的。在传统 DTI 分析中高估了信号指数衰减引起的信号衰减(与 b 值有关)偏差。在扩散 MR 研究的早期,MR 是从信号中推算出来的自由分量,信号衰减和扩散加权因子之间是指数关系。20 世纪 90 年代中期,高 b 值情况下

进行的实验指数关系明显存在误差。很明显,在大范围内对 b 值进行抽样时,需要把大量数据拟合到指数函数。这就产生了一个假设:高 b 值情况下扩散信号的测量可以用作组织中不同扩散过程的探针。

4.1.3 白质的扩散模型

常用的基本模型是双指数模型[26,28-29]。这一模型假设白质组织中的扩散由两种扩散成分组成,而且这两种成分进行高斯扩散时没有分子交换。早期的研究试图通过双指数拟合把这两种因素分为内部因素和外部因素。脑组织中的内部因素约占 80%,外部因素约占 20%。假设内部空间水比外部空间水扩散慢,这样就可以把相对扩散慢的成分与细胞内部空间联系起来。但是通过指数拟合估算出的信号仅有 20% 是扩散慢成分,余下的是扩散快成分[26,29]。但是,这两个成分的组成分数不符合它们的生理学百分数。虽然双指数模型可以拟合实验信号衰减,但是它与组织成分不对应。此外,人们发现使用非常高的扩散权重(b 值高于 $15\,000\ \mathrm{s/mm^2}$)时,双指数模型不能拟合数据,这时需要更多的指数来拟合数据[26]。图 4.2 所示为鼠脑组织扩散加权信号的单指数模型、双指数模型和三指数模型。图中纵坐标为指数标准化的信号衰减程度,横坐标为扩散时间固定为 305 ms 时的 b 值变化。图中可以明显看出 b 值很高时,即使是三指数函数也不能高精度地拟合数据。图中曲线清楚地表明,三指数拟合的实验数据比双指数拟合和单指数拟合好,并且单指数拟合是最差的[26]。

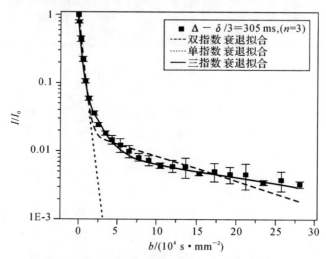

图 4.2 扩散 MR 实验中水信号的非单指数信号衰减

Stanisz 等人建议用一个形态学模型来描述有序的白质组织的扩散[30]。该模型由三个扩散成分组成:球面扩散(代表胶质细胞),椭圆扩散(代表轴突)和细胞外基质扩散。每一种成分的信号衰减都来自于一个以扩散信号 Monte Carlo 仿真为基础的解析模型。此外，该模型对各种成分之间的交换也进行了建模。通过垂直和平行于纤维的牛的视神经扩散 MR 图谱数据对该模型进行评价，其对数据的拟合非常好，并且给出了每一种成分的扩散系数和平均尺寸[30]。

Stanisz 模型是处理和解释白质中限制扩散的最早模型之一。但是，这一模型是针对于视神经的，无法解释与视神经不相关的组织尺寸变形，而存在于其他白质区（即脑中的纤维束或者周围神经系统中的神经）中的纤维束，纤维尺寸和类型分布更加广泛。此外，为了进行水平和垂直方向上的数据获取，Stanisz 模型中需要确保纤维排成直线，因此这一模型不能用来分析脑中的扩散图像。

Peled 等人为坐骨神经中的扩散提出了一个模型[31]。该模型未将轴突扩散建模成一个椭圆形状，而是将其建模成一个圆柱体，然后利用组织学原理来分析、解释该圆柱体的直径分布函数。Peled 的研究表明，发生在几何体内的扩散衍射现象[32-33]可以用来解释非单指数信号的衰减。这一研究结果支持了扩散慢的成分可以反映扩散限制的假设。然而，由于这一模型引入了组织异质性，因此不能用于三维空间，也不能解释其他扩散过程。

扩散的限制和受阻模型（CHARMED）[25,34]试图克服 Stanisz 和 Peled 模型的局限性。CHARMED 模型不是通过形态学来描述组织，而是把测量到的信号分解到扩散过程中去的。这一模型进一步把每一个扩散过程与具体细胞成分对应起来。CHARMED 模型假设了两个扩散过程：限制扩散和受阻扩散（见图 4.3）[34]。每一个扩散过程由几个物理参数相同、空间参数不同的扩散成分组成。假设在实验进行的时间内，细胞和细胞外部成分进行了全交换，那么可以认为它们是同一成分。另一方面，假设内部轴突成分完全阻止水的运动（垂直纤维方向），那么将限制这一成分与外部轴突媒介进行交换。在这些假设下，可以对信号衰减进行三维建模。受阻部分可以通过全扩散张量进行建模，轴突内的扩散可以被看作是在密闭圆柱体内进行的，这样就有了几种依赖于实验条件[35-37]的解决方案。为了对扩散进行三维建模，CHARMED 也引入了一个实验体系，就是在多 b 值（见图 4.3）情况下进行扩散测量。图 4.3 展示了扩散的复合受阻模型（CHARMED）获取数据的体系；对原始数据图像进行采样。b 值从 0 到 10 000 s/mm^2 的范围内进行 10 层数据收集（仅有 6 层可见）。随着 b 值从最低的 714 s/mm^2 增加到最高的 10 000 s/mm^2，梯度指向角分辨率增加。在最高 b 值层（见最深的蓝环，$b=8\ 571\ s/mm^2$，SNR>5）图像质量是最好的，信号方向与垂直梯度方向的白质纤维方向一致[25]。这种方法的空间被低 b 值范围（受阻扩散更加重要）和高 b 值范围（限制扩散更加重要）相似部分覆盖了。

在这个基础上，CHARMED 可以通过两个独立参数进行多层数据获取，这两个参数是外部轴突扩散率和外部轴突体积分数（和内部轴突体积分数一起称为外部体积分数）[25,34]。这种体系结构假设：①在扩散时间内，内部轴突扩散不影响信号衰减（也就是说在长扩散时间内细胞面积是影响信号衰减的唯一因素）；②轴突直径分布拟合和建模是通过一个已知的组织学分布进行的。

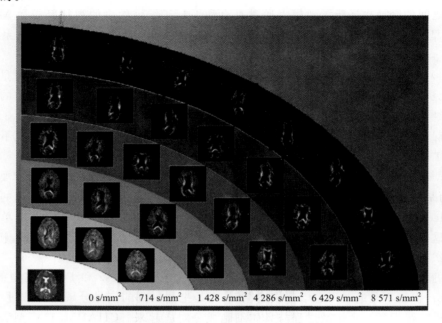

$$0\ s/mm^2 \quad 714\ s/mm^2 \quad 1\ 428\ s/mm^2 \quad 4\ 286\ s/mm^2 \quad 6\ 429\ s/mm^2 \quad 8\ 571\ s/mm^2$$

图 4.3　扩散的复合受阻模型（CHARMED）获取数据的体系

　　CHARMED 的直接应用是重新采样 k 空间,通过重新采样空间的三维傅里叶变换(与用于 DSI 相似的方式[38])重建三维位移密度函数。这一步骤表明限制成分可以通过比受阻成分(像 DTI 中那样[34])更加精确的方法绘制出纤维系统的方向。Avram 等人[39]通过 Bar‑Shir 的数据和 Cohen 关于神经样本的数据认为,限制扩散的角敏感度非常高(见图 4.4)。图 4.4 中,$\Delta=100$ ms 时用 3 个成熟的视神经进行 MR 扩散实验时,慢扩散成分均方根位移的变化是旋转角 α 的函数[40]。这意味着当神经纤维和扩散梯度成 90°时从低扩散成分中得到的信号会急剧变化。此外,从传统扩散各向异性分析(低 b 值)中得到的径向扩散率变化会相对平缓。低 b 值测量中的 ADC 和 k 空间的快扩散组织分析是转化成水分子转动角函数的分析,观察到的转动角最大变化是 45°,这表明在需要准确描述纤维走向的情况下这些参数并不是很可靠。因此,复杂白质系统的分离变得更加灵活并且极大地减小了纤维指向的不确定性(见图 4.5)[25]。图 4.5(a)对于一个仿真的双交叉纤维数据,角不确定性是噪声标准差 σ 的函数。依据 Jones(2003 年)进行角不确定性估计。红点表示通过低 b 值数据集双张量分析得出的角不确定性值,绿点表示通过高 b 值数据集的限制扩散成分 CHARMED 分析得到的不确定性值。给出红绿线和 S 形曲线拟合并强调了二种分析方法的区别;图 4.5(b)为用双张量(红色)和 CHARMED(绿色)方法分析仿真的两个交叉纤维数据,给出了四个噪声标准差(0.06,0.12,0.24,0.36)下的不确定性曲线。在这一仿真中由于信号被归一化,所以信噪比(SNR)是 $1/\sigma$。

不确定性曲线的 SNR 为 $16.7, 8.3, 4.2, 2.8$ 时,$1/\sigma$ 分别是 $0.06, 0.12, 0.24, 0.36^{[25]}$。换言之,通过使用为组织微结构建模的信息可以改善纤维跟踪数据。

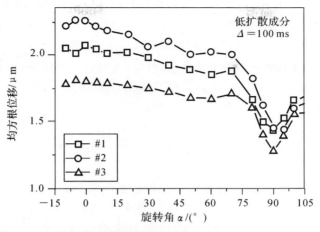

图 4.4　旋转角对测量水分子位移的影响

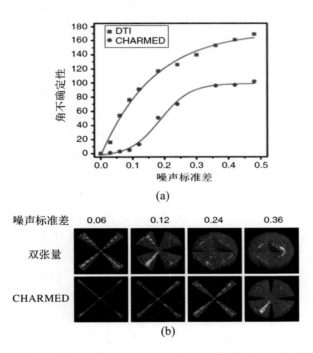

(b)

图 4.5　纤维指向估计的不确定性以及双张量模型和 CHARMED 模型

用上面提到的模型可以估计不同成分的扩散率及相应权重。假设模型代表组织扩散,得到的参数把扩散 MRI 测量转变成了微结构探针。Stanisz 模型是第一个用样本几何特征分解复杂信号衰减的模型。这样做,可以通过体积分数来估计几何成分(椭圆和球面代表轴突和细胞)的平均尺寸。Peled 把轴突尺寸分布引入拟合过程中,因此解释了几何尺寸的可变性。CHARMED 模型使用与 Stanisz 和 Peled 模型相似的体系,但它是在三维空间上定义扩散过程,把非参数方法转化成图像背景而不是波谱。这样做的优点有很多,比如可以得到轴突密度图(通过限制成分的体积分数反映出来),甚至可以估计轴突直径分布[8],这把扩散 MRI 引入到了虚拟活体检测中。

4.2 神经纤维示踪技术

纤维跟踪提供了一种研究脑白质组织结构和连通性的方法,DTI 是活体纤维束轨迹显示的唯一方法。Basser 等人[41]首先提出纤维跟踪的概念,并将其应用于 DTI 分析。纤维跟踪技术采用连续的曲线表示纤维的走向和分布。通过纤维跟踪技术可以得到脑白质的组织结构,显示脑白质纤维束的细节,在临床和神经科学的研究中越来越重要。

基于 DTI 的神经纤维束追踪技术可以大致分为两类:确定性纤维束追踪技术和概率性纤维束追踪技术。确定性纤维束追踪技术比较容易实现,技术发展比较成熟,是目前临床应用比较广泛的神经纤维束追踪技术。确定性纤维束追踪技术主要根据当前体素的扩散张量主方向来确定下一个追踪方向,直到满足终止条件时追踪停止。终止条件通常包括超出大脑区域边界、拐角大于某一阈值和体素的各向异性分数过低等。确定性纤维束追踪技术可以较好地追踪单一神经纤维的三维结构,但由于体素的扩散张量容易受到噪声的影响,因此追踪结果往往也受噪声影响。而且由于容积效应,在单位体素内往往不仅仅只有一根纤维束,对于有两根或者多根神经以及纤维交叉经过的区域,确定性纤维束追踪技术的准确性不高,这一点成为制约确定性纤维束追踪技术应用的瓶颈[42]。

概率性纤维束追踪技术能够较好地解决制约确定性追踪技术的容积效应以及噪声干扰问题。其主要原理是由当前追踪方向的不确定度得到当前追踪方向分布的概率密度函数,然后通过对该概率密度函数进行采样以得到下一步的追踪方向,通过多次采样得到一组纤维束追踪走向样本,然后对这些样本做概率统计分析得到最优的纤维走向。相比于确定性纤维束追踪技术,概率性纤维束追踪技术能够更加合理地追踪出神经纤维的结构走向,并在一定程度上克服单张量模型内在缺陷。由于引入了概率统计的方法,可以有效降低噪声等环境因素对追踪结果带来的影响,因此具有更好的抗噪声干扰性能。基于概率性纤维束追踪技术的研究,对于更好地实现大脑神经系统的结构重建,辅助诊断和治疗神经疾病,具有重要的研究价值。

在本节中,将描述扩散示踪中的基本原则和最常用的技术。内容会涵盖确定性流线型示踪和一些不同的概率型方法,旨在对这几种方法提供概念上的理解,但是会在必要的时候为更高层次的读者提供更精确的概念。本节也更进一步地指出了对示踪结果的解释和设计示踪研究中的争议问题。笔者希望本节涵盖目前扩散示踪研究中主要的内容和问题，并且为研究扩散纤维束成像的学者提供参考[42]。

4.2.1　线性确定性纤维束示踪

纤维束追踪是将纤维取向整合为连通脑区域通路的过程。这个整合过程可以通过不同方式完成，但是需要首先考虑线型检测这个最直观、最普遍的方法。

那些通过矢量场并且切线总是平行矢量场的线条被称为流线。这些流线是进行追踪的最直观的方法，因为可以简单地由一个种子点出发一步一步地沿着局部的矢量信息，有效地连接这些"箭头"，将流线重建起来，如图 4.6 所示。流线可以像 Basser 等人[41]描述的那样，用三维空间曲线表示。其中最基本的红－绿－蓝彩色编码为每一个纤维的方向规定了一种颜色：从左到右显示为红色，从前到后显示为绿色，而从下到上的显示为蓝色。其余的颜色则是红色、绿色与蓝色的部分合成。描述曲线的方程基于一个事实：流线的切线必须与纤维方向平行。式（4-1）描述了一个流线的演化过程。

$$\frac{\mathrm{d}r(s)}{\mathrm{d}s}=\varepsilon_1(r(s)) \tag{4.1}$$

式中，$r(s)$ 指的是流线在弧长上某点位置；$\mathrm{d}r(s)/\mathrm{d}s$ 描述位置变化。纤维取向不是主要扩散的方向是因为这个模型允许多个纤维取向。如图 4.6 所示：(a) 从概念角度显示了流线追踪。白色的流线显示了扩散最小阻碍方向（这里是指主扩散张量轴）。(b) 展示了流线追踪的数学表示。流线位置参数相当于一个关于流线长度 s 的函数矢量 r。流线的切线 $t(s)$ 是局部纤维方向的估计值。(c) 为常见的两种线性插值对追踪的影响：左图显示的是原始数据通过线性插值方式进行纤维束追踪的过程，右图显示的是根据最近邻插值获得纤维方向和 FACT (Fiber Assessment by Continuous Tracking)的过程。[43]

流线型确定性纤维束追踪的具体流程：由于水分子沿着与纤维平行的方向进行扩散，扩散张量的主特征向量的方向就是水分子纵向扩散的方向。该算法根据扩散张量的主特征向量的方向进行纤维跟踪，从而得到纤维束的轨迹。从指定的 ROI 开始，在连续的坐标系中沿着主特征向量的方向追踪就可以得到连续的纤维束轨迹。矢量表示张量局部扩散的主方向，纤维束的轨迹一直持续到当前指定坐标位置，下一个位置的连接是纤维束方向的变化。用 R 和 C 进行量化：

$$C=|\boldsymbol{u}_L\cdot\boldsymbol{u}_{L-1}| \tag{4.2}$$

$$R=\sum_i^s\sum_j^s abs(\boldsymbol{u}_i\cdot\boldsymbol{u}_j)/S(S-1) \tag{4.3}$$

$$\boldsymbol{u}_i=FA_i\cdot\boldsymbol{u}_L \tag{4.4}$$

其中，矢量 $\boldsymbol{u}_L$ 是当前坐标系中的单位矢量；$\boldsymbol{u}_{L-1}$ 是前一个纤维体素的单位矢量；S 是邻域内体素的数量；u_i 是根据局部的 FA 值缩放单位矢量得到的一个矢量，沿着主特征向量的方向。R 用于判断局部连接性。C 用于判断过渡平滑性。C 的阈值越小，纤维的曲率越高。当 FA 的值太小或矢量场方向的变化超出了特定的阈值（就是 R 或 C 小于特定的阈值）纤维束跟踪停止。具体的方法如下：

（1）初始化 $i = 1$，标记体素 X_1 的中心位置为 S_1；

（2）取体素 X_1 的正方向 v_1 作为当前方向 d；

（3）从标记的体素中心 S_i 开始，沿着方向 d 进行纤维束跟踪直到该体素 X_i 的边缘，标记为 S_{i+1}；

（4）若 X_i 是体素的边缘或者 C 与 R 小于其阈值，停止追踪；否则继续执行步骤（5）；

（5）$i = i + 1$，在边界的另一边标记体素 X_i；

（6）在 S_i 处的 v_i 使得体素 X_i 内部 $d = v_i$ 或者是 $d = -v_i$；

（7）返回（3）。

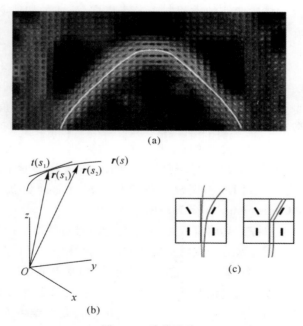

图 4.6　流线追踪

上面的（1）～（7）只跟踪一半感兴趣区域的纤维束。将 v_1 的负方向作为初始化方向 d，重复（3）～（7）就可以完成剩下的纤维跟踪。以图 4.7 为例，以 S_1 为起点，（1）～（7）得到纤维束经过的点为 $S_2, \cdots, S_6$（红色虚线表示）。纤维束轨迹在三维空间中用弧长 s 表示

$$\left.\begin{array}{l} x = x_0 + u_x s \\ y = y_0 + u_y s \\ z = z_0 + u_z s \end{array}\right\} \qquad (4-5)$$

其中,s 为弧长;$\boldsymbol{u} = (u_x, u_y, u_z)$ 为主特征向量;$\boldsymbol{X}_0 = (x_0, y_0, z_0)$ 为起始点坐标,计算得到的 (x, y, z) 表示下一个纤维束点的坐标。

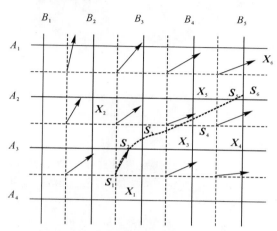

图 4.7　纤维追踪技术(黑色的箭头表示矢量场,红色的路径表示跟踪到的纤维束)[44]

胼胝体部分的流线型纤维束追踪结果如图 4.8 所示。

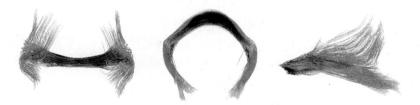

图 4.8　胼胝体部位的纤维束的三视图

在活体解剖中采用流线型追踪非常成功[45],其主要目标是在个体的大脑中分离和勾勒出主要的白质通路(见图 4.9(a))。流线需要通过多个(通常是两个)被特殊定义为已知通路的白质区域(见图 4.9(b))。该技术已经成功地应用于分离和可视化多种不同的白质通路。图 4.9(a)展示了一个成功运用流线追踪技术得到的主要纤维束的三维重建。通过这种技术得到的纤维束的细节效果较好,并且与在白质解剖研究中得到的结果相匹配。在图 4.9(a)中矢向(左)和轴向(右)视图显示了采用流线型的白质通路的三维重建纤维束成像。其主要的区域有放射冠、扣带束、钩束(左)和胼胝体(右)。图 4.9(b)为在脑干中运用流线追踪技术结合解剖学进行路径追踪。限制白质通路,以实现对特定区域的描述(如,皮质脊髓束(红色),内侧丘系交叉(绿色)、锥体(黄色)、大脑脚(青色)和小脑(粉红色)。[46]

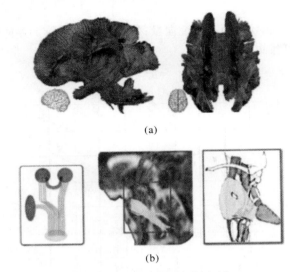

(a)

(b)

图 4.9　白质的虚拟解剖实例

　　通过使用工具在分割中将白质通路分为不同功能部分,活体解剖技术可以在个体大脑中识别无差别的且有解剖学意义上的 ROI。这样的 ROIs 可以用于提供定量测量(如 FA),并可以将不同受试者之间的测量结果做对比。这种方法不仅解决了不同受试者匹配类似区域的对应问题,而且还提供了与相应 ROI 功能相关的其他信号。

　　尽管活体解剖技术已成功运用于分割和主要白质路径的可视化,但是任何追踪过程都会受误差影响。这些误差的产生可以分为以下三类:

　　(1)影像噪声引起的主扩散方向的估计差;

　　(2)建模误差,主要由于白质的微观解剖学结构比可选的模型更加复杂(比如,扩散张量模型不能表示纤维束交叉区域);

　　(3)追踪过程中引入的解析误差。

　　误差随流线积累,因此这些不同的误差源对重建通路具有很大的影响。同时,这些影响也取决于引入误差时所在的白质区域的特殊性。

　　这种误差在灰质和脑脊液中最大。白质中,最大的误差发生在皮质或白质之间的交叉通路,在这里,一个像素中可以存在一个以上的纤维束。白质深处主要通路的重建至关重要,这里误差较小。

4.2.2　概率型纤维示踪

追踪技术依靠的数据和模型容易产生错误,这些错误通过追踪过程传播,可能导致对于脑白质连接的判读错误。概率追踪不是简单的在区域内和沿轨迹的跟踪或停止技术(这种情况下很可能存在错误),而是最终获得一个完整的并且相连的纤维束,但是获得的结果具有不确定性。概率跟踪技术的目的在于,给出模型和数据,就可以确定水分子从种子点扩散通过目标区的最小阻碍路径。

通过这种方式,概率性纤维束成像技术能够跟踪不确定性高的区域,而水分子从种子点扩散通过目标区的追踪过程将被迫停止,从而在相应的不确定区域或者更大的目标区域的解剖位置具有较低的可信度。此外,概率成像技术允许用户量化和比较自由流线从任何一个位置可能到达多个不同目标区域的置信度。相关研究表明,这些结果并非解剖学家想达到的,但可以确定的是概率性纤维束追踪可以做得更完善,并且比确定性方法更灵活[47]。

4.2.2.1　不确定性特征

概率追踪的第一步是在关键测量——纤维取向中,建立一个函数,来表述不确定性特征。这是一个取向分布函数(Orientation Distribution Functions,ODF),描述在真正的纤维取向上的概率分布,可以把这个叫做取向分布函数不确定性。

取向分布函数可以被想象为一个纬度和经度函数的球体表面。在扩散追踪中,有三个重要的 ODF 需要理解和区别,分别是扩散取向分布函数(diffusion ODF,dODF),纤维取向分布函数(fiber ODF,fODF)和不确定性取向分布函数(uncertain ODF,uODF)。

fODF 包含所需有关连接的有生理意义的估算值信息:即纤维从区域 A 离开进入区域 B 的比例。然而由于测量的是水分子扩散,不能够对 fODF 进行直接测量,因此可以转而测量 dODF。dODF 描述了体素的扩散取向结构。实验开始时,经历扩散时间之后它将会从起始位置沿着特定方向开始移动。如果水分子只能沿着纤维的方向移动,则 dODF 应该与 fODF 保持一致。但是,尽管沿纤维方向的扩散是阻力最小的,仍然会有一些明显的沿其他方向扩散的成分,甚至是垂直于纤维主体的方向。这样的结果表明 dODF 的应用范围比 fODF 广泛得多。

与 dODF 和 fODF 不同的是,uODF 不是待测系统的物理性质。相反,它是一个表达概念的函数。在每一种情况下的目标就是要从含噪声的数据中找出有用的信息,当人们想推断纤维方向或从 MRI 数据里获得 dODFs 或 fODFs 时,将会遇到不确定性,因此不能过于相信测量出来的确切方位、概率和纤维比例。

4.2.2.2　追踪中的不确定性传播

1.采样方法

上一节说明了不确定性特征是如何计算与测量局部纤维结构相关联的不确定性。然而,这种不确定性的确认,对追踪提出了一个问题。如果想知道是否有可能通过扩散连接数据区 A 到区 B,不能简单地按照规定的方向,对每个体素,判断是否形成连接两个区域的通路。其原因是对于每个体素,现在有无限个可能遵循的方向(作为正确方向的概率等级不同),因此有无限个可能通过数据的路径(以不同的概率)。因此,为了计算扩散数据从 A 区域连接到 B 区的概率,必须考虑每一个可能的路径及其概率。然后,将每条连接两个区域的路径相关的概率加起来。使用种子点作为前一个样品流的当前位置。采样过程如下,如图 4.10 所示。

从种子点开始并重复以下两个步骤,直到满足一个停止标准:

(1)在种子点上从 uODF 中得到一个样本方向。

(2)沿该方向将种子点移动一个步长距离。

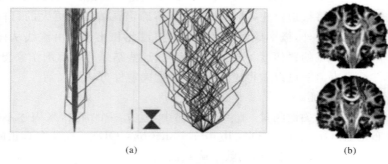

(a)   (b)

图 4.10   概率跟踪技术示意图

追踪过程最终分别生成单个样本的纤维束。通过绘制许多这样的样本,可以构建从区域 A 引导的路径的整个空间概率密度函数(Probability Density Function,PDF)。之后可以通过简单地计算这些穿过每个像素样品或流线脑区域 B 的数目,再除以样品流线的总数,从而通过概率分布获取大脑区域的纤维束。图 4.10(a)表示概率追踪使用的采样和插值过程。红体素具有低不确定性,而蓝体素有很高的不确定性。每个样品流从一个体素的底部开始,然后反复从任何一个体素的 uODF 中采样得到候选取向并分配给最接近的且概率较高的体素(这里的步长取一个体素长度的十分之一)。蓝流线的追踪范围往往会远远超过红流线;图(b)中显示的是皮质脊髓束的概率跟踪结果,追踪采样的流线往往是从 FA 高的区域到 FA 低的区域(追踪方向由橙色箭头指示)。

这个采样策略能整合所有可能路径概率的原因是,它不是单独考虑每一个可能的途径并计算其概率,而是选择采样通道并给予其可能性概率。在整合过程中,其中一个路径获得数据的权值可能是另一个路径中权值的两倍。在抽样法中,对采样通道路径进行两倍采样,从而当样品在最后计数时,也将给予两次权值。

1.概率追踪停止准则

如上所述,确定性的流线型算法要求苛刻的停止条件,通常基于 FA 和本地路径曲率。设置这些苛刻条件的目的是防止流线在不确定性区域进行纤维束的追踪。因此,需要在追踪的时候设置停止条件,防止出现追踪错误。与此相反,概率追踪旨在承认并量化这种不确定性,使跟踪技术可以超越不确定区域取得进展。即使不能沿单一方向向高置信度区域前进,它也可以沿许多不同的方向取得进展。同时,概率算法对噪声鲁棒。使用确定算法,将难以跟踪嘈杂体素,而且它会引起纤维束在无意义路径上的无意义追踪。与此相反,用概率算法,已经采取了错误路线的路径往往会迅速分散,从而给出低概率值。

这两个优点显著减少了概率追踪对停止准则的需要。通常,这种算法的应用没有各向异性的约束,只是一个很宽松的曲率约束来防止采样过程跟踪返回自身,人为地增加概率值。在一个概率算法中停止样本流最可能的原因是,它已经到达了大脑的边缘。

2. 前部演化方法

前部演化过程通过以下方式来实现:将前部追踪过程中的一点设为当前状态,即在封闭区域到达指定区域,重复以下步骤:

(1)更新所有相邻点到前部的指定区域,包括内部最邻近的区域。

(2)选择包含前点的最小相邻区域,包括它前面的区域。

开始时,前部仅包含起始点(或区域)的到达区域。通过追踪路径,前部开始到达没有其他点在内的区域,最后充满整个空间。到达区域的追踪路径是最短路径,最短路径很容易从任何构造在地图上的点中得到:它们只遵循到达的时间梯度,并且会自动从任何点回到起始区域。通过这种方式,人们可以在大脑中构建来自大脑任何点到大脑中的任何其他点的"最好路径"。

实际上,除了高曲率纤维束通道的情况外,在大部分轨迹中,纤维束计算的这种方式确实对准了最大扩散方向。使用全局标准计算连接的另一个重要的意义是,它对局部结果较不敏感,例如那些引入的噪声或建模误差。只要纤维束沿其余轨迹是最优的,局部错误影响不大。

最后,在合适的假设下,最大的综合扩散路径接近最大概率的路径,可以利用概率集成像来计算。

4.2.2.3　概率的解释

纤维在连接分布区域的空间上是连续的,但由于水分子运动的不确定性,纤维方向也具有不确定性,但它服从种子点连接的空间概率分布。空间 PDF 实际上能够确定最可能的单个连接位置的置信度。某些局部估计的不确定性很可能是由于空间体素的影响,如体素中纤维方向的扩展,因此,从种子点出发,大脑纤维连接可能是以空间 PDF 的方式扩散的。然而,尽管在每个模型中体素的离散概率扩散方向只包括离散的纤维方向(如扩散的主方向),而不是一个纤维分布(fODF)的完全表示,空间 PDF 显然是在一个单一的路径上。

由于分级或者分散对最后的纤维束概率值会产生一定影响,所以还应计算获得的空间 PDF。概率追踪的最后阶段只计算穿过每个区域(一般是体素)的流线数,因此,需要把一个连续的 PDF 转换成离散的概率。然而,所得到的概率值显然取决于如何选择离散化分布。

这里,体素的值指从种子点沿主流线通过特定体素的概率。因此该值可以清楚地反映流线可能路径的信息,但同时它也反映了一个事实,就是纤维束的追踪与成像可以在一个可以任意选择的区域进行。如果加倍成像像素的密度,其他路径将以两倍概率通过每个像素。因此,概率的大小从这种方法上是很难解释的。

4.2.3 扩散示踪的未来发展

扩散示踪是一个很有前景、发展迅速的领域。新的算法和技术的应用,使示踪技术解决方案更加准确和灵活。在进一步的研究中,如下三个领域将会显著影响纤维束成像算法和它们的应用。

4.2.3.1 全局示踪

全局示踪意味着推断路径需要全局属性,即拥有沿整个束的信息属性。上文介绍的前部演化方法就是全局示踪的一个例子,路径被要求尽量减少扩散沿路径集成。

另一种类型的全局示踪方法是贝叶斯方法,包括两个步骤:①计算纤维方向的局部估计,②通过体素传播局部的信息来获得大脑位置连接的估计。贝叶斯示踪方法使用一个生成模型的概念作为本地信息。生成模型做出有关参数和噪声分布的假设,并允许有一个对所有参数和不确定性的估计。由于示踪的目标是估计脑区之间的连接,因此生成模型中自然就包括连接模型。示踪在这样的情况下是一个单步的过程,可以同时推断局部的方向和连接。生成模型中路径的明确表示,意味着数据不仅通过局部参数(如方位)产生,也通过由连接表示的新的全局参数[47]产生。

这种全局示踪的概率性方法可以从四个方面来分析:

1. 局部参数空间先验

贝叶斯统计要求事先指定模型参数的置信度。之前在影像学上一个利用置信度的方法是"空间先验(place priori)",它可以被用于建模从而进一步得出邻近像素之间的依赖关系,例如,空间平滑的参数估计。在全局概率跟踪技术上使用的模型可被视为空间先验的一种特殊情况。两个大脑区域之间的全局连接充当着连接体素的局部纤维取向上的空间先验。更重要的是,体素的子集空间的先验行为也是从这一数据推断的。换句话说,连接是同时在局部范围(像素)以及全局范围内进行的。事实上,全局连接用于充当空间先验意味着距离较远的两个像素将共享一个分层先验信息,可以提高纤维取向局部估计的鲁棒性。

2. 全局概率示踪

非全局示踪方法的不足是没有利用整体结构的知识来改善连接的局部参数。随着跟踪的进行,局部误差加重,局部模型的任何错误对全局结果都会起到显著影响(如连接推断)。使用全局示踪模型,其效果是误差不会沿路径加剧。相反,因为它同时考虑来自整个路径的信息,使得一个路径不太可能因为单一的测量错误而被转移。

3. 作为示踪约束

在全局示踪技术中,全局信息包括假设两个区域 A 和 B 是连接的。这种假设可以被看作是示踪过程的一个约束,只产生满足此约束的连接估计:连接 A 到 B。Jbabdi 等人[48]的研究结果表明执行这种约束将调节示踪过程,即使没有给出终止点的精确位置。实际上,从数据中也可以推断出来,在该约束下结果一定是被囊括在终止区 A 和 B 中。该方法可以执行以连接为基础的分割。

4. 作为一个生成模型

最后,要注意包括连接的生成模型,其中间结果很重要。正如任何概率示踪,它允许对连接的不确定性进行估计,如空间 PDF 编码。它也允许测试连接是否存在。使用一个明确的连接参数,可以两次运行该全局示踪,一次在有连接约束的情况下从 A 运行到 B,另一次则没有这种约束。然后使用贝叶斯模型与可以选择数据支持的模型相比较。最后,示踪成像的框架和功能性网络模型共享通用参数[49]。这意味着,今后可以组合建模方法,从而使得网络模型能够预测扩散和功能数据。

4.2.3.2　使用全 fODF

局部扩散信号建模的方法包括用于估计的 fODF 方法[50],以及 fODF 不确定性的方法[51]。对于解剖学家来说,目前扩展跟踪技术的算法就是用 fODF 尝试回答如下问题:纤维从 A 出发,到达 B 处的分布情况是怎么样的? 显然,如果有人能够计算出高置信度的 fODF,假设不存在噪声或建模误差,那么他就能够设计一个示踪算法,来计算这个问题所要求解的参量。事实上,这样的算法将和设计概率示踪的算法一样,使用 uODF 采样得到的结果来给出主连接方向的不确定性。只是从 fODF 中采样局部方向将得到一个估计值,就空间图而言,是从起点到达某个位置的纤维比例。不幸的是,面对真正的数据时噪声和模型误差总是存在的。然而,通过采用概率示踪算法,它将可能导致局部 fODF 估计的不确定性,并使实验者面临一个全新的解剖问题。

示例算法步骤如下:

执行本步骤 N 次:在每个体素上画一个样本 fODF,并使用 fODF 集执行"概率示踪",亦即:

(1)执行本步骤 M 次:在种子点 A 处开始跟踪过程并重复以下两个步骤,直到满足停止准则;

(2)从样本 fODF 中获取一个最适当的样本方向;

(3)跟踪过程沿着该方向向前移动 s 距离。

对每个 fODF 样本,计算到达每个体素的流线数目,这样才有可能在每个体素建立一个关于从 A 穿过该体素的纤维束比例的分布。

这种测量可对示踪测量概率以及提出问题的灵活性有一个解释。例如,基于所有示踪算法里固有的假设,实验者将能够提出有意义的解剖学问题,如"5% 以上纤维从种子区域 A 到达目标区域 B 的概率是什么",而不是被限制在询问区域 B 在主路径的概率。

4.2.3.3　结合量化模型示踪

结合 MR 示踪成像,这类模型对示踪成像结果的可解读性和鲁棒性将有重要的影响。

首先,通过两个 fODF,不仅可以量化从 A 点出发在 B 点结束的轴突比例,还可以知道有关这些轴突直径的比例。示踪结果的特异性也可能从微观结构模型提供的额外信息里获得，例如，当进入一个复杂结构区域时，目前的示踪方法无法从接触纤维中区分交叉纤维。微结构特征的解释可能有助于解决这种歧义，因为人们假设，轴突直径是恒定的，或者至少是沿纤维束平缓变化。这种说法也可以完全相反。因为估计微观结构需要高质量数据，这很难在人体内获得，示踪技术可以在局部参数估计上提供有用的空间约束，也许能再次做出这些参数不变或变化平稳的假设。

参 考 文 献

[1] Bear M F, Connors B W, Paradiso M A . Exploring the Brain, 3rd edition[M]. Philadelphia: Lippincott Williams & Wilkins. Neuroscience,2007.

[2] Filley C M. The Behavioral Neurology of White Matter[J]. Neurology,2001,50(6) 1535－1540.

[3] Siegelbaum S A, Hudspeth A J. Principles of Neural Science,4th edition[M]. New York:McGraw Hill,2000.

[4] Nicholls J G, Martin A R, Wallace B G, et al. From Neuron to Brain[M]. Fifth edition. Sunderland, MA: Sinauer Associates,2001.

[5] Ritchie J M. On the Relation between Fibre Diameter and Conduction Velocity in Myelinated Nerve Fibres[J]. Proceedings of the Royal Society of London B:Biological Science,1982,217(1206):29－35.

[6] Kuroiwa T, Yamada I, Katsumata N, et al. Ex Vivo Measurement of Brain Tissue Viscoelasticity in Postischemic Brain Edema[M]. Brain Edema XIII, Springer Vienna, 2006,254－257.

[7] Mellergard P, Bengtsson F, Smith M L,et al. Time Course of Early Brain Edema Following Reversible Forebrain Ischemia in Rats[J]. Stroke,1989,20(1):1565－1570.

[8] Assaf Y, Pasternak O. Diffusion Tensor Imaging (DTI)－based White Matter Mapping in Brain Research: a Review [J]. Journal of molecular neuroscience, 2008, 34 (1):51－61.

[9] Budde M D, Kim J H, Liang H F,et al. Toward Accurate Diagnosis of White Matter Pathology Using Diffusion Tensor Imaging[J]. Magnetic Resonance in Medicine,2007, 57(4):688－695.

[10] Filley C M. White Matter and Behavioral Neurology[J]. Annals of the New York Academy of Science,2005,1064(1):162－183.

[11] Horsfield M A, Jones D K. Applications of Diffusion-weighted and Diffusion Tensor MRI to White Matter Diseases － a Review[J]. NMR in Biomedicine,2002,15(7－8):

570 – 577.

[12] Kim M J, Provenzale J M, Law M. Magnetic Resonance and Diffusion Tensor Imaging in Pediatric White Matter Diseases[J]. Topics in Magnetic Resonance Imaging,2006,17(4):265 – 274.

[13] Wozniak J R, Lim K O. Advances in White Matter Imaging: a Review of in Vivo Magnetic Resonance Methodologies and Their Applicability to the Study of Development and Aging[J]. Neuroscience & Biobehavioral Reviews,,2006,30(6): 762 – 774.

[14] Beaulieu C, Allen P S. Determinants of Anisotropic Water Diffusion in Nerves[J]. Magnetic Resonance in Medicine,1994,31(4):394 – 400.

[15] Benveniste H, Hedlund L W, Johnson G A. Mechanism of Detection of Acute Cerebral Ischemia in Rats by Diffusion-weighted Magnetic Resonance Microscopy[J]. Stroke,1992,23(5):746 – 754.

[16] Basser P J. Inferring Microstructural Features and the Physiological State of Tissues from Diffusion-weighted Images[J]. NMR in Biomedicine,1995,8(7):333 – 344.

[17] Basser P J, Mattiello J, LeBihan D. MR Diffusion Tensor Spectroscopy and Imaging [J]. Biophysical Journal,1994,66(1):259 – 267.

[18] Chenevert T L, Brunberg J A, Pipe J G. Anisotropic Diffusion in Human White Matter: Demonstration with MR Techniques in Vivo[J]. Radiology, 1990, 177 (2):401 – 405.

[19] Alexander A L, Hasan K M, Lazar M,et al. Analysis of Partial Volume Effects in Diffusion-tensor MRI[J]. Magnetic Resonance in Medicine,2001,45(5):770 – 780.

[20] Papadakis N G, Martin K M, Mustafa M H,et al. Study of the Effect of CSF Suppression on White Matter Diffusion Anisotropy Mapping of Healthy Human Brain [J]. Magnetic Resonance in Medicine,2002,48(2):394 – 398.

[21] Shimony J S, McKinstry R C, Akbudak E,et al. Quantitative Diffusion-tensor Anisotropy Brain MR Imaging: Normative Human Data and Anatomic Analysis[J]. Radiology,1999,212(3):770 – 784.

[22] Pierpaoli C, Jezzard P, Basser P J,et al. Diffusion Tensor MR Imaging of the Human Brain[J]. Radiology,1996,201(3):637 – 648.

[23] Tuch D S, Reese T G, Wiegell M R,et al. High Angular Resolution Diffusion Imaging Reveals Intravoxel White Matter Fiber Heterogeneity[J]. Magnetic Resonance in Medicine,2002,48(4):577 – 582.

[24] Wiegell M R, Larsson H B, Wedeen V J. Fiber Crossing in Human Brain Depicted with Diffusion Tensor MR Imaging[J]. Radiology,2000,217(3):897 – 903.

[25] Assaf Y, Basser P J. Composite Hindered and Restricted Model of Diffusion (CHARMED) MR Imaging of the Human Brain [J]. Neuroimage, 2005, 27 (1):48-58.

[26] Assaf Y, Cohen Y. Non-mono-exponential Attenuation of Water and N-acetyl Aspartate Signals due to Diffusion in Brain Tissue [J]. Journal of Magnetic Resonance,1998,131(1):69-85.

[27] Cohen Y, Assaf Y. High b-value q-space Analyzed Diffusion Weighted MRS and MRI in Neuronal Tissues - a Technical Review[J]. NMR in Biomedicine,2002,15(7-8): 516-542.

[28] Mulkern R V, Gudbjartsson H, Westin C F, et al. Multi-component Apparent Diffusion Coefficients in Human Brain[J]. NMR in Biomedicine,1999,12:51-62.

[29] Niendorf T, Dijkhuizen R M, Norris D G, et al. Biexponential Diffusion Attenuation in Various States of Brain Tissue:Implications for Diffusion - weighted Imaging[J]. Magnetic Resonance in Medicine,1996,36(6):847-857.

[30] Stanisz G J, Szafer A, Wright G A, et al. An Analytical Model of Restricted Diffusion in Bovine Optic Nerve[J]. Magnetic Resonance in Medicine,1997,37(1): 103-111.

[31] Peled S, Cory D G, Raymond S A, et al. Water Diffusion, T(2), and Compartmentation in Frog Sciatic Nerve[J]. Magnetic Resonance in Medicine,1999, 42(5):911-918.

[32] Callaghan P T. Principles of Nuclear Magnetic Resonance Microscopy[M]. Oxford: Clarendon Press,1991.

[33] Callaghan P T, Coy A, Macgowan D, et al. Diffraction-like Effects in NMR Diffusion Studies of Fluids in Porous Solids[J]. Nature,1991,351(6326):467-469.

[34] Assaf Y, Freidlin R Z, Rohde G K, et al. New Modeling and Experimental Framework to Characterize Hindered and Restricted Water Diffusion in Brain White Matter[J]. Magnetic Resonance in Medicine,2004,52(5):965-978.

[35] Codd S L, Callaghan P T. Spin Echo Analysis of Restricted Diffusion under Generalized Gradient Waveforms:Planar,Cylindrical, and Spherical Pores with Wall Relaxivity[J]. Journal of Magnetic Resonance,1999,137(2):358-372.

[36] Neuman C H. Spin-echo of Spins Diffusing in a Bounded Medium[J]. The Journal of Chemical Physics,1974,60(11):4508-4511.

[37] Van Gelderen P, DesPres D, Van Zijl P C, et al. Evaluation of Restricted Diffusion in Cylinders. Phosphocreatine in Rabbit Leg Muscle[J]. Journal of Magnetic Resonance Series B,1994,103(3):255-260.

[38] Wedeen V J, Hagmann P, Tseng W Y I, et al. Mapping Complex Tissue Architecture with Diffusion Spectrum Magnetic Resonance Imaging [J]. Magnetic Resonance in Medicine , 2005, 54(6): 1377 – 1386.

[39] Avram L, Assaf Y, Cohen Y. The Effect of Rotational Angle and Experimental Parameters on the Diffraction Patterns and Microstructural Information Obtained from q-space Diffusion NMR: Implication for Diffusion in White Matter Fibers [J]. Journal of Magnetic Resonance, 2004, 169(1): 30 – 38.

[40] Bar – Shir A, Cohen Y. The Effect of the Rotational Angle on MR Diffusion Indices in Nerves: is the Rms Displacement of the Slow-diffusing Component a Good Measure of Fiber Prientation? [J]. Journal of Magnetic Resonance, 2008, 190(1): 33 – 42.

[41] Basser P J, Pajevic S, Pierpaoli C, et al. In Vivo Fiber Tractography Using DT-MRI Data [J]. Magnetic Resonance in Medicine, 2000, 44(4): 625 – 632.

[42] 潘君. 基于统计模型的 DTI 神经纤维追踪算法研究 [D]. 哈尔滨: 哈尔滨工业大学, 2012.

[43] Mori S, Crain B J, Chacko V P, et al. Three-dimensional Tracking of Axonal Projections in the Brain by Magnetic Resonance Imaging [J]. Annals of Neurology, 1999, 45(2): 265 – 269.

[44] Rueckert D, Sonoda L I, Hayes C, et al. Nonrigid Registration Using Free-form Deformation: Application to Breast MR Images [J]. IEEE Transactions on Medical Imaging, 1999, 18(8): 712 – 721.

[45] Jbabdi S, Behrens T E J, Smith S M. Crossing Fibres in Tract-based Spatial Statistics [J]. Neuroimage, 2010, 49(1), 249 – 256.

[46] Stieltjes B, Kaufmann W E, VanZijl P C, et al. Diffusion Tensor Imaging and Axonal Tracking in the Human Brainstem [J]. Neuroimage, 2001, 14(3): 723 – 735.

[47] 刘东阳. 基于纤维束的 DTI 配准评价算法研究 [D]. 西安: 西北工业大学, 2016.

[48] Jbabdi S, Woolrich M W, Andersson J L, et al. A Bayesian Framework for Global Tractography [J]. Neuroimage, 2007, 37(1): 116 – 129.

[49] Friston K J, Harrison L, Penny W. Dynamic Causal Modelling [J]. Neuroimage, 2003, 19(4): 1273 – 1302.

[50] Tournier J D, Calamante F, Connelly A. Robust Determination of the Fibre Orientation Distribution in Diffusion MRI: Non-negativity Constrained Super-resolved Spherical Deconvolution [J]. Neuroimage, 2007, 35(4): 1459 – 1472.

[51] Kaden E, Knosche TR, Anwander A. Parametric Spherical Deconvolution: Inferring Anatomical Connectivity using Diffusion MR Imaging [J]. Neuroimage, 2007, 37(2): 474 – 488.

第 5 章　扩散张量成像图像的配准与分割

5.1　DTI 配准技术

5.1.1　引言

图像配准是图像处理研究领域中的一个典型问题和技术难点,其目的在于比较或融合针对同一对象在不同条件下获取的图像。具体而言,对于一组图像数据集中的两幅图像,通过寻找一种空间变换把一幅图像映射到另一幅图像,使得两图中对应于空间同一位置的点一一对应起来,从而达到信息融合的目的。

图像配准技术在计算机视觉、医学图像处理以及材料力学等许多领域都有广泛的应用。根据具体应用的不同,有的侧重于通过变换结果融合两幅图像,有的侧重于研究变换本身以获得对象的一些力学属性。20 世纪以来,医学成像技术经历了从静态到动态,从形态到功能,从平面到立体的飞速发展。通过配准技术将各种图像结合起来,在同一图像上显示各自的信息,为临床医学诊断提供多数据多信息的图像,具有极其重要的意义。

如前所述,扩散张量图像由一种新颖的 MR 成像技术获得,这种技术被称为扩散张量核磁共振成像(DT-MRI),而用扩散张量图像进行配准的最初原因在于学者们相信,与传统解剖图像相比,它能够更好地定位白质结构。这是因为白质的这些附加特征仅可在扩散张量图像中获得,而无法从标准的解剖图像中获得。

尽管 T_1 加权图像有足够的对比度,可以分离出 3 个脑组织类型(即脑白质、脑灰质和脑脊液),而脑白质部分几乎完全均匀。这就导致仅能通过白质和其他两个脑组织的衔接来验证配准算法的有效性。这种白质配准结果不太令人满意的原因主要有:第一,由于相邻白质结构之间的衔接在这个模态下是看不见的,因此配准不能由图像特征所驱动,进而无法验证;第二,由于白质结构的基本特征——其纤维组织是在细胞水平上,缺少图像,继而基于边界匹配的配准不能保证白质结构的内部组织是正确配准的。

相比之下,已有研究表明,扩散张量图像不仅能从灰质和脑脊液中辨别出白质结构,而且能够根据 FA 值及更重要的"方向"信息区分出不同的白质结构。通过利用这些额外的特征能够辅助解决解剖图像对白质配准提出的挑战。首先,许多相邻的白质束可根据它们的个体特征 FA 值或方向区分彼此。其次,按照每个体素的纤维取向可获得白质的纤维化内部结构。

因此,直接匹配扩散张量图像,配准过程可以使用这样的特征,并且利用它们来改善相邻白质束和束内部的配准。通过上述分析,相信通过使用更为可靠的白质组织特性,能够在配准过程中创造更精确的白质束映射关系。

因此,DTI 配准与普通的医学图像配准相比,具备更好的白质结构对齐能力。在脑疾病变异和白质完整性的临床研究方面具有十分重要的作用,这些研究包括[1]:

(1)DTI 用于不同人群脑白质差异的定量分析和白质纤维的可视化。研究神经纤维的走向及髓鞘的形成过程,进而配准不同的 DTI 图像来研究脑发育,有利于诊断白质病变,分析大脑内部结构,提供脑解剖信息和脑功能障碍病人的病情诊断。

(2)DTI 配准对于计算机辅助诊断、疾病发展的评估及治疗有重要意义。病人和正常人大脑之间存在差异,而 DTI 对白质结构的微观差异非常敏感,通过将不同时期不同模态的图像进行配准来观察脑疾病的发展(如多发性硬化、病变检测、肿瘤研究)以及神经失调的机理性研究等(如神经分裂症,额叶痴呆研究)。

(3)对于非人类的灵长类动物研究具有重要意义。如猕猴 DTI 脑部模板的发展,有利于配准精度的改善和 DTI 空间标准化测试性能的提高;不同年龄猕猴脑域的变化和猕猴胼胝体结构的研究,对于神经解剖学、神经生物学、精神疾病、脑和行为的发展等研究有重要的作用。

扩散张量图像包含了丰富的方向信息,因此对于每一个张量,除了要考虑形状大小外还要考虑其方向特性。DTI 配准时,空间变换施加于张量图像,张量的方向会随之发生变化,即纤维方向发生变化,则解剖结构随之发生变形。为了确保张量的方向和解剖结构保持一致,保留其物理特性,DTI 配准就要考虑张量的方向。对张量图像进行变换,如对张量图像进行旋转,既改变了体素的位置也改变了张量的方向,为了确保扩散张量的方向与纤维结构保持一致,需要对张量的方向进行适度的旋转以保留其物理结构,这种操作称为张量重定向[2]。张量重定向的方法主要包括有限张力(Finite Strain,FS)和主方向保留(Preservation of Principle Directions,PPD)。FS 利用正交分解生成旋转矩阵和变形矩阵,对于小变形忽略其变形矩阵,适用于仿射变换和刚体变换。PPD 则考虑三个特征向量的方向,约束化过程类似于 Schmidt 正交化,适用范围广、精度高,但计算复杂。

随着 DTI 的广泛应用,扩散张量图像配准已成为国内外图像处理与分析领域的研究热点之一。本节主要以标量配准、全张量配准和纤维束配准为主线,介绍近年来提出的扩散张量图像配准方法。对各种方法进行定性比较和总结,重点论述微分同胚配准算法、全张量配准算法以及配准评价准则,最后对 DTI 配准未来的发展方向进行展望。

5.1.2　DTI 配准算法分类及其分析

普通的医学图像配准通过空间变换使两幅图像的对应点达到空间位置和解剖结构上的完全一致,属于标量图像配准,其配准过程本质上是一个多参数的优化问题。与常规图像配准类似,DTI 配准也是一个优化问题,也需满足对应点空间位置和解剖结构上的完全一致,同时也涉及空间变换、邻域插值、优化算法等问题;但不同之处在于 DTI 配准对张量图像整体进行空间变换后,还要对每个体素张量进行空间变换,涉及张量重定向。从 DTI 图像配准的国内外研究现状来看,主要方法可分为标量图像配准、张量图像配准以及纤维束配准[1]。

5.1.2.1　标量图像配准

国内外已出现大量关于标量图像配准的相关研究成果,主要是利用旋转不变测度(Rotation Invariant,RI)将张量图像转化为标量图像(如 FA 图,Trace 图),继而利用标量图像的配准方法进行配准,得到变形场。然后将得到的变形场作用于张量图像,并进行张量重定向。

1.自动图像配准算法

1998 年,R. P. Woods 等人[3]提出了自动图像配准算法(Automated Image Registration Method,AIR)。该算法基于体素灰度进行配准,利用高阶多项式模拟位移场进行非线性变形,但是其方法只对线性变换参数进行了迭代调节,非线性变换的参数不能进行迭代调节,而且得到的非线性变换不可逆。配准流程如图 5.1 所示。

AIR 空间变换包括线性变换和非线性变换,属于非线性配准算法。该算法的空间变换是基于多项式的,即利用高阶多项式模拟位移场的非线性变形,使用最小二乘法(Least - Square Method)计算位移场的高阶多项式系数。其空间变换模型包括:

(1)全局缩放线性模型:有一个单独的全局缩放参数,使得距离和角度保持一致。

(2)9 个参数的"Talairach"线性模型:可以独立缩放参考体素的每一个坐标轴。距离和角度不能保持一致,但是变换前后保持平行。

(3)仿射线性模型:12 个参数,旋转、平移、缩放。距离和角度不能保持一致,但是变换前后保持平行。

(4)二阶非线性模型:利用包含 30 个参数的多项式,由 Reference File(x,y,z)计算 Reslice File(x',y',z')位置。

$$\left.\begin{aligned}
x' &= P_{x0} + P_{x1}x + P_{x2}y + P_{x3}z + P_{x4}x^2 + P_{x5}xy + P_{x6}xz + P_{x7}y^2 + P_{x8}yz + P_{x9}z^2 \\
y' &= P_{y0} + P_{y1}x + P_{y2}y + P_{y3}z + P_{y4}x^2 + P_{y5}xy + P_{y6}xz + P_{y7}y^2 + P_{y8}yz + P_{y9}z^2 \\
z' &= P_{z0} + P_{z1}x + P_{z2}y + P_{z3}z + P_{z4}x^2 + P_{z5}xy + P_{z6}xz + P_{z7}y^2 + P_{z8}yz + P_{z9}z^2
\end{aligned}\right\}$$

$$\text{(5.1)}$$

(5)三、四、五阶非线性模型:同上,对应的参数个数分别为 60,105 和 168。

2.刚性配准

1999 年,C. Studholme 等人[4]提出了基于互信息(Mutual Information,MI)的刚性配准(Rigid)。该算法多用于变形配准的初始化,包含 15 个参数,验证了互信息测度对于图像重叠域的不变特性,并实现了在治疗规划、临床诊断、自动临床图像配准等方面的应用。

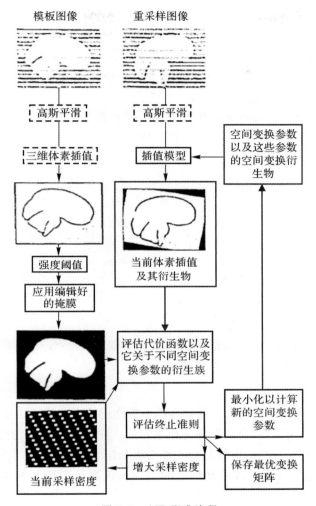

图 5.1　AIR 配准流程

　　刚性配准算法是图像配准算法中最简单的一种,属于线性配准算法,使用刚体变换作为其变换模型。该算法主要用于两图像间平移和旋转变换,且变换前后图像中任意两点之间的距离保持不变。刚性配准一般用于变形配准的初始化,其变换矩阵包含 6 个参数,对于一幅图像中每一点 (x_1,x_2,x_3),在另外一个坐标系下的坐标记为 (y_1,y_2,y_3),其中

$$\left.\begin{aligned}
y_1 &= m_{11}x_1 + m_{12}x_2 + m_{13}x_3 + m_{14} \\
y_2 &= m_{21}x_1 + m_{22}x_2 + m_{23}x_3 + m_{24} \\
y_3 &= m_{31}x_1 + m_{32}x_2 + m_{33}x_3 + m_{34}
\end{aligned}\right\} \tag{5.2}$$

表示为矩阵相乘 $\boldsymbol{y} = \boldsymbol{Mx}$ 形式,即

$$\begin{bmatrix} y_1 \\ y_2 \\ y_3 \\ 1 \end{bmatrix} = \begin{bmatrix} m_{11} & m_{12} & m_{13} & m_{14} \\ m_{21} & m_{22} & m_{23} & m_{24} \\ m_{31} & m_{32} & m_{33} & m_{34} \\ 0 & 0 & 0 & 1 \end{bmatrix} \begin{bmatrix} x_1 \\ x_2 \\ x_3 \\ 1 \end{bmatrix} \tag{5.3}$$

通常变换矩阵 $\boldsymbol{M}$ 可以分解为旋转矩阵 $\boldsymbol{R}$ 和平移矩阵 $\boldsymbol{T}$ 相乘的形式

$$\boldsymbol{M} = \boldsymbol{TR} \tag{5.4}$$

其中

$$\boldsymbol{T} = \begin{bmatrix} 1 & 0 & 0 & q_1 \\ 0 & 1 & 0 & q_2 \\ 0 & 0 & 1 & q_3 \\ 0 & 0 & 0 & 1 \end{bmatrix} \tag{5.5}$$

$$\boldsymbol{R} = \begin{bmatrix} 1 & 0 & 0 & 0 \\ 0 & \cos q_4 & \sin q_4 & 0 \\ 0 & -\sin q_4 & \cos q_4 & 0 \\ 0 & 0 & 0 & 1 \end{bmatrix} \begin{bmatrix} \cos q_5 & 0 & \sin q_5 & 0 \\ 0 & 1 & 0 & 0 \\ -\sin q_5 & 0 & \cos q_5 & 0 \\ 0 & 0 & 0 & 1 \end{bmatrix} \begin{bmatrix} \cos q_6 & \sin q_6 & 0 & 0 \\ -\sin q_6 & \cos q_6 & 0 & 0 \\ 0 & 0 & 1 & 0 \\ 0 & 0 & 0 & 1 \end{bmatrix} \tag{5.6}$$

当配准两幅图像时,需要确定变换矩阵的 6 个参数 $(q_1, \cdots, q_6)$。刚性配准用于形变不是太大的物体,如连续组织切片及序列 MR 图像。

3. 弹性配准

2000 年,D. C. Alexander 等人[5]将多分辨率弹性配准用于扩散张量图像,将非刚性变形和相似性度量融入目标函数,结合变形场进行重定向。在张量重定向的过程中将第一和第二特征值(按大小排列)对应的特征向量与非刚性变形相结合,从而改善了配准精度。但是张量重定向并没有明确优化,因此不满足高精度的要求。该算法采用互相关相似性准则配准由DTI 计算得到的标量图像。

弹性配准主要应用于图像间差异相对较小的配准,而且这些差异对整个图像的联合灰度分布影响很小,局部弹性形变只带来微弱的统计变化。弹性配准算法属于非刚性配准算法。在配准过程中,首先使用一个仿射配准进行初始化,然后通过一个位移矢量,计算高维变形、非刚性变形、相似性度量并与 PPD 相结合改善了配准精度,但其目标函数没有融入重定向,导致配准的精度不高。配准过程类似于对由弹性介质构成的待配准图像进行的变形,直到和标准图像相匹配。变形场被假设为如下形式:

$$E = \lambda \cdot \mathrm{def} - \alpha \cdot \mathrm{sim} \tag{5.7}$$

其中,λ 和 α 分别是用来平衡两种特性影响的权重系数。def 表示变形分量,sim 表示相似性程度。可认为变形场是一组针对图像的分段线性方程,并且在迭代过程中使用有限元法来求能

量方程的最小值,采用归一化互相关作为相似度准则,从而得到连续的多分辨率层次。假设在每个体素 x 处定义一个邻域 $N(x)$,那么两幅图像的归一化互相关可以表示为

$$\frac{\sum_{x_i \in N(x)} I_1(x_i) I_2(x_i)}{\left(\sum_{x_i \in N(x)} I_1(x_i) I_1(x_i) \sum_{x_i \in N(x)} I_2(x_i) I_1(x_i)\right)^{\frac{1}{2}}} \tag{5.8}$$

配准过程中,模板体素在内在力的影响下,相似度沿着梯度方向被认为是理想的弹性变形。变形场是关于图像的线性函数,有限元法用于式(5.8)的最小化。弹性媒介在待配准图像和标准图像相似度的影响下沿梯度的内力方向移动。由于采用归一化互相关作为相似度准则,所以不需要使用基准点或者任何手工标记的点辅助配准过程。

4. B-样条配准

2001 年,J. A. Schnabel 等人[6]提出了多分辨率 B-样条配准(B-spline),利用自由变形(Free-Form Deformation,FFD)的多分辨率优化和多层次 B-样条曲线模拟非均匀分布的控制点,改善了配准精度,减少了运算量。2011 年出版的文献[7]也证明了多分辨率 B-样条配准确实具有较高的几何保真度。

B-样条配准是一种非刚性图像配准算法。基于 B-样条的配准方法假设在待配准图像和标准图像之间能够确定一组对应点或标志点,这些对应点称为控制点。控制点通常是两幅图像中都能识别的解剖点或几何标志。通常情况下,通过优化算法可以求出这些控制点。将待配准图像中的控制点映射到标准图像中,在控制点之间提供一种光滑的位移场变换。B-样条变化可以控制局部变形,改变控制点以使其只影响它附近局部邻域的形状变化。利用自由变形的多分辨率优化和多层次 B-样条曲线模拟非均匀分布的控制点。B-样条变换的目的是构造一个基本的函数 β,以根据控制点的位移值求得任意点的位移值,该函数力争把控制点的相关信息光滑地传播到图像中所有的点。在图像网状结构中产生平滑的控制点,控制点对应的变换参数,表示如下:

$$T(x, y, z) = T_{\text{global}}(x, y, z) + T_{\text{local}}(x, y, z) \tag{5.9}$$

式(5.9)中在每一个体素点处的局部变换由三次 B-样条的张量内积给出。基于非均匀多级 FFD 变形的非刚性配准表示如下:

$$T_{\text{local}}(x, y, z) = \sum_{h=1}^{H} T_{\text{local}}^{h}(x, y, z) \tag{5.10}$$

式中,$T_{\text{local}}^{h}(x, y, z)$ 是关于第 h 级的 B-样条。由最小化目标函数确定最优变换 T。目标函数如下:

$$C = -C_{\text{similarity}}(I_A, T(I_B)) + \lambda C_{\text{deformation}}(T) \tag{5.11}$$

式中,λ 是加权系数,用以确保变换的最大平滑度,利用归一化互信息求得相似性。通过 B-样条利用控制点的运动位移拟合出图像中每个点的运动位移。图像中点的运动位移可以分解为 x 和 y 两个方向,分别求图像中所有的点在 x 方向和 y 方向的运动位移。

基于 B-样条的函数递归公式定义如下:

$$\beta_{i,1} = \begin{cases} 1, & t_i \leqslant x \leqslant t_{i+1} \\ 0, & \text{其他} \end{cases}$$

$$\beta_{i,k} = \frac{(x - t_i)\beta_{i,k-1}(x)}{t_{i+k-1} - t_i} + \frac{(t_{i+k} - x)\beta_{i+1,k-1}(x)}{t_{i+k} - t_{i+1}}, \quad t_{k-1} \leqslant x \leqslant t_{n+1} \tag{5.12}$$

式中,t_i 为节点值;$t_0, t_1, t_2, t_3, \cdots, t_n$ 构成 B-样条的节点矢量。函数起到加权的作用,根据控制点到 (x, y) 的距离来加权 $\beta(x, y)$ 控制对每个点的贡献。B-样条控制点网格的疏密程度决定了变形的自由度,同时也决定了计算的复杂度。大间距的控制点能够模拟全局的非刚性变形,小间距的控制点可以模拟高度的局部变形,但小间距的精细网格计算复杂度较大。

5. 基于灰度的多通道图像配准

2004 年,G. K. Rohde 等人[8] 提出了基于灰度对多通道图像进行仿射和非线性配准。该图像配准的目的是计算一个映射函数 $f: \boldsymbol{x} \to \boldsymbol{x}'$ 变换目标多通道图像 $T = \{T_1(\boldsymbol{x}), \cdots, T_M(\boldsymbol{x})\}$ 的空间坐标 $\boldsymbol{x}$ 到源图像 $S = \{S_1(\boldsymbol{x}), \cdots, S_N(\boldsymbol{x})\}$ 的空间坐标 $\boldsymbol{x}$。在数学上,图像配准可以表示为

$$\max_f I(S(f(\boldsymbol{x})), T(\boldsymbol{x}), f) \tag{5.13}$$

I 表示相似性度量。

$$I(S, T) = \frac{1}{2} \lg \left(\frac{|\boldsymbol{\Sigma}_s| |\boldsymbol{\Sigma}_T|}{|\boldsymbol{\Sigma}|} \right) \tag{5.14}$$

$|\boldsymbol{\Sigma}|$ 是多元随机变量 T 和 S 的联合协方差的矩阵行列式

$$|\boldsymbol{\Sigma}| = \begin{vmatrix} \boldsymbol{\Sigma}_S & \boldsymbol{\Sigma}_{ST} \\ \boldsymbol{\Sigma}_{ST}^{\mathrm{T}} & \boldsymbol{\Sigma}_S \end{vmatrix} \tag{5.15}$$

式(5.15)是正态分布的多元随机变量 T 和 S 的多元互信息。采用自适应算法来构建和优化空间变化 $f(\boldsymbol{x})$。非线性变换有如下形式:

$$f(\boldsymbol{x}) = \boldsymbol{A}\boldsymbol{x} + \boldsymbol{t} + \sum_{i=1}^{P} c_i \varphi_i(\boldsymbol{x}) \tag{5.16}$$

式中,$\boldsymbol{A}$ 是包含了 12 个参数的仿射变换矩阵;$\boldsymbol{t}$ 是一个 3D 平移向量;c_i 是径向基函数 φ_i 的系数。在多分辨率的基础上,采用梯度上升方法进行优化。如果局部旋转 $\boldsymbol{R}$ 在扩散张量 $\boldsymbol{D}$ 存在的情况下被应用到图像坐标,那个坐标下的扩散张量需要通过 $\boldsymbol{R}\boldsymbol{D}\boldsymbol{R}^{\mathrm{T}}$ 进行旋转。为了从一个局部雅克比矩阵 $\boldsymbol{J}$ 中提取局部旋转矩阵,采用有限应变方法,其公式表示为

$$\boldsymbol{R} = (\boldsymbol{J}\boldsymbol{J}^{\mathrm{T}})^{\frac{1}{2}} \boldsymbol{J} \tag{5.17}$$

张量重新调整理论上应该贯穿整个配准过程,为了节省时间,一般在仿射配准和非线性配准结束后进行张量重定向。G. K. Rohde 等人[8] 假设,配准后两幅图中大部分对齐结构有着相似的取向。该文献测试了两通道的图像,第一个通道是张量的迹图像,另一通道是 RA 图像。该算法在仿射和非线性配准之后采用 FS 策略进行张量重定向,节省了时间但是精度

较低。

6. 基于特征的扩散张量配准

2004 年，R. Verma 等人[9]提出了基于特征的扩散张量图像配准算法。该方法是基于 FA 的，其中，利用主成分分析法（Principal Components analysis，PCA）分析主特征向量并选择第一个分量作为主方向。沿着体素附近的张量主方向，基于多尺度和频率评价 Gabor 滤波器，然后通过三维 Gabor 滤波器计算得到 Gabor 特性。与图像亮度或者图像边缘这些比较简单的测量方法相比，该方法能够根据 Gabor 主特征向量，将上述方法无法处理的区域较为容易地区分开。选用 Gabor 滤波来构建特征架构有以下几个原因：①DTI 图像通过扩散张量来表明每一个体素上的水分子的扩散率，具有很强的方向性，正好能够被 Gabor 滤波器很好地描述；②每一个 Gabor 滤波器中都包含有一个高斯部分，能够很好地帮助平滑每一个体素周围的 DTI 数据；③通过适当的设计，一个 Gabor 滤波器组包含有针对不同标量的 Gabor 滤波器，能够更好地帮助人们理解体素之间对于不同标量的相似性。并且它还能够为计算两组 DTI 数据中体素的对应提供一种种类分层的设计方法。

7. 仿射配准

2005 年，A. Leemans[10]等人提出了基于多通道的仿射配准技术（Affine），采用互信息（Mutual Information）作为相似性准则。仿射配准算法一般用于非线性配准算法的初始化。

该算法利用互信息作为相似性准则，是一种线性配准算法，用于大多数非线性变形配准算法的初始化。一般涉及的空间变换包括平移、旋转、缩放、裁剪。涉及的变换矩阵类似于刚性配准中的变换矩阵。仿射配准使用仿射变换配准两幅图像。对于标量图像，

$$\Phi = \arg \max_{\phi} MI[\phi(S), R] \tag{5.18}$$

式中，ϕ 表示仿射变换；R 表示标准图像；S 是待配准图像。对于 DTI，使用 k 通道变换

$$\Phi_k = \arg \max_{\phi} MI[\phi(S_k), R_k], \quad k = 0, \cdots, K \tag{5.19}$$

式中，S_k 和 R_k 表示待配准图像和标准图像；k 表示 DWI 的数量。通过式（5.19）加权一系列 Φ_k 计算得到最终的仿射变换 Φ，对应 Φ_k 的 MI 值作为加权因子，即

$$\Phi = \frac{1}{\Omega} \sum_{k=0}^{K} w_k \Phi_k \tag{5.20}$$

式中，$w_k = MI[\Phi_k(S_k), R_k]$，$\Omega = \sum_{k=0}^{K} w_k$。

8. 基于 SSD 的 B-样条配准

2007 年，J. L. R. Andersson 等人[11]提出了基于差平方和（Sum - of - Squared Differences，SSD）的 B-样条配准（B - spline Registration Algorithm Based on Sum - of - Squared Differences），因其可用 FSL 软件实现，故也称 FSL 配准算法。它类似于 B-样条配准算法，不同之处在于，FSL 配准算法通过变形场的组合实现空间变换，根据膜的能量对变形

场进行规则化,避免了局部极小值。这里主要阐述 FSL 软件中的 FMRIB 工具包中的 FNIRT 算法,主要用于小变形场的非线性配准。基函数主要是离散余弦变换或规则化网格的三次 B-样条。场的规则化是基于膜的能量,用多尺度 Levenberg – Marquardt 最小化方法进行优化。非线性配准的坐标变换的一般表达式为

$$
\begin{bmatrix} x' \\ y' \\ z' \\ 1 \end{bmatrix} = \boldsymbol{M} \begin{bmatrix} x \\ y \\ z \\ 1 \end{bmatrix} + \begin{bmatrix} d_x(x,y,z) \\ d_y(x,y,z) \\ d_z(x,y,z) \\ 1 \end{bmatrix} \tag{5.21}
$$

式中,$\boldsymbol{M}$ 表示一个仿射变换矩阵,包含了体素的大小、位置等不同信息。$d_i(x,y,z)$ 是变形场,表示了每一个采样点 (x,y,z) 对应于 i 方向的位移。假设在正方形网格中的插值函数为 $g(i,j,k)$,通过式(5.21)可以得到变换后的 $g(x',y',z')$。认为 g 在 (x,y,z) 点处的值由 $\boldsymbol{M}$ 及 $d_i(x,y,z)$ 共同得到。对于位移场,采用函数模拟,然后对函数的参数进行计算。变换后的插值为

$$
g(x',y',z') = g_{xyz}(W) \tag{5.22}
$$

梯度为

$$
\boldsymbol{\nabla} g_{xyz}(W) = \left[\frac{\partial g_{xyz}}{\partial x} \bigg|_w \quad \frac{\partial g_{xyz}}{\partial y} \bigg|_w \quad \frac{\partial g_{xyz}}{\partial z} \bigg|_w \right] \tag{5.23}
$$

其中,$\dfrac{\partial g_{xyz}}{\partial x}\bigg|_w$ 表示 g 在 (x,y,z) 点处沿 x 轴的变化率。过程中用函数／内核执行插值和计算相应的偏导数。假设 $w_i^{(x)}$ 是第 l_{mn} 样条在 x-位移矢量场 d_x 的参数,可以将 g 的偏导数定义为

$$
\frac{\partial g_{xyz}}{\partial w_i^{(X)}} \bigg|_w = \frac{\partial g_{xyz}}{\partial x} \bigg|_w \boldsymbol{B}_{lmn}(x,y,z) \tag{5.24}
$$

式中,下标 w 表示在参数空间点 w 处计算。式(5.24)中涉及的 $\boldsymbol{B}_{lmn}$ 和矢量定义如下:

$$
\boldsymbol{B}_{lmn} = \begin{bmatrix} B_{lmn}(1,1,1) \\ B_{lmn}(2,1,1) \\ \cdots \\ B_{lmn}(x,y,z) \end{bmatrix} \tag{5.25}
$$

$$
\frac{\partial g_x}{\partial x} \bigg|_w = \begin{bmatrix} \dfrac{\partial g_{111}}{\partial x} \bigg|_w \\ \dfrac{\partial g_{211}}{\partial x} \bigg|_w \\ \cdots \\ \dfrac{\partial g_{xyz}}{\partial x} \bigg|_w \end{bmatrix} \tag{5.26}
$$

FSL 的非线性配准利用差的二次方和求解变形场的参数,目标函数为

$$O(w) = \frac{1}{XYZ} \sum_{z=1}^{Z} \sum_{y=1}^{Y} \sum_{x=1}^{X} (g_{xyz}(w) - f_{xyz})^2 \qquad (5.27)$$

式中,f 为目标图像;g 是待配准图像。在 w 参数空间采用梯度方法(Hessian)计算目标函数 O 的最小值,目标函数 O 的梯度为

$$\boldsymbol{\nabla} O(w) = \left[\frac{\partial O}{\partial w_1} \bigg|_w \quad \frac{\partial O}{\partial w_2} \bigg|_w \quad \cdots \quad \frac{\partial O}{\partial w_{3LMN}} \bigg|_w \right]^{\mathrm{T}} \qquad (5.28)$$

式中,下标 w 表明在该点的参数空间中计算偏导数。

9. 基于多项式的扩散张量配准

2013 年,Y. Wang 等人[12] 提出利用多项式配准扩散张量图像。其变形配准和仿射配准是基于二次多项式模型,变形配准和多局部仿射配准相结合。先将图像归一化处理,进行二次多项式展开,就是对图像的每个像素用一个二次多项式逼近,逼近多项式的系数用加权最小二乘法基于逼近像素的邻域求出,在像素 $\boldsymbol{x}$ 处,将可变图像和目标图像展开为一次多项式

$$f_{\text{fixed}}(\boldsymbol{x}) = \boldsymbol{x}^{\mathrm{T}} \boldsymbol{A}_f \boldsymbol{x} + \boldsymbol{b}_f^{\mathrm{T}} \boldsymbol{x} + c_f \qquad (5.29)$$

假设目标图像 f_{fixed} 和可变图像 f_{moving} 之间的位移场为 $\boldsymbol{d}$,

$$f_{\text{moving}}(\boldsymbol{x}) = f_{\text{fixed}}(\boldsymbol{x} - \boldsymbol{d}) = (\boldsymbol{x} - \boldsymbol{d})^{\mathrm{T}} \boldsymbol{A}_f (\boldsymbol{x} - \boldsymbol{d}) + \boldsymbol{b}_f^{\mathrm{T}} \boldsymbol{x} + c_f =$$
$$\boldsymbol{x}^{\mathrm{T}} \boldsymbol{A}_f \boldsymbol{x} + (\boldsymbol{b}_f - 2\boldsymbol{A}_f \boldsymbol{d})^{\mathrm{T}} \boldsymbol{x} + \boldsymbol{d}^{\mathrm{T}} \boldsymbol{A}_f \boldsymbol{d} - \boldsymbol{b}_f^{\mathrm{T}} \boldsymbol{d} + c_f = \boldsymbol{x}^{\mathrm{T}} \boldsymbol{A}_m \boldsymbol{x} + \boldsymbol{b}_m^{\mathrm{T}} \boldsymbol{x} + c_m \qquad (5.30)$$

式中,$\boldsymbol{A}_f, \boldsymbol{b}_f, c_f$ 为目标图像展开式的二次、一次和常系数;$\boldsymbol{A}_m, \boldsymbol{b}_m, c_m$ 为可变源图像展开式的二次、一次和常系数。

让多项式的两次项、一次项、常数项对应相等得

$$\boldsymbol{A}_m = \boldsymbol{A}_f, \quad \boldsymbol{b}_m = \boldsymbol{b}_f - 2\boldsymbol{A}_f \boldsymbol{d}, \quad c_m = \boldsymbol{d}^{\mathrm{T}} \boldsymbol{A}_f \boldsymbol{d} - \boldsymbol{b}_f^{\mathrm{T}} \boldsymbol{d} + c_f$$

在对位移场 $\boldsymbol{d}$ 的估计中,联合了一次多项式展开的贡献和两次多项式展开的一个限制条件的贡献。仿射配准目标函数为

$$\varepsilon^2 = \sum (\beta_1 \| \boldsymbol{A}(\boldsymbol{x}) \boldsymbol{d}(\boldsymbol{x}) - \Delta \boldsymbol{b}(\boldsymbol{x}) \| + \beta_2 \| \boldsymbol{b}(\boldsymbol{x})^{\mathrm{T}} \boldsymbol{d}(\boldsymbol{x}) - \Delta c(\boldsymbol{x}) \|) \qquad (5.31)$$

其中 $\boldsymbol{A}(\boldsymbol{x}) = (\boldsymbol{A}_f(\boldsymbol{x}) + \boldsymbol{A}_m(\boldsymbol{x}))/2$,$\Delta \boldsymbol{b}(\boldsymbol{x}) = (\boldsymbol{b}_f(\boldsymbol{x}) - \boldsymbol{b}_m(\boldsymbol{x}))/2$;$\boldsymbol{b}(\boldsymbol{x}) = (\boldsymbol{b}_f(\boldsymbol{x}) + \boldsymbol{b}_m(\boldsymbol{x}))/2$;$\Delta c(\boldsymbol{x}) = c_f(\boldsymbol{x}) - c_m(\boldsymbol{x})$;$\beta_1$ 和 β_2 为二次和一次项的加权系数。

仿射配准中,使用位移估计公式对整个图像求得目标函数最小的仿射配准变换,采用迭代和多分辨率的方法求解仿射参数。仿射和变形配准是基于 FA 的,由于基于张量的各向异性特征的配准没有考虑到张量的方向信息,在对张量图像配准后,张量的各向异性特征图像完成配准,张量方向并没有得到矫正。一般在配准之后结合 FS 和 PPD 进行张量重定向。该算法使用一种张量方向的整体矫正方法,它直接考虑仿射变换对整个张量的影响,再计算仿射变换之后的张量的特征向量,继而用这个新的特征向量代表配准之后的张量特征方向。

10. 对称微分同胚配准算法

2008 年,B. B. Avants 等人[13] 提出对称图像标准化算法(Symmetric Image

Normalization,SyN),也称作对称微分同胚配准算法。该算法以互相关法作为相似准则,利用欧拉-拉格朗日方程进行优化,将微分同胚变换分解为两部分,且通过微分同胚映射保证了空间变换的可逆一致性。

微分同胚映射是基于黎曼流形上的二阶张量场来寻找拓扑结构不变、体素一一对应且光滑的空间变换,并结合李群结构(Lie group)[14]来实现相对简单的计算。李群是一种连续群,它的每个元素都可以用一对独立的实参数在欧氏空间的一定区域内表示连续变化,在要求的参数变化区域内,至少在测度不为零的区域内,群元素与参数值之间有一一对应的关系。未应用黎曼流形测度,而直接用欧氏空间度量张量间的差异会引入"张量膨胀效应"[15],且无法保证变换的可逆一致性。微分同胚映射避免了"张量膨胀效应",保证了可逆一致性和光滑性,提高了计算效率和配准精度,节约了时间。

在图像域 Ω 中,设微分同胚变换为 φ,在图像坐标中进行仿射变换,即

$$\varphi(\partial\Omega) = A(Id) \tag{5.32}$$

式中,$A(Id)$ 为仿射变换,微分同胚变换 φ 是一个对称的且随时间变化的速度场

$$\frac{\mathrm{d}\varphi(x,t)}{\mathrm{d}t} = v(\varphi(x,t),t) \tag{5.33}$$

可以通过对时间、平滑速度场积分得到微分同胚变换 φ。该算法的特殊之处在于微分同胚变换 φ 可以分解为两部分:φ_1 和 φ_2,沿测地线,微分同胚变换到中间点,分别用于待配准图像和标准图像。其参数分别为

$$v(x,t) = v_1(x,t) \quad t \in [0,0.5] \tag{5.34}$$

$$u(x,t) = u_1(x,1-t) \quad t \in [0.5,1] \tag{5.35}$$

对应的图集可以通过变换积分得到。其相似性测度为

$$|\varphi_1(x,t)I - \varphi_2(z,1-t)J|^2 \tag{5.36}$$

利用欧拉-拉格朗日方程进行优化。因为从待配准图像到标准图像或从标准图像到待配准进行计算,其路径一样$(I \Leftrightarrow J)$,所以保证了可逆一致性。

$$\varphi_1^{-1}(\varphi_1) = Id \tag{5.37}$$

$$\varphi_2^{-1}(\varphi_2) = Id \tag{5.38}$$

SyN 算法既能处理小变形又能处理大变形。其结果不会因为输入数据阶数的变化而变化,而且通过微分同胚映射保证了其精确可逆的一致性变换。

11. 非参数微分同胚 Demons 配准

2009 年,T. Vercauteren 等人[16]提出了非参数微分同胚 Demons 变形配准算法(Diffeomorphic demons registration algorithm,简称 Demons)。Demons 算法是基于 Thirion's 的非参数微分同胚图像配准算法,属于一种光流模型的高精度配准算法,是基于能

量函数的模型,利用差方和度量待配准图像间的差异。

该算法基于灰度驱动,认为图像的局部特征和麦克斯韦(Maxwell)场相似,采用来源于光流方程的对称力。因此该算法首先假设待配准的两幅图像中物体的灰度相同,即满足光流约束方程。光流约束方程为

$$I(X,t) = I(X + \mathrm{d}X, t + \mathrm{d}t) \tag{5.39}$$

式中,$I(X,t)$ 为图像中 X 点在 t 时刻的灰度,设 $t + \mathrm{d}t$ 时刻,点 X 运动到 $X + \mathrm{d}X$ 点,此时灰度为 $I(X + \mathrm{d}X, t + \mathrm{d}t)$,表明同一点在不同时刻的灰度保持不变。也可以得到速度场为

$$v(X) = -\frac{\frac{\partial I(X,t)}{\partial t}}{\parallel \nabla I(X,t) \parallel^2} \cdot \nabla I(X,t) \tag{5.40}$$

式中,v 表示速度,因为它是连续的两幅图像在一个时间间隔内的位移,在配准问题中,待配准的两幅图像不需要考虑时间因素,因此将其看作位移场。设 F 是标准图像,M 是待配准图像,s 是空间变换或位移场。非参数图像配准是一个优化问题:即找到位移场以使体素对应。通过位移场描述非参数的空间变换,相似性测度采用 SSD

$$\mathrm{Sim}(F, M \circ s) = \frac{1}{2} \parallel F - M \circ s \parallel^2 = \frac{1}{2|\Omega_p|} \sum_{p \in \Omega_p} |F(p) - M(s(p))|^2 \tag{5.41}$$

Ω_p 是标准图像和待配准图像的重叠区域。问题是式(5.41)可能没有解并且不平滑。故引入规则化项(Regularization Term)$\mathrm{Reg}(s)$ 以保证式(5.41)有解且平滑。此时得到的全局能量为

$$E(s) = \frac{1}{\sigma_i^2}\mathrm{Sim}(F, M \circ s) + \frac{1}{\sigma_T^2}\mathrm{Reg}(s) \tag{5.42}$$

式中,σ_i 为噪声强度;σ_T 描述了正则化程度。在求解最小化问题的过程中,引入平滑项(一个非参数空间变换的辅助量 c,以准确实现 s)

$$E(c,s) = \parallel \frac{1}{\sigma_i^2}(F - M \circ c) \parallel + \frac{1}{\sigma_x^2}\mathrm{dist}(s,c)^2 + \frac{1}{\sigma_T^2}\mathrm{Reg}(s) \tag{5.43}$$

$$\mathrm{dist}(s,c) = \parallel c - s \parallel \tag{5.44}$$

$$\mathrm{Reg}(s) = \parallel \nabla s \parallel^2 \tag{5.45}$$

式中,σ_x 为空间不确定性,这里认为是高斯噪声,$\parallel \cdot \parallel$ 为平方和误差,用于度量变形后的待配准图像与标准图像之间的差异。式(5.44)是变形场幅度调节,式(5.45)是变形场的正则化,目的是保持变形场的拓扑连续性。调节分两步进行优化,先优化前两项,同时让 $c = s$,再优化后两项。规则化变形场的解对应的是高斯核。对于小变形,用一个密度位移场 U 描述,在每次迭代过程中都采用 $s \circ (Id + u)$ 进行迭代。其特点是利用 Thirion's Demons 算法[17]对整个微分同胚变换进行优化,通过空间变换与位移场的组合来取代单独的位移场附加项,结合快速卷积从而实现简单高效的计算,并且保证了平滑性,但其最大的缺点在于计算耗时,且实用性

不强。

12. 块匹配配准算法

2000 年，S. Ourselin[18]的文章中提到了块匹配配准算法（Block-Matching Algorithm，简称 Block），该算法属于非线性配准算法。块匹配配准算法可以分为两部分。第一部分是基于块匹配技术从待配准图像和标准图像的特征中确定一个稀疏的位移矢量场，待配准图像被分成很多块，每一块在标准图像中移动相同的位置，利用相似准则在另外一个图像中找到相似度最大的子区域。其次就是根据局部对应关系估计全局变换，用稀疏位移矢量场估计一个 B-样条张量积表示的非线性变换的参数。

13. 其他配准算法

此外还有其他配准方法，如 2008 年，M. C. Chiang 等人[19]基于信息理论提出扩散张量图像的流体配准算法。该算法利用相关概率密度函数的对称 KL-散度（Kullback-Leibler）量化扩散张量间的差异。采用 PPD 方法在流体配准迭代的每一步进行张量重定向，满足微分同胚性和可逆一致性，但平滑性不好，且计算耗时。2005 年，Y. Cao 等人[20]提出矢量场（扩散张量图像的主特征向量）的大变形微分同胚映射（Large Deformation Diffeomorphic Metric Mapping，LDDMM）算法，该算法认为一个体素是一个单位矢量，利用黎曼流形上切空间的矢量场来模拟纤维方向的微分同胚变换，该算法计算难度大而不实用，但它为后期基于微分同胚配准方法的成功奠定了基础。2008 年，T. Vercauteren 等人[21]提出了对称的对数域微分同胚（Log-Demons）配准算法，该算法的原理是利用一个平滑的固定速度场，并基于李群结构（Lie group）对微分同胚变换进行对数域参数化，满足了统计意义上的简单计算，确保了可逆一致性和对称性，在不失微分同胚 Demons 配准算法精度的前提下提高了计算效率，实现了计算机解剖学上的应用。2010 年，A. Sweet 等人[22]将对称和非对称对数域微分同胚配准算法进行了比较，说明了非对称算法可逆一致性较弱，而对称算法由于抓住了变换信息，具备了可逆一致的优势。2013 年，王远军等人[23]提出了基于多项式展开的扩散张量配准，使用多仿射变形配准方法结合张量方向的整体矫正方法，实现了对多幅图像的几何无偏变形配准。2013 年，甄帅等人[24]提出了基于吸引区域搜索的配准方法。其中引入了基于局部特征和轮廓控制的扩散张量插值，并在张量重定向之后加入基于吸引区域的优化搜索实现了张量的配准过程。2013 年，韦芳芳等人[25]提出了融入稀疏表达的薄板样条函数算法（Thin Plate Spline，TPS）对张量数据进性配准。采用稀疏表达的思想，通过二维小波求得部分 2 级小波系数来近似表达，取能量最大的 10 个特征点作为标记点。先求出两组对应点的坐标对应关系，并将其带入 DTI 图像进行 TPS 弹性畸变校正，最后使用双线性插值方法对张量图像进行插值配准。

表 5.1 从计算量、运行时间、平滑性和可逆性等方面对上述不同配准方法进行了归纳。

表 5.1　标量图像配准方法

方法	评价	优点	缺点	空间变换
自动图像配准[3]	SSD	利用高阶多项式进行非线性变形	不可逆,非线性参数不能调节	非刚体变换
刚性配准[4]	NMI	计算简单快速,节省时间	粗配准,不可逆,鲁棒性和精度低	刚体变换
弹性配准[5]	NCC	改善了整体的配准精度,适合于高维变形	平滑性不好,可逆一致性不好,计算复杂	弹性模型
B-样条配准[6]	NMI	时间较短,改善了配准的性能,不需要引入平滑项,较高的保真度	不具有微分同胚性,计算复杂,不适用于低分辨变形	B-样条
基于灰度的多通道图像配准[8]	SSD	多通道	准确性低,配准后进行重定向	非刚体变换
基于特征的扩散张量配准[9]	SSD	基于特征	只考虑主特征向量的方向	非刚体变换
仿射配准[10]	NMI	计算简单,对噪声不敏感,适用于大形变	粗配准,忽略了局部信息	非刚体变换
B-样条配准[11]	SSD	根据膜的能量调节变形场,避免了局部极小值	不具有微分同胚性	B-样条
流体配准[19]	NMI	适合于大的形变,可逆一致性好,适用于低阶水分子扩散	没有明确优化张量重定向,平滑性不好,仅适用各向异性张量配准,计算较为耗时	流体模型
块匹配配准[18]	CC_x	利用多尺度框架改善了迭代块匹配和变换估计以提高鲁棒性和精度	不可逆,边缘平滑性不好	B-样条
LDDMM[20]	SSD	微分同胚,平滑,适用较大的变形	计算难度大,耗时;不实用,可逆一致性不好	光流模型
Log-Demons[21]	SSD	计算简便,快速且微分同胚,平滑,可逆一致性好	参数多计算复杂,耗时;不适用于拓扑结构发生变化的情况	光流模型

续 表

方法	评价	优点	缺点	空间变换
SyN[13]	CC_x	对称微分同胚,平滑,可逆	边缘不光滑,且没有对边缘进行微分同胚变换	光流模型
Demons[16]	SSD	微分同胚,平滑,可逆,计算效率高	计算成本大,耗时,不适用拓扑结构发生变化的情况;不适用高阶	光流模型
基于多项式展开的配准[23]	重叠率	使用 Multi - Affine 变换,速度快,可实现多幅图像无偏配准	配准准确度不足,配准过程中引入较多误差	非刚体变换
基于吸引区域搜索配准[24]	平均重叠率	引入局部特征和轮廓控制插值,提高插值精度	鲁棒性差,插值过程可能引入新的误差	非刚体变换
融入稀疏表达的TPS配准方法[25]	重叠率	基于特征,融入稀疏表达	计算法复杂,耗时	弹性模型

表中,涉及到的 SSD,NMI,CC_x,NCC 如下:

$$SSD = \frac{1}{N} \sum_X (T(X) - F(g(X)))^2 \qquad (5.46)$$

$$NMI = \frac{H(T) + H(F)}{H(T, F)} \qquad (5.47)$$

$$H(T) = - \sum_i p_i \lg p_i \qquad (5.48)$$

$$H(F) = - \sum_j p_j \lg p_j \qquad (5.49)$$

$$H(T, F) = - p_{ij} \lg p_{ij} \qquad (5.50)$$

式中,p_i,p_j,p_{ij} 分别指两个图像的边缘概率密度和联合概率密度;T 和 F 为待配准的两个图像;$\overline{T}$ 和 $\overline{F}$ 分别为相应的均值;N 指的是图像的体素数,g 为空间变形。

$$CC_x = \frac{\sum_x (T(x) - \overline{T})(F(g(x)) - \overline{F})}{\sqrt{\sum_x (T(x) - \overline{T})^2 (F(g(x)) - \overline{F})^2}} \qquad (5.51)$$

$$NCC = \frac{\sum_{x_i \in N(x)} T(x_i) F(x_i)}{\left(\sum_{x_i \in N(x)} T(x_i) T(x_i) \sum_{x_i \in N(x)} F(x_i) F(x_i) \right)^{\frac{1}{2}}} \qquad (5.52)$$

式中,$N(x)$ 为每个体素 x 的一个邻域。

5.1.2.2　张量图像配准

基于张量的配准算法完全是利用 DTI 图像进行配准,在变换过程中对张量进行重定向。其主要困难在于数据的维数高,且空间变换作用于张量图像时,解剖结构易发生变形,而张量图像配准必须确保图像变换前后张量的方向与解剖结构保持一致。

1. 微分同胚变形张量配准

2006 年,H. Zhang 等人[26] 提出了微分同胚变形张量配准(Diffeomorphic Deformable Tensor Registration,因为是使用工具包实现,所以本书简称为DTI－TK)算法,有的文献中将其称为全张量配准算法。该算法是非参数微分同胚变形配准算法,基于张量相似性测度估计变形场。该算法将张量看做一个整体来进行相似性度量,并对张量重定向进行明确优化。不足是计算复杂,只支持参数最少的仿射变换,子图像边界不平滑。DTI－TK 算法可以由基于张量仿射变换和分段仿射算法两步来完成。

基于张量仿射变换的特殊之处在于它将张量重定向结合到目标函数中,使之获得明确的方向优化。将张量看作一个整体进行相似性度量,不需要额外进行张量方向的矫正,改善了配准精度。张量相似性测度为

$$\| \boldsymbol{D}_1 - \boldsymbol{D}_2 \|_D = \sqrt{\frac{8\pi}{15}(\| \boldsymbol{D}_1 - \boldsymbol{D}_2 \|_c^2) - \frac{1}{3}\mathrm{Tr}^2(\boldsymbol{D}_1 - \boldsymbol{D}_2)} \tag{5.53}$$

式中,$\boldsymbol{D}_1$,$\boldsymbol{D}_2$均表示扩散张量;$\mathrm{Tr}(\ )$表示张量的迹。具体是将图像平均划分成 4 个区域并在每个区域内进行仿射变换,仿射变换表示为$(QS)_x + T$,那么某一区域Ω的相似性测度可表示为

$$\phi_1(p) = \int_\Omega \| \boldsymbol{I}_s((QS)_x + T) - Q\boldsymbol{I}_t(x)Q^\mathrm{T} \|^2 \mathrm{d}x \tag{5.54}$$

从式(5.54)可以看出,目标函数结合了明确优化了的张量重定向,采用共轭梯度算法对融入张量重定向的目标函数进行优化。具体来讲,就是把张量重定向的FS策略融入张量度量变换估计的过程中,PPD 法用于受试者变形到标准空间。

针对局部区域,采用分段仿射算法。将标准图像$\boldsymbol{I}_t$细分为等大小的区域Ω_i。Ω_i拥有 6 个相邻的区域,即有 6 个不同的接口。对于模板中的每一个小区域Ω_j,分段仿射变换的目的是找到一个最好的仿射变换F_i,能够在接下来描述的平滑约束条件下与受试者进行最优配准。对区域相交的地方引入平滑项

$$\varphi(p_i, p_j) = \int_{\Omega_1 \cap \Omega_2} \| F_i - F_j \| \mathrm{d}x \tag{5.55}$$

式中,p_i和p_j分别是F_i和F_j的参数。在所有的区域中参考收集到的F_i作为分段仿射变换。因为对于每一个区域的变换都是仿射变换,并且针对某一个区域的平滑是确定的,因此分段仿射变换的平滑只需要应用于区域接口处即可。

2. 精确有限张力微分同胚配准算法

2008 年,B. T. T. Yeo 等人[27] 提出了精确 FS 微分同胚配准算法,原理是把精确的 FS

张量重定向与 Demons 目标函数结合,基于能量函数和固定速度矢量场的指数变换,标量图像的微分同胚 Demons 算法采用一个改进的 demons 目标函数,把重定向矩阵 $\boldsymbol{R}$ 划进变形模块

$$E_c(s) = \| \boldsymbol{\Sigma}[\boldsymbol{F} - \boldsymbol{R}^{\mathrm{T}}(\boldsymbol{M} \circ c)\boldsymbol{R}] \|^2 + \sigma_x^{-2} \mathrm{dist}(s, c) + \sigma_T^{-2} \mathrm{Reg}(s) \tag{5.56}$$

式中,$\boldsymbol{F}$ 是固定的张量图像;$\boldsymbol{M}$ 是运动的张量图像;s 是待优化的空间变换;c 是一个辅助变量;$\| \cdot \|$ 表示固定图像和扭曲的运动图像之间的 EUC – SSD 相似性度量。$\boldsymbol{R}$ 是计算每个体素的旋转矩阵,仅依赖变换 c,$\boldsymbol{\Sigma}$ 是在一个特定体素上定义了可变性的对角矩阵。σ_x 和 σ_T 在目标函数中提供一个权衡作用。在一定的光滑条件下,一个固定的速度场 v 通过指数映射参数化为微分同胚的。一般 $\exp(v)$ 是固定常微分方程 $\partial c/\partial t = v(x)$ 的一次解,$c(0) = Id$,因此 $c(1) = \exp(v)$。缩放和二次方的方法可以在不必精确解出常微分方程的条件下计算出指数。

通过高斯牛顿最小二乘法优化

$$E_s(v) \approx \left\| \begin{bmatrix} \boldsymbol{\Sigma}^{-1}(\boldsymbol{F} - \boldsymbol{R}^{\mathrm{T}}(\boldsymbol{M} \circ s)\boldsymbol{R}) \\ 0 \end{bmatrix} + \begin{bmatrix} D_s^{\varphi^1}(0) \\ \sigma_x^{-1} Id \end{bmatrix} v \right\|^2 \tag{5.57}$$

求解 v 的稀疏线性方程组给高斯牛顿优化法单一的迭代提供了新思路,在分辨率最高的情况下,求解线性方程组大概需要 60 s,该算法计算耗时,虽然结合精确的梯度,可明显改善配准的结果,但未对张量重定向进行优化。

3. 其他张量配准算法

2003 年,H. J. Park 等人[28]提出基于 Demons 算法的多通道 DT – MRI 配准。这一方法使用一个多通道的 Demons 算法在归一化的空间中来估计变形场,这一方法分别定义了每一个体素 x 的位移 $v(x)$,目标图像 T,以及需要在相应空间位置上进行匹配的源图像 S。其最优解可以通过下面这一迭代方程得到:

$$v_{n+1}(x) = G_\sigma \times \left(v_n(x) + \frac{1}{C} \sum_{c=1}^{C} \frac{\widetilde{S}_{cn} - T_c(x)}{\| \nabla \widetilde{S}_{cn} \|^2 + \| \nabla \widetilde{S}_{cn} - T_c(x) \|^2} \nabla \widetilde{S}_{cn} \right) \tag{5.58}$$

其中,$\widetilde{S}_{cn} = S_{cn} \cdot h_n(x)$,。表示了局部张量重定向的组成,并且变形 $h(x)$ 是点现在的位置与其形变之和。该方法还用了高斯滤波器来对位移进行平滑,使之能够逐渐地逼近标准差 σ。其优点在于将张量看成一个整体,利用多种张量特征进行配准,改善了配准质量。但缺点是只对张量方向进行迭代,并未进行优化。因为这一 Demons 方法直接在源图像和目标图像之间进行体素值的配准,所以这一方法的变形结果直接由每一个体素内包含的信息决定。

2009 年,P. T. Yap 等人[29]提出张量图像的变形弹性配准(Tensor Image Morphing for Elastic Registration,TIMER)算法,该算法利用了张量邻域的区域分布和边缘局部的统计信息,实现了高的鲁棒性和配准性能。区域分布即为在扩散张量图像中的每一个点,它的局部张量分布信息可以从它周边的张量通过多尺度集合提取出来。特别地,对于一个已知的张量,能够通过它附近的张量来提取它的张量分部信息。在 TIMER 算法中,边缘信息包含有张量及 FA 的信息。为了更好地提取组织边界,该文章借助于 Canny 边缘提取器来提取扩散张量图

像的边界。Canny 边缘提取器目前被认为是该领域中效果最好的边缘提取器。而对于 FA 图像中的边缘检测,可以依靠不同组织之间的 FA 值的不同来进行提取。

2010 年,P. T. Yap 等人[30]对 TIMER 算法进行了改进,提出了 F - TIMER(Fast Tensor Image Morphing for Elastic Registration)算法,在不降低配准精度的情况下,利用自动检测结构特征和 TPS 方法实现软对齐,提高了配准速度,节约计算成本的同时保证了配准的平滑性和拓扑结构。2010 年,M. Ingalhalikar 等人[31]对微分同胚张量配准算法进行了改进,利用各种张量的特征同时将邻域插值和扩散方向相结合,提高了全张量配准算法的性能,节省了时间。2011 年,Q. Wang 等人[32]通过纤维束和张量进行 DTI 两级配准,也提高了全张量配准的精度。同年,L. Gan 等人[33]将统计参数映射(Statistical Parametric Mapping,SPM)方法延伸到 DTI 配准,利用离散余弦变换从计算复杂度上对全张量配准进行了改进,降低了运行时间。2013 年,王钊等人[34]提出了基于混合相似性测度改进遗传算法的张量配准。通过混合相似性测度充分利用了多种信息,并且改进了遗传优化算法,在提高收敛速度的同时不易于陷入局部极值。

上述方法的对比如表 5.2 所示。

表 5.2　张量图像配准方法

方法	张量度量	评价	优点	缺点
微分同胚配准[26]	$d_1 d_2$	$d_1 d_2$ 重叠率	微分同胚,计算准确,一致可逆	配准区域受限,容易混淆张量重定向,耗时
多通道配准[28]	d_1	d_3 重叠率	无偏,平滑	没有优化张量重定向,耗时,计算量大,不可逆
变形弹性配准[29]	d_2	d_3	鲁棒性高,分辨率高,利用高维张量信息	计算复杂且成本大,不平滑,不能保持拓扑结构
全张量配准[31]	d_1	d_3	明确优化张量重定向,计算快速,改善了配准效果	不能准确优化边界,边缘不平滑,忽略了形变信息
基于混合相似性测度的改进遗传算法配准[34]	混合相似性度量	d_1	使用混合相似性度量,充分利用张量信息;改进遗传算法不易陷入局部极值	耗时长,使用仿射变换,配准准确度不高

其中,

· d_1 为欧氏距离

$$d_1 = \sqrt{\mathrm{Tr}((\boldsymbol{D}_i - \boldsymbol{D}_j)^2)} \qquad (5.59)$$

式中, $\boldsymbol{D}_i$, $\boldsymbol{D}_j$ 均表示扩散张量; $\mathrm{Tr}(\quad)$ 表示张量的迹。

· d_2 为对数欧氏距离

$$d_2 = \sqrt{\mathrm{Tr}((\lg(\boldsymbol{D}_i) - \lg(\boldsymbol{D}_j))^2)} \qquad (5.60)$$

· d_3 为纤维束 F, G 之间的距离点[26]

$$d_3 = \frac{1}{F+G}\left[\sum_{F_i \in F} \min_{G_j \in G} d(F_i, G_j) + \sum_{G_j \in G} \min_{F_i \in F} d(F_i, G_j)\right] \qquad (5.61)$$

5.1.2.3 纤维束配准

直接利用白质纤维束进行配准,可以避免引入 DTI 方向估计的误差,改善配准的精度和鲁棒性。

1. 基于纤维束直接配准

2007 年,A. Mayer 等人[35]直接基于白质纤维束进行配准。该算法是将纤维看成一个点集进行配准,采用最近纤维迭代法(Iterative Closest Fiber,ICF),ICF 方法的主要步骤为:①用一个明显的特征向量来表示每一个模板纤维束和目标纤维束;②对于每一个模板纤维束,找到与之最为接近,即为最相似的目标纤维束;③对在步骤②中找到的纤维束对应组,在模板纤维束和目标纤维束之间建立一个线性几何变换;④使用在步骤③中计算得出的变换对模板纤维束进行变换;⑤从步骤②开始重复直到达到收敛或者达到迭代的最大次数;⑥最终返回通过结合线性变换变形得到的最终相对应的模板和目标纤维束以及原始的模板和目标纤维束组。这一方法中认为需要在每次迭代过程中先进行一个 12 个参数的仿射变换来实现配准,文中是出于要达到对模板和目标纤维束组进行对应匹配的目的来考虑的,因此需要足够的灵活性来弥补全局不同纤维束组之间的重定向、位置以及量值差异,因此相比较而言它较为耗时。

2. 纤维束分段仿射配准

2010 年,R. Shadmi 等人[36]提出纤维束的分段仿射配准,该算法将两组纤维束的配准看成是一个概率密度函数的估计,通过一般的参数化模式,引入变换空间坐标如下:

$$\left.\begin{aligned}
\hat{x}(x,y,z) &= \sum_{i=1}^{n} A_i(x,y,z)\phi_i(x,y,z) \\
\hat{y}(x,y,z) &= \sum_{i=1}^{n} A_i(x,y,z)\eta_i(x,y,z) \\
\hat{z}(x,y,z) &= \sum_{i=1}^{n} A_i(x,y,z)\mu_i(x,y,z)
\end{aligned}\right\} \qquad (5.62)$$

式中, ϕ_i, η_i 和 μ_i 是转换方案的基础函数; A_i 是模型不同系数。两个点集的调整是一个概率密度函数问题,其中一个点集是高斯混合模型(Gaussian Mixture Model,GMM)的重心,另一个是数据点。D 维点 t_i 概率密度函数为

$$p(t_i ; \boldsymbol{A}) = \sum_{j=1}^{N_M} P(m_j) P(t_j \mid m_j^0 ; \boldsymbol{A})$$

$$P(t_i \mid m_j^0 ; \boldsymbol{A}) = \frac{1}{(2\pi\sigma^2)^{\frac{D}{2}}} \exp\left(-\frac{\| t_i - \Gamma(m_j^0 ; \boldsymbol{A}) \|^2}{2\sigma^2}\right) \tag{5.63}$$

式中,N 是数据点;M 是 GMM 中心点;m^0 是 GMM 重心初始位置;$\boldsymbol{A}$ 是 3D 场,每个体素代表 12 个仿射变换参数;$\Gamma(M,A)$ 是应用到 M 的变换。计算出每个目标纤维 i 和模型纤维 j 的概率密度函数后,为对准和平滑计算出拉格朗日函数,

$$\frac{\partial E_s}{\partial A_{lq}}(\underline{k}) = -\mathrm{div}\left(\psi' \sum_{r=1}^{3} \sum_{c=1}^{4} \| \nabla A_{rc}(\underline{k}) \|^2 \nabla A_{lq}(\underline{k})\right) \tag{5.64}$$

式中,$\underline{k}$ 表示空间坐标 (x,y,z)。

由于该算法利用了精确的纤维方向信息,因此改善了配准精度,具有较好的鲁棒性。

3. 其他配准方法

除上述方法外,其他方法如,2010 年,O. Zvitia 等人[37]利用自适应均值位移(Adaptive-Mean-Shift,AMS)和混合高斯模型配准脑白质纤维,该算法通过三维坐标将纤维映射到高维特征空间,利用 AMS 产生具有代表性的纤维模型(Fiber-modes,FM),再通过高斯分布产生纤维的高斯混合模型,通过配准 GMMs 来实现脑白质纤维束的配准。

表 5.3 对上述方法进行了对比分析。

表 5.3 纤维束配准方法

方法	对象	纤维测度	评价	优点	缺点
纤维束配准[35]	皮质脊髓束	矢量相关系数	MSE	鲁棒性好,效率高,不需要配准的预处理	耗时,局部信息没有利用
纤维束分段仿射配准[36]	白质	residualMSE	灵活性好,可逆变换,局部一致性、平滑性好	优化方法不好
AMS 和 GMM 配准[37]	白质	无	RMSE residualRMSE	鲁棒性好,数据量少,改善了配准的精度	计算复杂

其中,MSE 表示均方差(Mean Squared Error),residualMSE 为均方误差残差(Residual Mean Squared Error):

$$\mathrm{residualMSE} = \frac{\mathrm{local\ MSE}}{\mathrm{global\ MSE}} \times 100\% \tag{5.65}$$

RMSE 为均方根误差(root mean squared error),residualRMSE 为均方根误差残差:

$$residual RMSE = \frac{RMSE_f}{RMSE_i} \times 100\%$$ (5.66)

式中,$RMSE_i$ 表示没有配准前的纤维束的均方根误差;$RMSE_f$ 表示配准后的纤维束的均方根误差。

5.1.3 DTI 配准评价方法

DTI 配准算法性能的评价仍然处于起步阶段。一方面对不同模态的图像,同一配准算法的配准效果不一定相同;另一方面由于 ROIs 的不同,同一配准算法的配准效果并不一定完全相同,所以目前还未出现统一的标准框架,只能针对某一应用,评价出相对最优的配准算法[38-39]。

对 DTI 配准算法的评价,主要是度量白质对齐的准确程度,即配准精度。对 DTI 配准算法的评价还可以是配准速度、鲁棒性等多方面的。本节仅考虑配准精度,将评价方法分为视觉检测、基于区域匹配准则和基于纤维束评价准则三方面。

5.1.3.1 视觉检测

视觉检测(Visual Inspection)[40]图像间的差异[5]已经被用于配准算法的评估中。大多数情况下,视觉检测评估 DTI 配准算法的性能,往往依据专家的经验判断。这样得到的评价结果有很多的主观因素,容易产生一些无法预料到的错误,最终会导致算法性能评价结果的不准确。对于视觉检测评估,可以借助 3D Slicer(http://www.Slicer.org/)、DTI-TK(http://www.nitrc.org/projects/dtitk/)等软件对配准算法进行视觉检测。

5.1.3.2 基于区域匹配准则

基于区域匹配准则已经出现了很多方法。由于特征值和特征向量包含了扩散张量的形状和方向,因此它们多用于扩散张量磁共振图像配准算法的评价。2000 年,P. J. Basser 等人[41]提出了扩散张量的特征值-特征向量对重叠率。扩散各向异性和主特征向量方向是白质结构中两个重要的变量,用于评估配准算法的整体性能。2002 年,D. K. Jones 等人[42]提出了归一化标准方差(Normalized Standard Deviation)和并矢的一致性(Dyadic Coherence)两个方法。2007 年,V. Hecke 等人[43]提出了扩散张量的特征值-特征向量间的夹角。2009 年,A. Klein 等人[44]提出了体素和表面重叠率(Volume and Surface Overlap),体素相似性(Volume Similarity)和距离测度等方法用于评价单一的解剖区域、整个大脑的配准情况。结果表明 SyN 算法性能优于其他算法。2011 年,Y. Wang 等人[45],提出了区域匹配质量准则(Regional Matching Quality Criterion)。2012 年,P. Miller 等人[46]把神经胶质瘤作为研究对象,提出定量评估 FA 和平均扩散的变化,证明了非线性配准算法 FNIRT(FSL 非线性配准工具)的实用性。2012 年,Y. Li 等人[47]对被检查者的轻微运动(平移、旋转)和涡流引起的配准误差进行定量分析,证明了仿射配准算法的有效性。配准算法性能评价最直接的方法是张量相似性度量。2011 年,S. Zhang 等人[48]利用欧氏距离和张量偏差欧氏距离评估了空间标准化的准确性。2012 年，N. Adluru 等人[49]利用欧氏距离、欧几里得范数、互相关、特征值-特征向量对重叠率等证明了 DTI - TK 算法具有较好的性能，但是这篇文章研究对象是恒河猴（Rhesus Macaques）。2013 年，S. Keihaninejad 等人[50]基于阿尔茨海默氏病，通过重复扫描、重复测试的方法评估白质结构纵向扩散的微观变化，说明了张量集群配准算法具有稳定性、鲁棒性。2013 年，Y. Wang 等人[12]提出了信号间两扩散张量数据场之间的差异。

（1）体素和表面重叠率（Volume and Surface Overlap）[46]。

体素和表面重叠率包含了三个重叠一致性测量和两个重叠误差测量。对于一致性测量，计算 false negative（FN）和 false positive（FP）[46]误差。值的变化范围是 0～1，0 表示重叠很好。

Freesurfer 软件（https://surfer. nmr. mgh. harvard. edu/）使用重叠一致性测量和重叠误差测量比较目标表面的标记区域和源目标表面标记区域。

$$TO = \frac{\sum_r |S_r \cap T_r|}{\sum_r |T_r|} \tag{5.67}$$

$$MO = 2\frac{\sum_r |S_r \cap T_r|}{\sum_r (|S_r| + |T_r|)} \tag{5.68}$$

$$UO = 2\frac{\sum_r |S_r \cap T_r|}{\sum_r |S_r \cup T_r|} \tag{5.69}$$

$$FN = \frac{\sum_r |T_r \backslash S_r|}{\sum_r |T_r|} \tag{5.70}$$

$$FP = \frac{\sum_r |S_r \backslash T_r|}{\sum_r |S_r|} \tag{5.71}$$

式中，TO[51]是目标重叠率；MO[52]是平均重叠率，有时简称 Dice 系数。UO[53]是 union overlap 或者是 Jaccard 系数。S_r，T_r 表示在源 S 和目标 T 中的标记区域。｜｜表示体素的数量。

（2）体素相似性[46]。

$$VS = 2\frac{\sum_r (|S_r| - |T_r|)}{\sum_r (|S_r| + |T_r|)} \tag{5.72}$$

体素相似性是测量目标体素和源体素之间的相似性。

（3）距离误差[46]。

$$DE_r = \frac{1}{p} \sum_{p=1}^{p} \min \text{dist}(S_rB_p, T_rB) \tag{5.73}$$

式中，p 表示点；S_rB_p 是源区域的边界点；T_rB 是目标区域的一系列边界点。

（4）归一化标准化方差（Normalized Standard Deviation）[26,42,49]。

用 $\bar{\sigma}_{FA}$ 表示 FA 的归一化标准方差，其定义为标准化方差与 FA 均值的比。公式如下：

$$\bar{\sigma}_{FA} = \frac{\sigma_{FA}}{\parallel \overline{FA} \parallel} \tag{5.74}$$

$$\sigma_{FA} = \sqrt{\frac{1}{N-1} \sum_i (FA_i - \parallel \overline{FA} \parallel)^2} \tag{5.75}$$

式中，σ_{FA} 是标准化方差。迹的归一化标准化方差的定义类似于 FA 的归一化标准方差。

（5）Dyadic Coherence[26,42,49]。

扩散张量主特征向量方向的变化体现了脑白质结构的变化。Dyadic Coherence（用 κ 表示）度量的就是扩散主特征向量方向的变化。

$$\kappa = 1 - \sqrt{\frac{\beta_2 + \beta_3}{2\beta_1}} \tag{5.76}$$

$$\beta_i = e_i e_i^T, \quad i = 1, 2, 3 \tag{5.77}$$

$$\langle e_i e_i^T \rangle = \left\langle \begin{pmatrix} e_{1x}^2 & e_{1x}e_{1y} & e_{1x}e_{1z} \\ e_{1x}e_{1y} & e_{1y}^2 & e_{1y}e_{1z} \\ e_{1x}e_{1z} & e_{1y}e_{1z} & e_{1z}^2 \end{pmatrix} \right\rangle = \frac{\sum_{i=1}^{N} e_i e_i^T}{N} \tag{5.78}$$

式中，κ 值从 0～1 变化，0 表示随机的方向，1 表示相同的方向。式（5.77）称为 Dyadic Tensor。Dyadic Tensor 的值越大表示特征向量对齐程度越好，即配准算法的性能越好。式（5.78）中 e_i 是第 i 个受试者的主特征向量。e_{ix}, e_{iy}, e_{iz} 是主特征向量的 3 个分量。N 是受试者的人数。

（6）区域匹配质量准则[45]。

相似性值
$$S_v = | e_{PI} \cdot e_{PA} | FA_A \tag{5.79}$$

平均相似性
$$\bar{s}_r = \frac{1}{N_r} \sum_{i=1}^{N_r} S_{vi} \tag{5.80}$$

式中，e_{PI} 是受试者的主特征向量；e_{PA} 是模板的主特征向量；FA_A 是模板的 FA 值；N_r 是区域 r 中体素的数量。S_{vi} 是在体素 i 处的相似性值。$\bar{s}_r$ 值越大表示配准算法的性能越好。

（7）特征值－特征向量对重叠率（Overlap of Eigenvalue-Eigenvector Pairs, OVL）[41,43,49]。

$$OVL = \frac{1}{N} \sum_{i=1}^{N} \frac{\sum_{j=1}^{3} \lambda_j^i \lambda_j^{'i} (e_j^i \cdot e_j^{'i})^2}{\sum_{j=1}^{3} \lambda_j^i \lambda_j^{'i}} \tag{5.81}$$

式中，$\lambda_j^i, e_j^i, \lambda_j^i, e^i$ 是两个扩散张量的第 i 个体素的第 j 个特征值–特征向量对。OVL 值越大，表示配准算法的性能越好，反之亦然。

（8）特征值–特征向量对的夹角[43]。

$$\alpha_i = \arccos\left(\frac{|e_i \cdot e_i^{\mathrm{T}}|}{\|e_i\| \cdot \|e_i^{\mathrm{T}}\|}\right), \quad i=1,2,3 \tag{5.82}$$

该值越小，表示配准算法的性能越好。$\alpha_{1,2,3}$ 分别对应 $e_{1,2,3}$。

（9）张量欧氏距离（Euclidean Distances，ED）[26,46,49]。

扩散张量间欧氏距离的值越小表示配准算法的性能越好，白质结构对齐越准确。

$$\mathrm{ED} = \|D_1 - D_2\|_c = \sqrt{\mathrm{Tr}((D_1 - D_2)^2)} \tag{5.83}$$

式中，D_1, D_2 分别表示两个扩散张量。

（10）张量偏差欧氏距离（Euclidean Distances of the Deviatoric tensor，DD）[48]。

偏差距离的值越小表示配准算法的性能越好，白质结构对齐越准确。

$$\mathrm{DD} = D - [\mathrm{Tr}(D)/3]\, I \tag{5.84}$$

式中，D 是扩散张量；$\mathrm{Tr}(\ \ )$ 表示扩散张量的迹；I 表示单位矩阵。

（11）相关性（Cross Correlations，CC_x）[32,49]。

利用部分各向异性（FA）和迹（Tr）计算受试者和模板间脑白质体素的互相关性。

$$\mathrm{CC}_x = \frac{\sum_v X_1(v) X_2(v)}{\sqrt{\sum_v X_1(v) X_1(v) \sum_v X_2(v) X_2(v)}} \tag{5.85}$$

式中，v 表示所有的体素；$X_1(v), X_2(v)$ 是标量图像。该值的取值范围在 $0 \sim 1$ 之间。

以 FA 为例：

$$\mathrm{CC_{FA}} = \frac{\sum_v \mathrm{FA}_1(v)\, \mathrm{FA}_2(v)}{\sqrt{\sum_v \mathrm{FA}_1(v)\, \mathrm{FA}_1(v) \sum_v \mathrm{FA}_2(v)\, \mathrm{FA}_2(v)}} \tag{5.86}$$

$\mathrm{CC_{Tr}}$ 的定义和 $\mathrm{CC_{FA}}$ 相似。互相关的值越大表示图像的相似性越高。

（12）信号间张量差异（Tensor Difference on Signal，TDS）[12]。

计算两扩散张量之间的 Frobenius 范数的绝对差，然后根据扩散张量磁共振成像的指数衰减过程评估它们对信号的差异。

$$\mathrm{TDS} = 1 - \mathrm{e}^{-b\|D_1 - D_2\|_F} \tag{5.87}$$

式中，b 是对应于扩散张量成像的 b 值；$\|\ \ \|_F$ 是 Frobenius 范数。TDS 值越大表示两扩散张量之间的差异越大，TDS 值越小表示两扩散张量之间的差异越小。

其他一些常见的图像配准评估算法包括，主观评价（有关专家根据经验对配准效果的评估）、互信息[51]、归一化互信息测度[19,22,54]、相关法[5]、灰度值差异（SSD）[20,22]、特征匹配程度的评价[50]等。

5.1.3.3 基于纤维束的评价准则

基于纤维束的评价方法,首先要进行纤维束的提取。该技术通常是半自动的,纤维束对应的 ROIs 通常需要手动完成。这类准则包括纤维束之间的距离[26]、MSE[35]、residualMSE[36]、RMSE[37]、residualRMSE[37] 等。

(1)纤维束之间的距离[26]。

2006 年,H. Zhang 等人[26]通过计算两个纤维束对应点距离的平均值评估了配准算法的性能,如式(5.61)所示。该值越小表示对应的配准算法的性能越好。对于两个纤维束,该准则是计算对应点距离的平均值。但是,对于配准后相同的感兴趣区域得到纤维束的数目是不相同的。这样会引入较多的误差,而且有的纤维束小且薄,很难被跟踪提取。

(2)均方误差残差(residualMSE)。

2010 年,R. Shadmi 等人[36]通过计算变形的纤维束和目标纤维束的 MSE 和 residual-MSE 评估了他们的配准算法。residualMSE 如式(5.65)所示。该值越小表示对应的配准算法的性能越好。

(3)均方根误差残差(residualRMSE)。

2010 年,O Zvitiaetal 等人[37]通过计算模型和目标纤维束之间的均方根误差(RMSE)和均方根误差残差(residualRMSE)评估了他们配准算法的精确性。residual RMSE 公式如式(5.66)所示。该值越小表示对应的配准算法的性能越好。

(4)纤维特性曲线准则。

2011 年,Y. Wang 等人[45]提出了纤维特性曲线(Fiber property profile)的方法。沿着纤维束,进行 DTI 特性测量。首先在模板中手动绘制感兴趣区域,利用最新的纤维束提取方法得到纤维束。然后将待测 DTI 数据配准到模板空间上,再将模板纤维束映射到每个配准的DTI 数据上,即可得到配准后 DTI 数据的纤维束。通过 DTI Atlas Fiber Analyzer 工具可以实现,并得到待测 DTI 数据的纤维特性曲线。通过计算每个流线型的平均值,绘出沿纤维束的平均特性曲线。尽管该算法可以确定配准后图像和模板图像纤维束位置相同,但是不能完全确定对应纤维束表示的是否为相同的解剖结构,特别是对配准性能差的算法。

(5)基于概率性纤维跟踪的评价。

2013 年,M. de Groot 等人[55]提出基于概率型纤维跟踪的 DTI 配准评价方法。概率型纤维追踪技术能够较好地解决制约确定性追踪技术的容积效应以及噪声干扰问题。与确定型纤维追踪技术相比,概率型纤维束追踪技术能够更加合理地追踪出神经纤维的结构走向,并在一定程度上克服单张量模型内在缺陷,由于引入了概率统计的方法,可以有效降低噪声等环境因素对追踪结果带来的影响,因此具有更好的抗噪声干扰性能。这一研究将概率性白质纤维束用于图像配准评价中。通过使用概率纤维束成像来获取白质纤维束,对不同受试者的配准之后的纤维束,通过计算配准之后不同受试者相同纤维束之间的空间相似性来评价配准算法的性能。

5.2　DTI 分割技术

随着 DTI 在临床上的广泛应用,扩散张量分割方法已成为国内外医学图像处理与分析领域的研究热点之一。本节对近年来提出的各种扩散张量图像分割技术和方法进行综述,重点分析以聚类、图割和水平集为基础的扩散张量分割方法的研究现状及其最新进展,分别讨论各类方法中代表性算法的主要思路,并定性地分析、比较这些算法的分割对象、所采用的相似性测度以及优、缺点。最后,归纳总结现有方法的主要特点,同时对扩散张量图像分割方法的未来发展方向进行展望。

5.2.1　引言

DMRI 是一种新的核磁共振成像模式,它能够对高度结构化的生物组织(如人脑白质)中水分子的各向异性扩散特性进行量化,而且直至今日,它仍然是无损辨识脑白质微细解剖结构的唯一技术[56]。DTI 作为扩散核磁共振成像的模型之一,最早于 1994 年由 P. Basser 等人[57]提出。该模型将生物组织内水分子的扩散运动位移以统计分布的形式描述,其概率密度函数构造成均值为零的三维高斯分布,其协方差矩阵即为扩散张量(3×3 阶的对称正定矩阵)。因此,DTI 图像为四维数据,区别于普通的三维体数据,其每个体素不是一个值,而是一个 3 阶的对称正定矩阵。目前,DTI 主要用于两大类问题的研究[58-60]:一类是进行脑白质组织在分子水平上的病变检测,以辅助临床诊断。某些疾病(如脑缺血、中风、老年痴呆及精神分裂等)的发病早期,脑白质部分会出现相应的水分子扩散异常,而常规 MRI 或 CT 等设备难以检测到这种变化。因此,扩散张量成像后,对 DTI 数据中白质组织或病变区域的提取与分割,将为上述疾病的辅助诊疗提供更好的分析手段;另一类应用则主要集中于人脑神经连通模式的研究,特别是对白质纤维束的提取,有助于更加精确地理解人脑微观结构,同时也将极大地促进神经解剖学等相关学科的发展。

在 DTI 图像中,属于同一组织的体素,由于扩散特性相似,因此其张量值中包含有相似的特征信息。对 DTI 图像分割而言,就是利用包含在体素张量值中的扩散特征信息,将所研究的组织通过某种分割方法分离出来,为后续临床分析和研究提供形状、大小等方面的信息。近年来,DTI 分割技术研究在国际上蓬勃兴起。2004 年,美国弗罗里达大学 B. C. Vemuri 教授及其学生 Z. Wang 等人[61-62],基于区域活动轮廓模型(Mumford-Shah 模型)的张量化形式,对老鼠的脊髓和胼胝体进行分割。该方法将张量相似性测度从最初的欧氏距离改进为具有仿射不变性的 J 散度,分割图像也从二维发展到三维,是活动轮廓模型用于 DTI 图像分割较为成功的方法之一;2005 年,法国国家信息与自动化研究院 C. Lenglet 等人、R. Deriche 等人和西门子公司美国普林斯顿研发中心 M. Rousson 等人[63-64],合作开发了一种成功的水平集分割方法。该方法基于黎曼流形建立区域的多维高斯分布模型,构造最大后验分割概率的能量函数,以多种张量相似度测量方式验证算法对脑胼胝体的分割性能;同年,瑞士洛桑联邦理工大学的 L. Jonasson 等人[65-66]则直接利用三维表面演化偏微分方程对脑胼胝体进行分割,通过构造表面演化的驱动项和表面的光滑项,使三维表面最终演化到分割目标的边界并停止,从而完成分割;2007 年,美国宾夕法尼亚大学的 S. P. Awate 等人[67-68]提出了基于改进模糊 C 均值的分割方法,针对传统方法利用高斯类模型容易聚类成椭球体等问题,考虑非参数的数据驱动统计模型,较好地实现了对脑白质组织(如扣带、皮质脊髓束)的分割。

与常规 MRI 数据的分割方法相比,DTI 分割除了能够通过白质组织的各向异性检测与分析,实现细胞及分子水平上的病理变化情况研究之外,其优势还包括跟踪与提取白质神经纤维束。对纤维束的精确提取,不仅能量化评估其内部的扩散区域,而且可为检测和监视物理性神经逻辑失调症(如多发性硬化、癫痫症、中风、老年痴呆症、帕金森症等疾病)、精神性神经逻辑失调症(如精神分裂、抑郁、焦虑、强迫症等疾病)以及其他精神病学失调症的演化提供全新的手段和独特的视角[68]。总体而言,纤维束提取可通过两种方式实现:一是利用纤维内部示踪术进行纤维聚类来获取纤维束[70-71],二是基于扩散张量局部特性、扩散信号或 ODF 的超曲面传播方法来分割纤维束[72-74]。其中,纤维跟踪方法又可分为两类:一类是基于局部线性传播的流线型方法[75]和全局优化方法[76];另一类是统计方法[55,77],主要关注方向的不确定性,同时估计大脑不同区域间的连通概率。然而,由于纤维聚类结果严重依赖于示踪术的跟踪情况。若示踪术执行效果不佳,聚类也将出现错误。尤其对于流线型算法而言,当纤维出现接合、分叉、吞没和交叉等状况时,这种弊端表现得尤为突出。此外,纤维跟踪方法易受噪声影响,将导致跟踪结果严重偏离原来的纤维轨迹。而基于超曲面传播的分割技术,例如水平集方法、基于区域的主动轮廓模型等,则采用高精度的自适应正则化分割过程,无需经历示踪阶段,是一种更为强大的纤维束提取工具。

目前国内在 DTI 领域的关注点主要集中在扩散张量成像方法及其临床应用,DTI 图像分割的研究报道相对较少。其中,吴占雄等人[78]采用 k 均值聚类算法先从脑组织中分割出脑白质,然后利用图割法从该白质组织中分割出胼胝体;吴占雄等人[79]则首先利用张量形态学梯度算子获得标量图像,然后基于分水岭变换实现对脑白质部分的分割。此外,国内相关科研机构还在 DTI 的临床应用、脑结构及功能连通性、纤维跟踪、脑白质分析、图像配准等方面开展了大量富有成效的工作,参考文献[45,70,80-86]列出了其中的部分成果。MICCA(http://www.miccai2012. org/)、IPMI(http://ipmi2013. ipmi、| conference. org/)、ISBI(http://www.biomedical imaging. org/)等医学影像国际会议,近年来对 DTI 分割计算模型、张量相似性测度和区域统计分布等方面的最新研究成果也进行了及时报道。

本节组织结构如下:5.2.2 节介绍了分割常用到的扩散张量的相似性测度;5.2.3 节对近年来出现的主要的 DTI 分割方法进行讨论;在总结分割方法的基础上,5.2.4 节对 DTI 分割的未来发展方向进行展望,指出现存的问题以及可能的解决方法。

5.2.2　扩散张量的相似性测度

为了更好地介绍 DTI 分割的相关知识,本节再次罗列出 DTI 计算的相关概念和张量相似性测度。

5.2.2.1　扩散张量

生物体组织内的水分子由于热能作用一直做随机运动,称为扩散运动,也称为布朗运动,这种扩散效应体现在核磁共振信号上,可以用衰减量 A[59-60,87]:

$$A = \exp(-bD) \tag{5.88}$$

来表示,其中 D 为扩散系数;b 为扩散敏感因子,由核磁共振梯度脉冲序列决定,满足

$$b = \gamma^2 G^2 \delta^2 \left(\Delta - \frac{\delta}{3}\right) \tag{5.89}$$

其中,γ 为磁旋比;G 为梯度脉冲强度;δ 为梯度脉冲持续时间;Δ 为相邻两个梯度脉冲间隔时间。

然而,在各向异性情况下,扩散效应就不能再用单一的标量系数来描述,而需要一个张量 $\boldsymbol{D}$,这样才能描述分子沿每个方向的运动和在这些方向间的相关性:

$$\boldsymbol{D} = \begin{bmatrix} D_{xx} & D_{xy} & D_{xz} \\ D_{yx} & D_{yy} & D_{yz} \\ D_{zx} & D_{zy} & D_{zz} \end{bmatrix} \tag{5.90}$$

其中,对角元素 D_{xx},D_{yy} 和 D_{zz} 分别表示沿 x,y 和 z 方向的扩散系数;非对角元素 $D_{ij}=D_{ji}$,i,$j=x,y,z$。为了确定扩散张量,至少需采集 6 个梯度方向的扩散加权图像,及 $b=0$ 时的图像。

5.2.2.2　各向异性扩散

水分子在生物组织内的扩散过程中,会因为所处扩散媒质特殊的物理排列,或障碍物(如细胞膜或其他大分子等)对分子在一些方向上运动的限制,使扩散运动在不同的方向呈现出不同的扩散速度,即各向异性扩散。例如,脑白质区域存在大量平行分布的纤维束,沿纤维方向的扩散比垂直于纤维方向的扩散要快;而在脑脊液中,扩散在各个方向的阻碍都很小,呈现近似的各向同性扩散。不同的结构组织,由于自身的物理结构,引起的各向异性扩散程度也不相同,可用各向异性测度来描述,包括 FA 值、RA 值等。

5.2.2.3　张量的相似性测度

绝大多数 DTI 分割方法均涉及如何度量张量之间的相似性问题,常用的相似性测度包括:

(1)主扩散方向角度差

$$f_1(\boldsymbol{T}_i, \boldsymbol{T}_j) = \arccos(|\boldsymbol{v}_i \cdot \boldsymbol{v}_j|) \tag{5.91}$$

其中,$\boldsymbol{v}_i$ 为张量 $\boldsymbol{T}_i$ 的主特征矢量,即张量矩阵最大特征值所对应的特征向量,描述了组织内水分子单位时间内平均扩散位移最大的方向。

（2）欧氏距离或 F 范数

$$f_2(\boldsymbol{T}_i,\boldsymbol{T}_j)=\sqrt{\text{trace}((\boldsymbol{T}_i-\boldsymbol{T}_j)^2)}=\parallel\boldsymbol{T}_i-\boldsymbol{T}_j\parallel_{\text{F}} \tag{5.92}$$

其中，trace( )为矩阵的迹。

（3）J 散度

$$f_3(\boldsymbol{T}_i,\boldsymbol{T}_j)=\sqrt{\text{trace}(\boldsymbol{T}_i^{-1}\boldsymbol{T}_j+\boldsymbol{T}_j^{-1}\boldsymbol{T}_i)-2n} \tag{5.93}$$

其中，$\boldsymbol{T}^{-1}$ 表示对矩阵求逆运算；对扩散张量，$n=3$。

（4）对数-欧氏距离

$$f_4(\boldsymbol{T}_i,\boldsymbol{T}_j)=\sqrt{\text{trace}((\lg(\boldsymbol{T}_i)-\lg(\boldsymbol{T}_j))^2)} \tag{5.94}$$

其中 lg（ ）为张量的对数[17,88]。

（5）归一化张量标量积

$$f_5(\boldsymbol{T}_i,\boldsymbol{T}_j)=\frac{\text{trace}(\boldsymbol{T}_i\boldsymbol{T}_j)}{\text{trace}(\boldsymbol{T}_i)\,\text{trace}(\boldsymbol{T}_j)} \tag{5.95}$$

（6）积分相似性

$$f_6(\boldsymbol{T}_i,\boldsymbol{T}_j)=\int\min\left(\frac{d_i(\hat{\boldsymbol{x}})}{d_j(\hat{\boldsymbol{x}})},\frac{d_j(\hat{\boldsymbol{x}})}{d_i(\hat{\boldsymbol{x}})}\right)d\hat{\boldsymbol{x}} \tag{5.96}$$

其中，$d_n(\hat{\boldsymbol{x}})=\hat{\boldsymbol{x}}\boldsymbol{T}_n\hat{\boldsymbol{x}}$，$n=i,j$，$\hat{\boldsymbol{x}}$ 是一个表示方向的单位矢量，所有的 $\hat{\boldsymbol{x}}$ 形成一个单位球。

（7）测地线距离

$$f_7(\boldsymbol{T}_i,\boldsymbol{T}_j)=\sqrt{\frac{1}{2}\text{trace}(\lg^2(\boldsymbol{T}_i^{-\frac{1}{2}}\boldsymbol{T}_j\boldsymbol{T}_i^{-\frac{1}{2}}))} \tag{5.97}$$

5.2.3　DTI 分割算法

早期的 DTI 分割方法，主要是将张量值转化为具有旋转不变性的标量值[89]，然后利用标量图像的分割方法进行分割。显然，因没有利用扩散特征中的方向信息，分割无法达到理想效果。之后，利用张量值的分割方法成为研究主流，因此张量值的相似性测度随之成为该领域的重要研究内容之一[17,62-64,90-91]，其中具有仿射不变性特征的测度[62,64]在分割时获得了较好的效果。

近年来，基于张量值的分割从最初的仅对二维张量图像切片的分割[60,91]发展到对三维张量图像[62,64,67,93-96]的处理，由于数据处理量巨大，因此寻求有效的多项式时间算法成为当前研究的重点之一[97]。此外，对同质区域的分割也从单纯的仅依靠张量值间的相似性[93,98]发展到考虑建立区域的概率密度模型[62,64,94,96,99]，使分割方法具有了更好的适应性。因此，寻找更加有效的区域描述概率密度模型[96]以及灵活的自动分割方法[100-102]，就成为目前国际上 DTI 分割领域的另一重要研究方向。

5.2.3.1　基于聚类的方法

聚类是模式识别中最常用的技术之一，其基本思想是将数据样本根据某种或多种属性上的相似性进行分类,通过设定的最优准则,使同类样本最相似,而类与类之间的差别最大化。采用聚类方式进行 DTI 分割主要集中于对丘脑核(Thalamic nuclei)的分割[93-94,98]。

2003 年,M. R. Wiegell 等人[93]利用 k 均值聚类算法,对聚类体素之间的距离定义为体素空间距离与体素张量相似度的线性组合(其中体素空间距离采用马氏(Mahalanobis)范数,体素张量相似度采用 F 范数 f_2)。丘脑核事实上是紧致、球形且均匀的结构,恰好满足该算法的限制条件,即数据空间各向同性分布且聚类形状是低曲率的(其他大多数脑部组织无法满足这一假设,同时其聚类数也需根据先验知识预先指定)。该方法对分割结果的评价采用与已知的组织学图谱进行一致性对比的方法,取得较好的吻合度。

k 均值聚类算法包括四个部分:

(1)聚类数:基于初步的视觉观察,每个半脑的聚类数目被设为 $n=14$。

(2)距离度量:体素间的距离采用 Mahalanobis 体素距离和 Frobenius 张量距离的线性组合,公式如下:

$$E_{jk} = \| \boldsymbol{X}_j - \bar{\boldsymbol{X}}_k \|_{w_k} + \gamma \| \boldsymbol{D}_j - \bar{\boldsymbol{D}}_k \| \qquad (5.98)$$

其中,E_{jk} 表示扩散张量的距离;j 表示体素;k 表示扩散张量距离和体素位置距离的线性组合中心;$\boldsymbol{X}_j$ 表示 j 体素位置;$\bar{\boldsymbol{X}}_k$ 是 k 聚类平均体素位置;w_k 是在 k 聚类体素的收敛矩阵;γ 是控制张量距离和体素距离权衡的加权因子;$\boldsymbol{D}_j$ 是体素 j 的扩散张量;$\bar{\boldsymbol{D}}_k$ 是 k 聚类平均扩散张量;$\| \boldsymbol{X} \|_{w_k}$ 是 Mahalanobis 范数

$$\| \boldsymbol{X} \|_{w_k} = (\boldsymbol{X}^{\mathrm{T}} \boldsymbol{W}^{-1} \boldsymbol{X})^{1/2} \qquad (5.99)$$

Frobenius 扩散张量的范数被定义为

$$\| \boldsymbol{F} \| = [\mathrm{Tr}(\boldsymbol{F}^{\mathrm{T}} \boldsymbol{F})]^{1/2} \qquad (5.100)$$

Tr 是扩散张量 $\boldsymbol{F}$ 的迹。Mahalanobis 范数代替欧氏距离用于几何偏差球状聚类。收敛矩阵 w_k 用于限制每次迭代。加权因子 γ 的计算如下:

$$\gamma = \left\{ \mathrm{Tr}\left[\sum(\boldsymbol{X})\right] \right\} / \left\{ \mathrm{Tr}\left[\sum(\boldsymbol{d})\right] \right\}^{1/2} \qquad (5.101)$$

$\sum(\boldsymbol{X})$ 是对应体素位置的收敛矩阵,$\sum(\boldsymbol{d})$ 是扩散张量的收敛矩阵。并且

$$\boldsymbol{d} = \begin{bmatrix} D_{11} & D_{12} & D_{13} \\ D_{12} & D_{22} & D_{23} \\ D_{13} & D_{23} & D_{33} \end{bmatrix}^{\mathrm{T}}$$

其中,D_{ij} 表示第 i 行第 j 列的的值。

(3)聚类中心的初始化:中心位置 n 沿着协方差矩阵的第一和第二特征向量的边沿被初始化。利用其他的初始化方法可以得到相似的聚类结果。

(4)收敛判断标准:当重心移动没有超过 0.1 mm 时,聚类迭代继续,也就是说当重心移动超过 0.1 mm 时,聚类迭代停止。

2006 年,U. Ziyan 等人[98]将 Shi 和 Malik 提出的规范化切割(Normalized Cuts,NCut)方

法[103]应用于 DTI 图像分割中，提出了谱聚类方法，实现了对丘脑部分多类核的正确识别。该方法首先根据张量点的空间距离以及张量的非相似性度量建立对应体数据的图，然后将分割问题建模为基于图的能量函数的最小化问题，接着按照不断递增的阈值进行递归的两区域切割，最后利用贪婪合并算法将切割的结果聚类到指定的聚类数以完成分割。该方法对主扩散方向角度差，欧氏距离和 J 散度三种相似性测度分别进行了实验，并结合专家库的手工分割结果进行了重叠率计算，结果表明主扩散方向角度差测度具有较好的一致性。

由一位受过训练的神经解剖学专家在 MNI -标准化的 FA 图上手工绘制每个丘脑的掩膜，再由神经解剖专家在相应的张量图集上将每个丘脑半球进一步分割成 7 个核。丘脑 DTI 数据的掩膜随后被单独分割，按照下面描述的算法。

第一，图的构建。

该算法分割 DTI 数据中扩散均匀的区域，因为扩散特性相似的区域属于同一核。图的建立是基于空间距离和张量的异同，第一步是选择合适的度量张量相似性准则。选择的度量准则为对称的 K - L 散度，公式表达为

$$f(\boldsymbol{T}_i, \boldsymbol{T}_j) = \sqrt{\mathrm{trace}(\boldsymbol{T}_i^{-1}\boldsymbol{T}_j + \boldsymbol{T}_j^{-1}\boldsymbol{T}_i) - 2n} \tag{5.102}$$

其中针对扩散张量 $n = 3$。

第二步需要了解体素的空间关系图。方法为将张量相似性度量和空间距离进行线性组合，如下所示：

$$d((x_i, \boldsymbol{T}_i), (x_j, \boldsymbol{T}_j)) = f(\boldsymbol{T}_i, \boldsymbol{T}_j) + \gamma s(x_i, x_j) \tag{5.103}$$

其中，γ 是控制张量相似性和空间距离权衡的加权因子，对于加权因子的选择，采用 Markovian relaxation 方法。$s(x_i, x_j)$ 采用如下的计算方法：

$$s(x_i, x_j) = \sqrt{\mathrm{trace}((\boldsymbol{T}_i - \boldsymbol{T}_j)^2)} \tag{5.104}$$

第二，规范化切割法。

给定一个图 $\boldsymbol{G} = (\boldsymbol{V}, \boldsymbol{E})$，其边缘权重矩阵为 $\boldsymbol{W} = \{\omega_{ij}\}$，找到不相交的集合 $\boldsymbol{V}_1, \boldsymbol{V}_2, \cdots, \boldsymbol{V}_k$，如 $\boldsymbol{U}_{i=1}^k \boldsymbol{V}_i = \boldsymbol{V}$，最小化规范化切割（NCut）：

$$\mathrm{NCut}(\boldsymbol{V}_1, \boldsymbol{V}_2, \cdots, \boldsymbol{V}_k) = \sum_{i=1}^k \frac{\mathrm{asso}(\boldsymbol{V}_i, \boldsymbol{V}) - \mathrm{asso}(\boldsymbol{V}_i, \boldsymbol{V}_i)}{\mathrm{asso}(\boldsymbol{V}_i, \boldsymbol{V})} \tag{5.105}$$

其中总权重 $\mathrm{asso}(\boldsymbol{A}, \boldsymbol{B}) = \sum_{i \in A, j \in B} \omega_{ij}$。由于离散排列组合的性质，所以需要一个多项式时间算法，选择采用一个组合的方法。具体描述为：首先是对权重矩阵进行标准化；然后计算标准化权重矩阵 $\boldsymbol{M}$ 的最大特征矢量。通过 $\boldsymbol{M}$ 的第二个特征向量阈值在每一个可能的阈值水平，寻找 2-way 最小的 NCut 值。一旦确定分割，对每个新建的簇重复这个过程，直到出现一个高于 2 - way NCut 值时停止。阈值通常接近 1。紧接着是合并算法，在每次合并步骤中求最小化 NCut 值，以满足减少簇 k 的要求。在合并的过程中，该算法产生一个分层树，以通过改变 k 进行不同层次的分割。最后一步是在簇之间允许单个节点之间的数据交换以进一步减低 NCut

值。在这一阶段的每次迭代中，该算法考虑将单个节点分配到另一个簇的可能性。如果之前有小于 NCut 的值，那么节点被分配到新的簇中。如果节点再次被分配则算法结束。

Y. Duan 等人[94]于 2007 年提出了基于均值偏移（mean shift）的聚类方法，均值偏移常用于快速搜索概率密度函数的局部最大值，其中概率密度函数采用的是非参数核估计，唯一的参数是窗宽，它的大小反映了搜索区域大小。该方法所定义的概率密度函数，将得到的局部最大值作为聚类的中心，通过设置窗宽由大到小变化，能够实现聚类由粗到细的多层次分割。

均值偏移聚类的简要描述。在 d-维欧氏空间 $\mathbf{R}^d$ 给定 n 个点 $X = x_1, \cdots, x_n$。多元内核密度估计 $K(x)$ 和窗半径 h，在点 x 处被定义为

$$\hat{f}(x) = \frac{1}{nh^d} \sum_{i=1}^{n} K\left(\frac{x - x_i}{h}\right) \tag{5.106}$$

其中，$K(x)$ 是球对称核函数，满足 $K(x) \geqslant 0$，$\int_{\mathbf{R}^d} K(x)\mathrm{d}x = 1$；$h$ 是平滑参数，称为带宽。对核函数 $K(x)$ 进一步定义一个属性函数 $k(x)$，如下：

$$k(x) = c_{k,d} k(\| x \|^2) \tag{5.107}$$

其中，$c_{k,d}$ 是一个标准化的常数。式（5.100）密度估计为

$$\hat{f}(x) = \frac{c_{k,d}}{nh^d} \sum_{i=1}^{n} k\left(\left\|\frac{x - x_i}{h}\right\|^2\right) \tag{5.108}$$

假设对一系列簇中细分散的数据 X 感兴趣，即认为式（5.108）有局部最大值。计算式（5.108）的梯度找到局部最大值，并且利用爬山的过程映射每个点到其局部最大值。产生的模型用于选择脑提取的簇的形状。单一的 h 带宽参数允许基于输入点的空间长度规模来选择集群的数量。

式（5.108）的梯度为

$$\boldsymbol{\nabla}\hat{f}(x) = \frac{2c_{k,d}}{nh^{d+2}} \sum_{i=1}^{n} g\left(\left\|\frac{x - x_i}{h}\right\|^2\right) m(x) \tag{5.109}$$

$$g(x) = -k'(x) \tag{5.110}$$

$m(x)$ 是均值偏移矢量，定义为

$$m(x) = \frac{\sum_{i=1}^{n} x_i g(\| x - x_i/h \|^2)}{\sum_{i=1}^{n} g(\| x - x_i/h \|^2)} - x \tag{5.111}$$

均值偏移一般的步骤为：

（1）初始化：$y_0 = x$；

（2）爬山更新：$y_{i+1} = y_i + m(y_i)$ 直到收敛。

在 DTI 图像数据中，有两个不同的域：空间和张量。在空间-张量数据集 X 中，每一点 x_i 有两部分，$x_i = (x_i^s, x_i^t)$ 其中 x_i^s 是空间分量，x_i^t 是张量分量。延伸式（5.111）密度估计的均值偏移算法为

$$\hat{f}(x) = C \sum_{i=1}^{n} k_s \left(\left\| \frac{x^s - x_i^s}{h_s} \right\|^2 \right) k_r \left(\left\| \frac{x^r - x_i^r}{h_r} \right\|^2 \right) \tag{5.112}$$

k_s 是带宽为 h_s 的空间域的核属性，k_r 是带宽为 h_r 的空间域的核属性，C 是相应的规范化常数。有 $k_E(x)$ 属性的 Epanechnikov 核为

$$k_E(x) = \begin{cases} 1-x & 0 \leqslant x \leqslant 1 \\ 0 & \text{其他} \end{cases} \tag{5.113}$$

标准的核属性为 $k_N(x) = \exp((-1/2)x)$，$x > 0$，所以设置带宽参数为 $h = (h_s, h_r)$，通过控制核的大小，决定模式选择的解。空间域的距离度量选择欧氏距离，欧氏距离在张量域为

$$\| x_1^r - x_2^r \| = \sqrt{\mathrm{Trace}((\boldsymbol{D}_{x_1} - \boldsymbol{D}_{x_2})(\boldsymbol{D}_{x_1} - \boldsymbol{D}_{x_2})^{\mathrm{T}})} \tag{5.114}$$

$\boldsymbol{D}_{x_1}, \boldsymbol{D}_{x_2}$ 是在点 x_1, x_2 的张量距离。

此外，上述三种方法均需利用先验知识获取聚类的类数，即解剖学知识得到的丘脑核的数量。其中，文献[93]采用预先目测扩散张量图标记透视图的方式设定聚类数，而文献[98]的先验信息也是根据专家的手工标记获得的，文献[99]则在分割的初始阶段采用交互方式，通过设置较大的带宽参数，从其他组织中首先区分出左丘脑和右丘脑，然后再依次减小带宽参数，逐渐提取出更为详细的核结构。

表 5.4 从张量相似性测度、分割对象以及优、缺点等角度对以上方法进行了分析对比。

表 5.4   基于聚类的分割方法对比

方法类别	张量相似性测度	分割对象	优点	不足
k 均值[93]	f_2	3D 丘脑核	算法实现计算量小，分割结果有客观评价	分割对象形状受限，需指定聚类数
谱聚类[98]	f_1, f_2, f_3	3D 丘脑核	基于图的理论构造分割问题，对比了不同张量相似性测度结果	算法实现复杂，仅能得到近似解；分割结果未进行客观评价
均值偏移[94]	f_2	合成张量图像 3D 丘脑核	采用了非参数概率密度模型，适应性强；能实现多层次分割	参数调整困难，分割结果未进行客观评价

5.2.3.2   基于图割(Graph cuts)的方法

基于图割的分割方法，其基本思想是以 DTI 体素作为图的结点，体素之间的连接作为边，以体素的扩散张量之间的相似或非相似性为基础构造图的边的权值，将 DTI 的分割问题用关于图的能量函数的最小化表示。分割完成时，图的一组具有某种意义的边被切断，导致图的结点被分成独立的集合，每个集合即为分割出的有意义的组织结构区域。

2001 年，Y. Y. Boykov 等人[104]提出了一种新的能有效分割 N 维图像的图割方法，称为

s-t 图割。该方法构造的图中,结点除了相应的像素或体素外,还有两个特殊的点,称为源点(Source)和汇点(Sink),分别代表目标与背景。构造的边除了像素或体素邻域之间的相互连接(称为 n 连接)外,每个像素或体素都分别与源点和汇点相连形成相应的边(称为 t 连接)。对于 $3×3$ 图像生成的 s-t 图,椭圆表示像素对应的结点,标号为 S 和 T 的圆分别代表源点和汇点;椭圆之间的相互连接称为 n 连接,椭圆与圆之间的连接称为 t 连接,连线的粗细代表相应边的权值的大小。同时,该方法能交互式地指定相应的目标和背景种子点作为分割的硬约束。对应的能量函数包含两项,分别描述了分割的边界属性和区域属性,作为分割的软约束。其能量函数表达如下:假定任意的 N 维张量场 $\boldsymbol{\Gamma}$,它的一个分割用二进制矢量表示为 $\boldsymbol{A}=(A_1, A_2, \cdots, A_{|\Gamma|})$,其中 A_i 表示对应的张量 $\boldsymbol{T}_i$ 属于目标(为 0)还是背景(为 1),则有

$$\xi(\boldsymbol{A}) = \lambda R(\boldsymbol{A}) + B(\boldsymbol{A}) \tag{5.115}$$

其中:

$$R(\boldsymbol{A}) = \sum_{\boldsymbol{T}_i \in \boldsymbol{\Gamma}} R_{\boldsymbol{T}_i}(A_i) \tag{5.116}$$

$$B(\boldsymbol{A}) = \sum_{\substack{i,j \in \{1,2,\cdots,|\boldsymbol{\Gamma}|\} \\ \boldsymbol{T}_j \in N_i, i \neq j}} B_{(\boldsymbol{T}_i, \boldsymbol{T}_j)} \tag{5.117}$$

式中,N_i 是张量 $\boldsymbol{T}_i$ 的邻域;系数 $\lambda \geqslant 0$ 表示区域属性项 $R(A)$ 对边界属性项 $B(A)$ 的相对重要程度,边界项 $B_{(\boldsymbol{T}_i, \boldsymbol{T}_j)}$ 可以解释为相邻张量 $(\boldsymbol{T}_i, \boldsymbol{T}_j)$ 不连续的惩罚,当两者相似时,$B_{(\boldsymbol{T}_i, \boldsymbol{T}_j)}$ 较大,不相似时接近 0;区域项 $R_{\boldsymbol{T}_i}(A_i)$ 表示指定 $\boldsymbol{T}_i$ 为目标或背景时的惩罚,可以通过张量 $\boldsymbol{T}_i$ 与目标和背景的种子张量的非相似性测度得到。其中,能量函数的最小化采用了最大流(Max flow)方法,可在多项式时间内对其精确求解,目前该方法已在图像复原、多视场重建、纹理合成及视频分割等计算机视觉领域获得了广泛的应用[97]。

J. Malcolm 等人,D. Han 等人和 Y. T. Weldeselassie 等人[105-107]均利用扩展 s-t 图割方法对张量图像进行分割。D. Han 等人[106]基于 s-t 图割方法将脑部 DTI 图像分割成脑白质、脑灰质和脑脊液三部分,但所用的不是张量图像,而是张量图像转化的标量(比如 FA 值)图像,显然会丢失张量图像的部分信息。该方法计算分割结果与专家手动分割结果的体素重叠率来评价分割质量。J. Malcolm 等人[105]与 Y. T. Weldeselassie 等人[107]直接处理张量数据,两种方法最大的不同在于 t 连接的权值的计算方式,前者是计算与对应种子点的距离的平均值作为权值,而后者将种子点利用非参数模型求出相应的概率分布后,求后验概率的对数的相反数作为权值。其中,Y. T. Weldeselassie 等人[107]用合成的 DTI 图像切片及真实的脑部与心脏 DTI 图像切片验证了算法的有效性,所用的张量相似性测度 J 散度、对数-欧氏距离对实验结果影响区别不大。J. Malcolm 等人[105]除了对脑部 DTI 切片做分割外,通过计算结构张量,也成功地应用于含丰富纹理的标量和矢量图像分割。该方法对距离测度的对比实验表明,欧氏距离分割效果较差,J 散度、对数-欧氏分割效果较好且性能相当。

此外,上述方法利用的先验知识为待分割目标(如胼胝体等)在成像图像中的位置和形状

信息。由于图割方法需要指定一定数量的目标点和背景点作为种子,因此分割算法要手动在目标区域和背景区域取点。

表5.5对基于图割的方法进行了分析对比。

表 5.5　基于图割的方法对比

方法类别	张量相似性测度	分割对象	优点	不足
文献[106]	无	3D脑白质、脑灰质、脑脊液	通过计算重叠率对结果进行客观评价	未利用张量值,损失了方向信息
文献[107]	f_3,f_4	合成张量图像、2D胼胝体、心脏	完整利用张量信息,对比了两种张量相似性测度对分割结果的影响	仅分割了2D张量图像,分割结果未进行客观评价
文献[105]	f_2,f_3,f_4	2D标量纹理图像2D胼胝体	完整利用张量信息,分割含丰富纹理的标量图像,对比了三种张量相似性测度对分割结果的影响	分割结果未进行客观评价

5.2.3.3　基于水平集的方法:

水平集方法是一类偏微分方程(Partial Differential Equation,PDE)的数值稳定求解方法。对DTI分割问题,有直接建立曲面演化PDE模型的方法[65-66,89,92,95],也有建立基于曲面或区域的能量泛函的方法[61-64,96]。前者直接利用水平集方法求解,后者需要利用变分法导出对应的几何流方程,再用水平集方法求稳定数值解[107]。

1.基于曲面演化PDE模型的方法

2003年,L. Zhukov等人[89]首次提出利用水平集方法进行DTI分割,采用的曲面演化水平集方程如下:

$$\frac{\partial \varphi}{\partial t}=-\boldsymbol{\nabla}_\phi (F_{\text{attr}}+\beta F_{\text{curv}}) \tag{5.118}$$

其中:

$$F_{\text{attr}}=\boldsymbol{\nabla}\,|\,\boldsymbol{\nabla}(G*I(x))\,| \tag{5.119}$$

$$F_{\text{curv}}=\left(\boldsymbol{\nabla}\cdot\frac{\boldsymbol{\nabla}\phi}{|\boldsymbol{\nabla}\phi|}\right)\frac{\boldsymbol{\nabla}\phi}{|\boldsymbol{\nabla}\phi|} \tag{5.120}$$

式中,ϕ为水平集函数,$\phi=0$即为分割的边界曲面,以下同;$\boldsymbol{\nabla}$为梯度算子;G为高斯核函数;$I(x)$为DTI体数据;*为卷积运算;F_{attr}为吸引项,推动曲面演化到分割边界;F_{curv}为曲率光滑项,控制曲面光滑度。该方法未直接对张量图像进行分割,而是由张量图像生成了两个描述各向异性特征的标量图像。显然,对各向异性标量图像进行分割忽略了张量的方向信息,这对于具有相同各向异性特征但方向完全不同的区域,将导致无法区分而造成分割失败。

同年,C. Feddern 等人[92]首次对张量图像进行分割,他们利用平均曲率运动(Mean curvature motion)模型和自蛇(Self-snakes)模型进行 2×2 张量图像降噪,并将测地线活动轮廓(Geodesic active contour)模型扩展到张量图像。然而,该方法对标量模型的张量化推广和实验验证对象仅为 2 维 2×2 张量图像,且未对分割效果进行相应的分析评价。

2005 年,L. Jonasson 等人[64]考虑同一纤维束内的相邻体素具有相似的扩散特性这一特点,通过三维表面的演化来完成分割,使用如下曲面演化水平集方程:

$$\frac{\partial \phi}{\partial t} = (H_T(F) + \alpha k) \mid \boldsymbol{V}\phi \mid \tag{5.121}$$

其中:(1)$H_T(\ \ )$ 为正则化 Heaviside 函数,定义为

$$H_T(x) = \begin{cases} 0 & x < T - \varepsilon \\ \dfrac{1}{2}\left[1 + \dfrac{x - T}{\varepsilon} + \dfrac{1}{\pi}\sin(\pi(x - T)/\varepsilon)\right] & \mid x - T \mid \leqslant \varepsilon \\ 1 & x > T + \varepsilon \end{cases} \tag{5.122}$$

式中,T 为选择的阈值,一般在 $0.40 \sim 0.55$ 之间;ε 为较小的常数,例如 0.1。

(2)F 为演化速度函数,用于控制边界曲面的演化速度,构造为

$$F = \text{mean}(f_5(\boldsymbol{D}_i, \boldsymbol{D}_{i-1}), f_5(\boldsymbol{D}_i, \boldsymbol{D}_{i-2})) \tag{5.123}$$

式中,$\boldsymbol{D}_i$ 表示演化曲面上的当前体素张量;$\boldsymbol{D}_{i-p}$ 表示当前体素沿曲面法线反方向的临近第 p 个体素的张量值。对张量的测量采用的是归一化张量标量积 f_5,实际上是对两个张量重叠部分的一种测量。

(3)k 为最小主曲率,用来平滑边界曲面,表达式为

$$k = H - \sqrt{H^2 - K} \tag{5.124}$$

式中,H 为平均曲率;K 为高斯曲率。

在此模型基础上,L. Jonasson 等人[66]通过耦合多个类似的水平集方程,对丘脑的多个核同时进行分割,单个水平集方程与前述模型也稍有差别:

$$\frac{\partial \varphi_i}{\partial t} = (\alpha F_i + \beta k_i + \gamma H_i) \mid \boldsymbol{V}\varphi_i \mid \tag{5.125}$$

其中,F_i 为区域作用项,由区域属性产生的使曲面演化的"力";H_i 为耦合作用项,来自其他水平集的作用"力",用于防止多个边界表面发生重叠;k_i 为平均曲率,起平滑作用;α,β,γ 为权值因子。为了区分出核之间的细微差别,该方法提出了一个新的张量相似性测度:积分相似性[65-66]。该测度能敏感地测量张量之间的主扩散方向的不同,而这也正是各种核之间能够区分的良好特征。同时,该方法的分割结果与现有的解剖学结果有较好的一致性。

2008 年,W. H. Guo 等人[95]同样用 Jonasson 模型对脑胼胝体进行分割,他们将三维表面沿法线方向的演化速度 F 正比于两个量的线性组合:

$$F = \mathrm{SIM} + \beta\mathrm{CONS} \tag{5.126}$$

该算法能使演化表面在与张量场的一致性位置加速演化,同时能在一定程度上降噪并改善分割效果,其定义如下:

$$\mathrm{CONS} = \mathrm{FA}\left| \boldsymbol{N}\,\frac{\boldsymbol{D}_i\boldsymbol{N}}{|\boldsymbol{D}_i\boldsymbol{N}|}\right| \tag{5.127}$$

其中,FA 为 $\boldsymbol{D}_i$ 对应的 FA 值;$\boldsymbol{N}$ 为演化表面 $\boldsymbol{D}_i$ 处法线方向。

表 5.6 对上述方法进行了分析对比。

表 5.6　基于曲面演化 PDE 模型的方法对比

方法类别	张量相似性测度	分割对象	优点	不足
Zhukov[89]	无	3D 胼胝体	提出了新的各向异性指数,给出了分割结果表面积和体积计算方法	未利用张量值,损失了方向信息;分割结果未进行客观评价
Feddern[92]	无	2D 人脑轮廓	对三种水平集模型进行了张量化推广	仅处理了 2×2 张量,仅分割了 2D 图像,分割结果未进行客观评价
Jonasson[65]	f_5	合成张量图像 3D 胼胝体等脑部多个组织	基于新的张量相似性测度建立了有效的演化速度项,证明了模型解的存在性和唯一性	分割效果对阈值敏感,分割结果未进行客观评价
Jonasson[66]	f_6	合成张量图像 3D 丘脑核	提出了较敏感的张量相似性测度,提出了多水平集耦合演化方法	算法实现比较复杂
Guo[95]	f_3, f_5	合成张量图像 3D 胼胝体	基于 Jonasson 模型,提出了更有效的演化速度项	仅客观评价了算法对二维合成 2×2 张量图像分割的有效性,未对 3 维 DTI 图像分割结果进行客观评价

2.基于能量泛函变分的方法

2004 年,Z. Z. Wang 等人[109]将基于区域的 Mumford-Shah 模型[110]推广到张量图像的分割,考虑区域为简单的分段常数形式,给出的能量泛函如下:

$$E(C, T_1, T_2) = \int_R \mathrm{dist}^2(T(x), T_1)\,\mathrm{d}x + \int_{R^c}\mathrm{dist}^2(T(x), T_2)\,\mathrm{d}x + \beta|C| \tag{5.128}$$

其中,

$$T_1 = \frac{\int_R T(x) \mathrm{d}x}{|R|} \quad T_2 = \frac{\int_{R^C} T(x) \mathrm{d}x}{|R^C|} \tag{5.129}$$

式中，C 为分割的边界曲线；R 代表 C 包围的内部区域；R^C 代表外部区域；T_1，T_2 分别为代表 R 和 R^C 的常数张量；dist(　) 为张量的相似性测度，这里选用欧氏距离 f_2；$|C|$ 代表曲线 C 的弧长；β 为调节因子。

利用变分法，得到的梯度下降流方程为

$$\frac{\partial C}{\partial t} = -\left[\beta k - \mathrm{dist}^2(T(x), T_1(t)) + \mathrm{dist}^2(T(x), T_2(t)) \right] \boldsymbol{N} \tag{5.130}$$

其中，k 为曲线 C 的曲率；$\boldsymbol{N}$ 为曲线 C 的外法线方向。

式（5.128）对应的水平集方程为

$$\frac{\partial \varphi}{\partial t} = \left[\beta \mathrm{div}\left(\frac{\boldsymbol{\nabla}\phi}{|\boldsymbol{\nabla}\phi|} \right) - \mathrm{dist}^2(T(x), T_1) + \mathrm{dist}^2(T(x), T_2) \right] |\boldsymbol{\nabla}\phi| \tag{5.131}$$

该方法仅用于分割二维张量图像。此后的一些研究中沿用了该模型[108]，同样对二维张量图像进行分割，但将张量视作均值为 0 的高斯分布的协方差矩阵，提出了基于高斯概率分布的信息理论测度，即 J 散度 f_3，此测度满足仿射不变性，能获得比欧氏距离更精确的分割效果。文献[62]对该方法展开了进一步的研究，分割对象变为三维张量图像，并且不仅考虑了简单形式的分段常数区域形式，而且对分段光滑的区域形式也给出了详细的算法步骤。

2005 年，C. Lenglet 等人[63-64]基于黎曼几何理论，建立了关于张量区域的多元正态分布模型，将张量图像视作 3 维概率密度函数场，提出了一种新的分割方法。他们构造的能量泛函基于贝叶斯框架，即最大化后验分割概率。其表达式如下：

$$E(\phi, \overline{\boldsymbol{\Sigma}}_{\mathrm{in/out}}, \boldsymbol{\Lambda}_{\mathrm{in/out}}) = v \int_\Omega \delta(\phi) |\boldsymbol{\nabla}\phi| \mathrm{d}x + \int_\Omega \delta(\phi) |\boldsymbol{\nabla}\phi| g_\alpha(\boldsymbol{\Sigma}(x)) \mathrm{d}x - $$
$$\int_{\Omega_{\mathrm{in}}} \lg p(\boldsymbol{\Sigma} | \overline{\boldsymbol{\Sigma}}_{\mathrm{in}}, \boldsymbol{\Lambda}_{\mathrm{in}}) \mathrm{d}x - \int_{\Omega_{\mathrm{out}}} \lg p(\boldsymbol{\Sigma} | \overline{\boldsymbol{\Sigma}}_{\mathrm{out}} \boldsymbol{\Lambda}_{\mathrm{out}}) \mathrm{d}x \tag{5.132}$$

其中，ϕ 为水平集函数，零水平集即为分割的边界曲面，包含在其内部的区域表示为 Ω_{in}，其外部区域为 Ω_{out}；$\overline{\boldsymbol{\Sigma}}$ 和 $\boldsymbol{\Lambda}$ 分别表示区域内张量的平均值和协方差矩阵，它们的值根据所用张量相似性测度的不同而采用不同的计算方法；$\boldsymbol{\nabla}$ 为梯度算子，对不同的张量相似性测度其表达形式会有不同；δ 为狄拉克函数；v 为调节参数，一般取值在 $5 \sim 10$ 之间，$g_\alpha(u) = 1/(1 + u^\alpha)$，$\alpha$ 取 1 或 2。

式（5.132）对应的水平集方程为

$$\frac{\partial \phi}{\partial t} = \delta(\phi)\left((v + g_\alpha(\boldsymbol{\Sigma})) \mathrm{div}\left(\frac{\boldsymbol{\nabla}\phi}{|\boldsymbol{\nabla}\phi|} \right) + \frac{\boldsymbol{\nabla}\phi}{|\boldsymbol{\nabla}\phi|} \boldsymbol{\nabla} g_\alpha(\boldsymbol{\Sigma}) + \lg \frac{p(\boldsymbol{\Sigma} | \overline{\boldsymbol{\Sigma}}_{\mathrm{in}}, \boldsymbol{\Lambda}_{\mathrm{in}})}{p(\boldsymbol{\Sigma} | \overline{\boldsymbol{\Sigma}}_{\mathrm{out}}, \boldsymbol{\Lambda}_{\mathrm{out}})} \right) \tag{5.133}$$

C. Lenglet 等人[63]提出了一种新的张量相似性测度，即测地线距离，并给出了在此测度下各部分的计算方法，通过合成三维张量图像和真实的 DTI 图像验证了该模型能较好地完成分割。随后，C. Lenglet 等人[63-64]对三种距离测度——欧氏距离、J 散度和测地线距离进行了实验比较,分割结果表明,测地线距离为最佳测度。

之后,R. D. Luis 等人[96,99]又提出了基于区域统计分布的测地线活动区域(GAR)模型:

$$E(C,\Theta_1,\Theta_2) = -\int_{\Omega_1} \lg p(T(x)\mid\Theta_1)\mathrm{d}x - \int_{\Omega_2} \lg p(T(x)\mid\Theta_2)\mathrm{d}x + v\mid C\mid \quad (5.134)$$

其中,C 为分割的边界曲面;Ω_1,Ω_2 分别为 C 的内部和外部区域;Θ_1,Θ_2 分别为区域 Ω_1,Ω_2 的统计分布参数集合;$p(T(x)\mid\Theta_1)$,$p(T(x)\mid\Theta_2)$ 分别表示区域 Ω_1,Ω_2 的概率密度函数。

式(5.54)对应的水平集方程为

$$\frac{\partial\phi}{\partial t} = \delta(\phi)\left[v\,\boldsymbol{\nabla}\cdot\left(\frac{\boldsymbol{\nabla}\phi}{\mid\boldsymbol{\nabla}\phi\mid}\right) - \frac{p(T(x)\mid\Theta_1)}{p(T(x)\mid\Theta_2)}\right] \quad (5.135)$$

该方法对区域统计分布的描述,不同于 Lenglet 等人采用单一的高斯概率密度,为了增加对不同分布区域描述的适应性,Luis 等人使用了混合高斯密度函数(多个高斯密度函数的组合),并利用 32 幅张量图像进行验证。得到的结论是,使用混合高斯密度函数描述区域分布,可比单一高斯概率密度获得更佳的分割效果。

上述两类基于水平集的方法也均需用到待分割组织的位置和形状信息。水平集方法需初始化,其中对二维分割需描绘出初始轮廓线,对三维分割需描绘出初始轮廓球,并且初始轮廓位置应在待分割组织附近,这样既能保证分割的精度也能提高分割的速度。

表 5.7 对以上方法进行了对比分析。

表 5.7 基于能量泛函变分的方法对比

方法类别	相似性测度	分割对象	优点	不足
Wang[109]	f_2	合成张量图像、2D 脊髓胼胝体	将 M-S 模型推广到张量图像	使用分段常数模型,适应性不足;仅对 2 维张量图像分割;未对分割结果进行客观评价
Wang[109]	f_3	合成张量图像、2D 脊髓胼胝体	提出了具有仿射不变性的张量相似性测度	使用分段常数模型,适应性不足;仅对 2 维张量图像分割;未对分割结果进行客观评价
Wang[62]	f_3	合成张量图像、3D 脊髓胼胝体	实现了 3 维 DTI 分割,研究了分段光滑模型	未对分割结果进行客观评价
Lenglet[63]	f_7	合成张量图像、3D 胼胝体	提出了基于黎曼理论的张量相似性测度,提出了基于贝叶斯框架的最大后验概率分割模型	未对分割结果进行客观评价

续 表

方法类别	相似性测度	分割对象	优点	不足
Lenglet[64,111]	f_2, f_3, f_7	合成张量图像、3D 胼胝体	比较了三种张量相似性测度的分割效果	未对分割结果进行客观评价
Luis[96,99]	f_3, f_7	3D 胼胝体	将 GAR 模型推广到张量图像;以混合高斯模型描述区域分布,适应性更强	算法实现比较复杂

5.2.3.4　其他 DTI 分割方法

除了上述基于聚类、图割和水平集的方法外,DTI 分割领域还出现了基于张量样条、基于分类树和基于张量形态学梯度等的其他分割方法。

2007 年,B. Angelos 等人[112]提出基于张量样条的方法,首次实现了对海马体的自动分割。该方法首先利用张量样条插值近似 DTI 张量场,然后用获得的张量样条模型,对基于高斯马尔科夫测量场(Gauss Markov Measure Field,GMMF)的贝叶斯分割方法[113]进行张量化,从而形成新的多区域分割方法;2008 年,G. Zimmerman-Moreno 等人[114]提出了一种基于分类树的快速方法用于脑部白质纤维束的分割。该方法通过描述属于不同结构组织的纤维束的不同空域特征,训练了一种有监督的决策树模型,实现了对纤维束的分类分割。同年,E. Davoodi-Bojd 等人[115]还提出了利用图谱先验知识进行配准的纤维束自动分割方法,具有较好的鲁棒性;之后,L. Rittner 等人[100-102]提出了基于张量形态学梯度的自动分割方法,用于实现对胼胝体、丘脑核等脑组织的分割。该方法利用张量形态学梯度运算将 DTI 图像转换成标量梯度图像,然后选用分水岭变换对该标量图像进行分割,通过设置唯一的参数——待分割区域数,可实现对上述脑组织的分层次分割。2012 年,彭杰等人[116]提出了一种基于马尔科夫随机场的 DTI 分割方法。该方法利用马尔科夫随机场模型,挖掘图像中的扩散张量信息,根据贝叶斯定理将图像分割问题转化为最小后验能量的求取,运用迭代条件模型求解。该方法对 DTI 图像分割效果明显优于 k 均值算法。2014 年,邵向鑫等人[117]提出了一种基于主动轮廓模型的 DTI 图像分割方法,通过主动轮廓模型与仿生优化算法结合,能够对结果轮廓进行快速的平滑,从而提高分割结果的精确度。此外,K. M. Hasan 等人[118]还总结了近年来 DTI 计算方法所用到的各类工具软件,为 DTI 分割方法的研究提供了便利条件。

5.2.4　DTI 分割算法的发展趋势

在各种 DTI 图像分割方法当中,聚类分割算法相对简单,实时性较好,但这类方法仅对丘脑核等均匀、紧致且形状类似球体的成团组织区域有效,而不适用于脑胼胝体等细长复杂结构的分割,在适应性方面不如基于图割和水平集的方法;图割方法以图的理论考虑分割问题,并基于离散网格建立能量函数,求解过程不用考虑近似误差问题,可获得精确的全局最优解,灵活性较好,能够将先验信息方便地融入所构造的能量函数中,且可对分割结果进行再次修正来提高分割质量。但该类方法解决多区域分割问题的能力有限,求解过程也属于 NP 困难问题,只能得到近似最优解;水平集方法的求解过程需利用有限元或有限差分方法,通常只能保证找到局部最优解,初始化质量也对分割结果有较大影响。同时,该方法较难利用先验信息,与前两类算法相比,计算量也偏大,但其优点是可对超曲面进行自动平滑,同时进行多区域的正则化精确分割。

DTI 分割方法的发展方向可归纳如下:

(1)现有方法大多涉及如何描述区域统计特性的问题,既有简单的高斯概率密度模型,也有复杂的混合高斯密度模型。若仅从概率密度函数角度考虑,基于数据驱动的非参数概率密度函数是较好的选择。

(2)人体组织可由解剖学获得比较明确的位置、形状等先验信息,在对其 DTI 图像进行分割时,加入适当的已知先验知识,将有助于产生更好的分割结果。因此,如何更有效地将先验知识用于分割技术,就成为 DTI 分割方法值得研究的重要问题之一。

(3)许多 DTI 分割算法均需设定初始值及相关的调节参数。一般情况下,合理的初始值主要根据待分割组织的先验信息来确定,但对于某些关键参数的设置,往往只能通过多次计算尝试,才能获得较好的结果。而且,不同的 DTI 数据和分割对象,其参数值往往也不相同。因此,如何寻找这些关键参数的最优值,构建参数选择的方法模型,也是目前待解决的难题之一。

(4)当前对 DTI 图像分割算法的评价,大多以医学专家的主观经验作为评判标准,急需建立一套完整的评价体系,如用于公共算法测试的 DTI 数据库,其中的标准分割结果应由多位权威医学专家利用专业知识,在严格的条件下进行人工获取。同时,还应研究分割算法的客观数学评价准则,利用计算机进行分割结果的自动评价,同时结合专家手工分割结果,进行多样性、分层次、合理的主客观结合评价。

(5)将二维图像分割中的一些优秀算法转换为张量形式后,可大量应用于 DTI 图像的分割,从而为一些疾病的早期辅助检测提供便利。因此,如何将二维图像分割出现的新理论、新算法作张量化处理,也是今后研究的重要议题之一。

综上所述,DTI 分割算法无论是模型的灵活性,还是实现过程的鲁棒性,都有着较大的发展空间。随着 DTI 分割技术的逐渐成熟以及成像与后处理设备的逐步普及,利用医学影像进行计算机辅助诊断的相关技术必将取得更大的进步。

参 考 文 献

［1］　于倩. 扩散张量磁共振图像配准算法及其评价研究［D］.西安：西北工业大学,2015.

［2］　Basser P J，Pierpaoli C. Microstructural and Physiological Features of Tissues Elucidated by Quantitative – diffusion – tensor MRI［J］. Journal of Magnetic Resonance – Series B，1996,11(3)：209 – 219.

［3］　Woods R P，Grafton S T，Holmes C J，et al. Automated Image Registration：I. General Methods and Intrasubject，Intramodality Validation［J］. Journal of Computer Assisted Tomography，1998，22(1)：139 – 165.

［4］　Studholme C，Hill D L G，Hawkes D J，et al. An Overlap Invariant Entropy Measure of 3D Medical Image Alignment［J］. Pattern Recognition，1999，32(1)：71 – 86.

［5］　Alexander D C，Gee J C. Elastic Matching of Diffusion Tensor Images［J］. Computer Vision and Image Understanding，2000，77(2)：233 – 250.

［6］　Schnabel J A，Rueckert D，Quist M，et al. A Generic Framework for Non-rigid Registration Based on Non-uniform Multi – level Free-form Deformations［C］. International Conference on Medical Image Computing and Computer-Assisted Intervention – MICCAI 2001. Springer Berlin Heidelberg，2001：573 – 581.

［7］　Yao X F，Song Z J. Deformable Registration for Geometric Distortion Correction of Diffusion Tensor Imaging［C］. Computer Analysis of Images and Patterns. Springer Berlin Heidelberg，2011：545 – 553.

［8］　Rohde G K，Pajevic S，Pierpaoli C. Multi-channel Registration of Diffusion Tensor Images Using Directional Information［C］. IEEE International Symposium on Biomedical Imaging：Nano to Macro,2004：712 – 715.

［9］　Verma R，Davatzikos C. Matching of Diffusion Tensor Images Using Gabor Features［C］. IEEE International Symposium on Biomedical Imaging：Nano to Macro，2004：396 – 399.

［10］　Leemans A，Sijbers J，De Backer S，et al. Affine Coregistration of Diffusion Tensor Magnetic Resonance Images Using Mutual Information［C］. International Conference on Advanced Concepts for Intelligent Vision Systems. Springer Berlin Heidelberg，2005：523 – 530.

［11］　Andersson J L R，Jenkinson M，Smith S. Non-linear Registration，aka Spatial Normalisation［R］. FMRIB Technical Report TR07JA2，FMRIB Analysis Group of the University of Oxford，2007.

[12] Wang Y, Chen Z, Nie S, et al. Diffusion Tensor Image Registration Using Polynomial Expansion[J]. Physics in Medicine and Biology,2013,58(17): 6029.

[13] Avants B B, Epstein C L, Grossman M, et al. Symmetric Diffeomorphic Image Registration with Cross-correlation: Evaluating Automated Labeling of Elderly and Neurodegenerative Brain[J]. Medical Image Analysis, 2008, 12(1): 26 - 41.

[14] Arsigny V, Fillard P, Pennec X, et al. Log - Euclidean Metrics for Fast and Simple Calculus on Diffusion Tensors [J]. Magnetic Resonance in Medicine, 2006, 56: 411 - 421.

[15] Feddern C, Weickert J, Burgeth B, et al. Curvature - driven PDE Methods for Matrix - valued Images[J]. International Journal of Computer Vision, 2006, 69 (1): 93 - 107.

[16] Vercauterena T, Pennecb X, Perchant A, et al. Diffeomorphic Demons: Efficient Non - parametric Image Registration[J]. Neuroimage, 2009, 45(1):S61 - S72.

[17] Arsigny V, Commowick O, Pennec X, et al. A Log - euclidean Framework for Statistics on Diffeomorphisms [C]. International Conference on Medical Image Computing and Computer-Assisted Intervention, Springer Berlin Heidelberg,2006, 4190: 924 - 931.

[18] Ourselin S, Roche A, Prima S, et al. Block Matching: A General Framework to Improve Robusthess of Rigid Registration of Medical Images [C]. International Conference on Medical Image Computing and Computer-Assisted Intervention, Springer Berlin Heidelberg,2000:557 - 566.

[19] Chiang M C, Leow A D, Klunder A D, et al. Fluid Registration of Diffusion Tensor Images Using Information Theory[J]. IEEE Transactions on Medical Imaging,2008, 27(4):442 - 456.

[20] Cao Y, Miller M I, Winslow R L, et al. Large Deformation Diffeomorphic Metric Mapping of Vector Fields[J]. IEEE Transcations on Medical Imaging,2005, 24(9): 1216 - 1230.

[21] Vercauteren T, Pennec X, Perchant A, et al. Symmetric Log - domain Diffeomorphic Registration: A Demons - based Approach[C]. International Conference on Medical Image Computing and Computer-Assisted Intervention,2008,754 - 761.

[22] Sweet A, Pennec X. Log - Domain Diffeomorphic Registration of Diffusion Tensor Images[C]. International Workshop on Biomedical Image Registration, Springer Berlin Heidelberg,2010,198 - 209.

[23] 王远军. 基于多项式展开的弥散张量图像配准[D]. 上海:复旦大学, 2010.

[24] 甄帅. 磁共振扩散张量图像插值方法及其图像配准应用研究[D]. 杭州:浙江大学,2013.

[25] 韦芳芳,张相芬,陈辰. 多项式展开的快速扩散张量图像配准[J]. 上海师范大学学报(自然科学版),2012,41(4):364－368.

[26] Zhang H,Yushkevich P A,Alexander D C,et al. Deformable Registration of Diffusion Tensor MR Images with Explicit Orientation Optimization[J]. Medical Image Analysis,2006,10(5):764－785.

[27] Yeo B T T,Vercauteren T,Fillard T,et al. DT－REFinD:Diffusion Tensor Registration with Exact Finite－Strain Differential[J]. IEEE Transactions on Medical imaging,2009,28(12):1914－1928.

[28] Park H J,Kubicki M,Shenton M E,et al. Spatial Normalization of Diffusion Tensor MRI Using Multiple Channels[J]. Neuroimage,2003,20(4):1995－2009.

[29] Yap P T,Wu G,Zhu H,et al. TIMER:Tensor Image Morphing for Elastic Registration[J]. Neuroimage,2009,47(2):549－563.

[30] Yap P T,Wu G,Zhu H,et al. F－TIMER:Fast Tensor Image Morphing for Elastic Registration[J]. IEEE Transactions on Medical Imaging,2010,29(5):1192－1203.

[31] Ingalhalikar M,Yang J,Davatzikos C,et al. DTI－DROID:Diffusion Tensor Imaging－deformable Registration Using Orientation and Intensity Descriptors[J]. International Journal of Imaging Systems and Technology,2010,20(2):99－107.

[32] Wang Q,Yap P T,Wu G,et al. Diffusion Tensor Image Registration with Combined Tract and Tensor Features[C]. International Conference on Medical Image Computing and Computer-Assisted Intervention,2011,200－208.

[33] Gan L,Agam G. Efficient Nonlinear DTI Registration Using DCT Basis Functions[C]. IEEE Computer Society Conference on Computer Vision and Pattern Recognition Workshops (CVPRW),2011,17－22.

[34] 王钊. 对磁共振弥散张量图像配准算法的研究及实现[D]. 哈尔滨:哈尔滨工业大学,2013.

[35] Mayer A,Greenspan H. Direct Registration of White Matter Tractographies and Application to Atlas Construction[C]. Workshop on Statistical Registration:Pair－wise and Group－wise Alignment and Atlas Formation,2007.

[36] Shadmi R,Mayer A,Sochen N,et al. Piecewise Smooth Affine Registration of Point－sets with Application to DT－MRI Brain Fiber－data[C]. IEEE International Symposium on Biomedical Imaging:From Nano to Macro,2010,528－531.

[37] Zvitia O,Mayer A,Shadmi R,et al. Co－registration of White Matter

Tractographies by Adaptive – mean – shift and Gaussian Mixture Modeling[J]. IEEE Transactions on Medical Imaging,2010,29(1): 132 – 145.

[38] Wang Y, Yu Q, Liu Z X, et al. Evaluation on Diffusion Tensor Image Registration Algorithms[J]. Multimedia Tools and Applications, 2016:75(13):8105 – 8122.

[39] Wang Y, Zeng W X, Yu L L, et al. Advance in Diffusion Tensor Image Registration and Its Evaluation[J]. Journal of Medical Imaging & Health Informatics, 2016,6 (2):562 –570.

[40] Ruiz – Alzola J, Westin C F, Warfield S K, et al. Nonrigid Registration of 3D Tensor Medical Data[J]. Medical Image Analysis, 2002, 6(2): 143 – 161.

[41] Basser P J, Pajevic S. Statistical Artifacts in Diffusion Tensor MRI (DT-MRI) Caused by Background Noise [J]. Magnetic Resonance in Medicine, 2000, 44 (1): 41 – 50.

[42] Jones D K, Griffin L D, Alexander D C, et al. Spatial Normalization and Averaging of Diffusion Tensor MRI Data Sets[J]. Neuroimage,2002,17(2):592 – 617.

[43] Hecke V, Leemans A, et al. Nonrigid Coregistration of Diffusion Tensor Images Using a Viscous Fluid Model and Mutual Information[J]. IEEE Transactions on Medical Imaging,2007,26(11):1598 – 1612.

[44] Klein A, Andersson J, Ardekani B A,et al. Evaluation of 14 Nonlinear Deformation Algorithms Applied to Human Brain MRI Registration[J]. Neuroimage,2009,46(3): 786 – 802.

[45] Wang Y, Gupta A, Liu Z X, et al. DTI Registration in Atlas Based Fiber Analysis of Infantile Krabbe Disease[J]. Neuroimage, 2011, 55(4): 1577 – 1586.

[46] Miller P, Coope D, Thompson G, et al. Quantitative Evaluation of White Matter Tract DTI Parameter Changes in Gliomas Using Nonlinear Registration [J]. Neuroimage,2012,60(4): 2309 – 2315.

[47] Li Y, Jiang H Y, Mori S, et al. Quantitative Assessment of Mis-registration Issues of Diffusion Tensor Imaging (DTI)[C]. SPIE Medical Imaging 2012:Image Processing, 2012,8314:8314Y.

[48] Zhang S, Peng H, Dawe R J,et al. Enhanced ICBM Diffusion Tensor Template of the Human Brain[J]. Neuroimage,2011,54(2): 974 – 984.

[49] Adluru N, Zhang H, Fox A S, et al. A Diffusion Tensor Brain Template for Rhesus Macaques[J]. Neuroimage,2012,59(1):306 – 318.

[50] Keihaninejad S, Zhang H, Ryan N S, et al. An Unbiased Longitudinal Analysis Framework for Tracking White Matter Changes Using Diffusion Tensor Imaging with

Application to Alzheimer's Disease[J]. Neuroimage,2013,72:153 - 163.

[51] Crum W R, Camara O, Rueckert D, et al. Generalised Overlap Measures for Assessment of Pairwise and Groupwise Image Registration and Segmentation[C]. International Conference on Medical Image Computing and Computer - Assisted Intervention - MICCAI 2005. Springer Berlin Heidelberg,2005,99 - 106.

[52] Zijdenbos A P, Dawant B M, Margolin R A, et al. Morphometric Analysis of White Matter Lesions in MR Images: Method and Validation[J]. IEEE Transactions on, Medical Imaging, 1994,13(4): 716 - 724.

[53] Gee J C, Reivich M, Bajcsy R. Elastically Deforming 3D Atlas to Match Anatomical Brain Images[J]. Journal of Computer Assisted Tomography,1993,17(2): 225 - 236.

[54] Guimond A, Guttmann C R G, Warfield S K, et al. Deformable Registration of DT - MRI Data Based on Transformation Invariant Tensor Characteristics[C]. IEEE International Symposium on Biomedical Imaging, 2002:761 - 764.

[55] de Groot M. , Vernooij M W, Klein S, et al. Improving Alignment in Tract-based Spatial Statistics: Evaluation and Optimization of Image Registration [J]. Neuroimage, 2013, 76: 400 - 411.

[56] Lenglet C, Rousson M, Deriche R, et al. Statistics on the Manifold of Multivariate Normal Distributions: Theory and Application to Diffusion Tensor MRI Processing [J]. Journal of Mathematical Imaging and Vision,2006, 25(3): 423 - 444.

[57] Basser P J, Mattiello J, LeBihan D. MR Diffusion Tensor Spectroscopy and Imaging [J]. Biophysical Journal, 1994,66(1): 259 - 267.

[58] Haz-Edine A, David T, Luc B, et al. Recent Advances in Diffusion MRI Modeling: Angular and Radial Reconstruction [J]. Medical Image Analysis, 2011, 15 (4): 369 - 396.

[59] LeBihan D, Mangin J, Poupon C, et al. Diffusion Tensor Imaging: Concepts and Applications[J]. Journal of Magnetic Resonance Imaging, 2001, 13(4): 534 - 546.

[60] Susumu M, Zhang J. Principles of Diffusion Tensor Imaging and Its Applications to Basic Neuroscience Research[J]. Neuron, 2006, 51(5): 527 - 539.

[61] Wang Z Z, Vemuri B C. Tensor Field Segmentation Using Region Based Active Contour Model [C]. Proceedings of European Conference on Computer Vision, Prague, Czech Republic, 2004, 4: 304 - 315.

[62] Wang Z Z, Vemuri B C. DTI Segmentation Using an Information Theoretic Tensor Dissimilarity Measure[J]. IEEE Transactions on Medical Imaging, 2005, 24 (10): 1267 - 1277.

[63] Lenglet C, Rousson M, Deriche R, et al. A Riemannian Approach to Diffusion Tensor Images Segmentation[C]. Proceedings of Information Processing in Medical Imaging, Colorado, USA, 2005: 591 – 602.

[64] Lenglet C, Rousson M, Deriche R. DTI Segmentation by Statistical Surface Evolution[J]. IEEE Transactions on Medical Imaging, 2006, 25 (6): 685 – 700.

[65] Jonasson L, Bresson X, Hagmann P, et al. White Matter Fiber Tract Segmentation in DT – MRI Using Geometric Flows [J]. Medical Image Analysis, 2005, 9 (3): 223 – 236.

[66] Jonasson L, Hagmann P, Pollo C, et al. A Level Set Method for Segmentation of the Thalamus and Its Nuclei in DT – MRI [J]. Signal Processing, 2007, 87 (2): 309 – 321.

[67] Awate S, Gee J. A Fuzzy, Nonparametric Segmentation Framework for DTI and MRI Analysis [C]. Proceedings of Information Processing in Medical Imaging, Kerkrade, The Netherlands, 2007: 296 – 307.

[68] Awate S, Zhang H, Gee J. A Fuzzy, Nonparametric Segmentation Framework for DTI and MRI Analysis: with Applications to DTI – tract Extraction [J]. IEEE Transaction on Medical Imaging, 2007, 26(11): 1525 – 1536.

[69] Nazem-Zadeh M R, Davoodi – Bojd E, Soltanian – Zadeh H. Atlas – based Fiber Bundle Segmentation Using Principal Diffusion Directions and Spherical Harmonic Coefficients[J]. Neuroimage, 2011, 54: s146 – s164.

[70] Li H, Xue Z, Guo L, et al. A Hybrid Approach to Automatic Clustering of White Matter Fibers[J]. Neuroimage, 2010, 49(2): 1249 – 1258.

[71] Wassermann D, Bloy L, Kanterakis E, et al. Unsupervised White Matter Fiber Clustering and Tract Probability Map Generation: Applications of a Gaussian Process Framework for White Matter Fibers[J]. Neuroimage, 2010, 51(1): 228 – 241.

[72] Tournier J D, Calamante F, Gadian D G, et al. Direct Estimation of the Fiber Orientation Density Function from Diffusion-weighted MRI Data Using Spherical Deconvolution[J]. Neuroimage, 2004, 23(3): 1176 – 1185.

[73] Eckstein I, Shattuck D W, Stein J L, et al. Active Fibers: Matching Deformable Tract Templates to Diffusion Tensor Images[J]. Neuroimage, 2009, 47: T82 – T89.

[74] Davoodi-Bojd E, Nazem-Zadeh M R, Soltanian-Zadeh H. Atlas Based Segmentation of White Matter Fiber Bundles Using ODF Data in Reduced Position Orientation Space(RPOS)[C]. The 6th Annual World Congress for Brain Mapping and Image Guided Therapy (Annual Congress of the IBMISPS), Boston, USA, 2009, 26 – 29.

[75] Basser P J，Pajevic S，Pierpaoli C，et al. In Vivo Fiber Tractography Using DT-MRI Data[J]. Magnetic Resonance in Medicine，2000，44(4)：625 – 632.

[76] Parker G，Wheeler – Kingshott C，Barker G. Estimating Distributed Anatomical Connectivity Using Fast Marching Methods and Diffusion Tensor Imaging[J]. IEEE Transaction. on Medical Imaging，2002，21(5)：505 – 512.

[77] Behrens T E J，Berg H J，Jbabdi S，et al. Probabilistic Diffusion Tractography with Multiple Fibre Orientations：What Can We Gain？[J]. Neuroimage，2007，34 (1)：144 – 155.

[78] 吴占雄，朱善安，贺斌. 扩散张量成像中脑胼胝体结果图像的分割算法[J]. 浙江大学学报(工学版)，2011，45(1)：163 – 167.

[79] 吴占雄，陈潮，高明煜，等. 基于张量形态学梯度和图像森林化变换分水岭算法的扩散张量图像脑白质分割[J]. 航天医学与医学工程，2011，24(2)：139 – 142.

[80] Wu X，Xie M Y，Zhou J L，et al. Globally Optimized Fiber Tracking and Hierarchical Clustering—a Unified Framework[J]. Magnetic Resonance Imaging，2012，30(4)：485 – 495

[81] Li L J，Ma N，Li Z，et al. Prefrontal White Matter Abnormalities in Young Adult with Major Depressive Disorder：a Diffusion Tensor Imaging Study[J]. Brain Research，2007，1168：124 – 128.

[82] Yu C S，Shu N，Li J，et al. Plasticity of the Corticospinal Tract in Early Blindness Revealed by Quantitative Analysis of Fractional Anisotropy Based on Diffusion Tensor Tractography[J]. Neuroimage，2007，36(2)：411 – 417.

[83] Jiang T Z，Liu Y，Shi F et al. Multimodal Magnetic Resonance Imaging for Brain Disorders：Advances and Perspectives[J]. Brain Imaging and Behavior，2008，2(4)：249 – 257.

[84] Zhou Y，Shu N，Liu Y，et al. Altered Resting – state Functional Connectivity and Anatomical Connectivity of Hippocampus in Schizophrenia[J]. Schizophrenia Research，2008，100(1)：120 – 132.

[85] Shu N，Li J，Li K C，et al. Abnormal Diffusion of Cerebral White Matter in Early Blindness[J]. Human Brain Mapping，2009，30(1)：220 – 227.

[86] Zhang T，Guo L，Li K M，et al. Predicting Functional Brain ROIs Via Fiber Shape Models[C]. International Conference on Medical Image Computing and Computer-Assisted Intervention，Toronto，Canada，2011：42 – 49.

[87] Bougias C，Tripoliti E E. Theory of Diffusion Tensor Imaging and Fiber Tractography Analysis[J]. European Journal of Radiography，2009，1(1)：37 – 41.

[88] Arsigny V, Fillard P, Pennec X, et al. Fast and Simple Calculus on Tensors in the Log – Euclidean framework [C]. International Conference on Medical Image Computing and Computer-Assisted Intervention,California, USA, 2005,115 – 122.

[89] Zhukov L, Museth K, Breen D, et al. Level Set Modeling and Segmentation of DT – MRI Brain Data[J]. Journal of Electric Imaging,2003, 12(1): 125 – 133.

[90] Pennec X, Fillard P, Ayache N. A Riemannian Framework for Tensor Computing [J]. International Journal of Computer Vision, 2006, 66(1): 41 – 66.

[91] Peeters T H J M, Rodrigues P R, Vilanova A, et al. Analysis of Distance/similarity Measures for Diffusion Tensor Imaging[M]. Laidlaw D, Weickert J. Visualization and Processing of Tensor Fields: Advances and Perspectives, Berlin: Springer, 2009: 113 – 136.

[92] Feddern C, Weickert J, Burgeth B. Level-set Methods for Tensor-valued Images[C]. IEEE Workshop on Variational, Geometric and Level Set Methods in Computer Vision, Nice, France, 2003: 65 – 72.

[93] Wiegell M R, Tuch D S, Larson H B W, et al. Automatic Segmentation of Thalamic Nuclei from Diffusion Tensor Magnetic Resonance Imaging[J]. Neuroimage, 2003, 19(2): 391 – 401.

[94] Duan Y, Li X, Xi Y. Thalamus Segmentation from Diffusion Tensor Magnetic Resonance Imaging[J]. International Journal of Biomedical Imaging, 2007(2): 1 – 5.

[95] Guo W H, Chen Y M, Zeng Q G. A Geometric Flow-based Approach for Diffusion Tensor Image Segmentation[J]. Philosophical Transactions of the Royal Society of London A: Mathematical, Physical and Engineering Sciences, 2008, 366 (1874): 2279 – 2292.

[96] De Luis-Garcia R, Westin C F, Alberola C. Gaussian Mixtures on Tensor Fields for Segmentation: Applications to Medical Imaging[J]. Computerized Medical Imaging and Graphics, 2011, 35(1): 16 – 30.

[97] Boykov Y Y, Funka – Lea G. Graph Cuts and Efficient N – D Image Segmentation [J]. International Journal of Computer Vision, 2006, 70(2): 109 – 131.

[98] Ziyan U, Tuch D, Westin C F. Segmentation of Thalamic Nuclei from DTI Using Spectral Clustering [C]. International Conference on Medical Image Computing and Computer-Assisted Intervention,Copenhagen, Denmark, 2006: 807 – 814.

[99] Luis R D, Alberola C. Mixtures of Gaussians on Tensor Fields for DT – MRI Segmentation [C]. International Conference on Medical Image Computing and Computer-Assisted Intervention,Brisbane, Australia,2007: 319 – 326.

[100] Rittner L, Lotufo R, Campbell J, et al. Segmentation of Thalamic Nuclei Based on Tensorial Morphological Gradient of Diffusion Tensor Fields[C]. Proceedings of IEEE International Symposium on Biomedical Imaging, Boston, USA, 2010: 1173 – 1176.

[101] Rittner L, Lotufo R. Diffusion Tensor Imaging Segmentation by Watershed Transform on Tensorial Morphological Gradient [C]. Proceedings of the XXI Brazilian Symposium on Computer Graphics and Image Processing, Campo Grande, Brazil, 2008: 196 – 203.

[102] Rittner L, Appenzeller S, Lotufo R. Segmentation of Brain Structures by Watershed Transform on Tensorial Morphological Gradient of Diffusion Tensor Imaging[C]. the XXII Brazilian Symposium on Computer Graphics and Image Processing, Rio de Janeiro, Brazil, 2009: 126 – 132.

[103] Shi J, Malik J. Normalized Cuts and Image Segmentation[J]. IEEE Transactions on Pattern Analysis and Machine Intelligence, 2000, 22(8): 888 – 905.

[104] Boykov Y Y, Jolly M P. Interactive Graph Cutsfor Optimal Boundary & Region Segmentation of Objects in N – D Images[C]. International Conference on Computer Vision, Vancouver, Canada, 2001, I: 105 – 112.

[105] Malcolm J, Rathi Y, Tannenbaum A. A Graph Cut Approach to Image Segmentation on Tensor Space[C]. IEEE Conference on Computer Vision and Pattern Recognition, Minnesota, USA, 2007: 1 – 8.

[106] Han D, Singh V, Lee J E, et al. An Experimental Evaluation of Diffusion Tensor Image Segmentation Using Graph – cuts[C]. The IEEE Engineering in Medicine and Biology Society (EMBC), Minnesota, USA, 2009: 5653 – 5656.

[107] Weldeselassie Y T, Hamarneh G. DT – MRI Segmentation Using Graph Cuts[C]. SPIE on Medical Imaging 2007: Image Processing, San Diego, USA, 2007, UNSP 6512K.

[108] Aubert G, Kormprobst P. Mathematical Problems in Image Processing: Partial Differential Equations and the Calculus of Variations[M]. Beijing: World Publishing Corporation, 2009.

[109] Wang Z Z, Vemuri B C. An Affine Invariant Tensor Dissimilarity Measure and Its Applications to Tensor-valued Image Segmentation[C]. IEEE Computer Society Conference Computation Vision and Pattern Recognition, Washington, D. C., USA, 2004, 1: 228 – 233.

[110] Mumford D, Shah J. Optimal Approximations by Piecewise Smooth Functions and

Associated Variational-problems [J]. Communications on Pure and Applied Mathematics, 1989, 42(5): 577 - 685.

[111] Lenglet C, Rousson M, Deriche R, et al. A Statistical Framework for DTI Segmentation[C]. The 3rd IEEE International Symposium on Biomedical Imaging: From Nano to Macro, Arlington, Virginia, USA, 2006:794 - 797.

[112] Angelos B, Vemuri B C, Shepherd T M, et al. Tensor Splines for Interpolation and Approximation of DT - MRI with Applications to Segmentation of Isolated Rat Hippocampi [J]. IEEE Transactions on Medical Imaging, 2007, 26 (11): 1537 - 1546.

[113] Marroquín J L, Velasco F A, Rivera M, et al. Gauss-Markov Measure Field Models for Low - level Vision[J]. IEEE Transactions on Pattern Analysis and Machine Intelligence, 2001, 23(4): 337 - 348.

[114] Zimmerman - Moreno G, Mayer A, Greenspan H. Classification Trees for Fast Segmentation of DTI Brain Fiber Tracts[C]. IEEE Computer Society Conference on Computer Vision and Pattern Recognition Workshops, Alaska, USA, 2008, 1 - 7.

[115] Davoodi - Bojd E, Soltanian - Zadeh H. Atlas Based Segmentation of White Matter Fiber Bundles in DTMRI Using Fractional Anisotropy and Principal Eigen Vectors [C]. The 5th IEEE International Symposium on Biomedical Imaging: From Nano to Macro, Paris, France, 2008, 879 - 882.

[116] 彭洁, 徐启飞, 王华峰, 等. 一种基于马尔可夫随机场的弥散张量成像(DTI)图像分割的新算法[J]. 医疗卫生装备, 2012, 33(4):12 - 13.

[117] 邵向鑫, 林晓梅, 商婷婷. 基于主动轮廓模型的肝脏 DTI 图像分割的方法: CN104361597A[P]. 2015.

[118] Hasan K M, Walimuni I S, Abid H, et al. A Review of Diffusion Tensor Magnetic Resonance Imaging Computational Methods and Software Tools[J]. Computers in Biology and Medicine, 2011, 41(12): 1062 - 1072.

第 6 章 DMRI 开源软件工具

前面章节介绍了关于 DTI 的基本概念、DTI 的重要作用以及 DTI 配准及分割算法等相关知识。本章主要介绍常用的 DTI 数据处理软件。

通常，对 DTI 数据进行处理的操作主要包括 DTI 数据生成、可视化、去颅骨、计算旋转不变测度、配准、分割以及纤维跟踪成像等。表 6.1 简要展示了本章将要介绍的主要软件所具有的功能。

表 6.1　常用软件功能

	生成	可视化	去颅骨	计算旋转 不变测度	配准	分割	重定向	纤维跟踪成像
MRIcron	√							
3D Slicer		√		√	√			√
FSL	√	√	√		√	√		
ANTS					√		√	
DTI‑TK					√			
DTI Studio		√						√
MedINRIA		√			√			√

6.1　MRIcron[1]

6.1.1　MRIcron 软件概述

目前，脑成像数据主要有 DWI、FMRI（Functional Magnetic Resonance Imaging）、CT（Computed Tomography）等多种模态，不同品牌扫描仪存储数据的格式也不尽相同，这些数据在分析前都要进行格式转换。此外，脑成像处理软件也很多，不同软件使用的数据格式也不一样，因此数据转换是脑成像数据处理的第一步。目前，通用的医学图像格式基本为 DICOM 格式，因此使用之前需将原始数据的格式进行转换。这里主要以西门子设备为准，介绍在

Windows 下的 MRIcron 软件（http://www.mccauslandcenter.sc.edu/mricro/mricron/index.html）的 MRIConvert 转换。

从扫描中心下载的原始数据一般是以 DICOM 数据格式存在的压缩文件，解压后，得到原始文件。来自西门子的扫描仪的原始文件以"IMA"为后缀。对于功能像（FMRI）的数据，有多少个 TR 就有多少个 IMA 图像文件，即每个 IMA 文件就是一个完整的三维数据；对于 DTI 数据，有 n 个方向，有 m 个 b_0 像，就有 $n+m$ 张 IMA 图片，即 $n+m$ 个完整的三维数据。当然有的 DTI 数据只有一个 b_0 像，有的有 6 个 b_0 像之多。对于 3D 结构数据，如果扫描了 128 层，就会有 128 张 IMA 图像，每张图像就是一张 slice，不是三维数据。在 MRIcron 的安装目录下，有一个 dcm2nii.exe 文件和一个 dcm2niigui.exe 文件，并且分别有 dcm2nii.nii 和 dcm2niigui.nii 两个配置文件。dcm2nii.exe 是 Dos 的命令行操作，而 dcm2niigui.exe 是图形界面。这里使用的是 dcm2niigui.exe 命令。

6.1.2 软件使用步骤

（1）打开软件，选择 Output Format（输出格式）：4D NIfTI hdr/img，如图 6.1 所示。

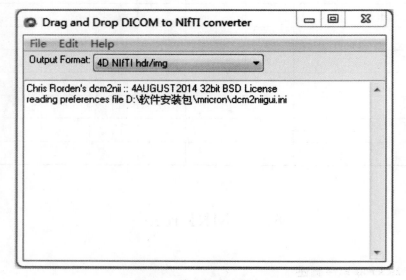

图 6.1　输出格式选择窗口

（2）选择要转换的 DICOM 数据文件，选择输出数据存放的文件夹（在 help 中可选择，默认与原始数据在同一文件夹），数据自动转换，转换完成后提示如图 6.2 所示。

（3）自动生成四种文件：可得到 DTI 扫描的梯度编码文件.bval 和.bvec，以及转换后的 NIFTI 格式的图像文件，如图 6.3 所示。

Drag and Drop DICOM to NIfTI converter
File Edit Help
Output Format: 4D NIfTI hdr/img
Chris Rorden's dcm2nii :: 4AUGUST2014 32bit BSD License
reading preferences file D:\软件安装包\mricron\dcm2niigui.ini
Chris Rorden's dcm2nii :: 4AUGUST2014 32bit BSD License
Converting D:\data\142005\DTI
Data will be exported to D:\data\142005\DTI
Validating 720 potential DICOM images.
Found 720 DICOM images.
Converting 720/720 volumes: 36
IM1->20120815_124646XINSHENGERNEW4s005a1001.img
Number of diffusion directions = 36
Conversion completed in 4103 ms

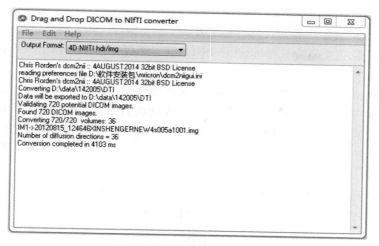

图 6.2　数据转换输出窗口

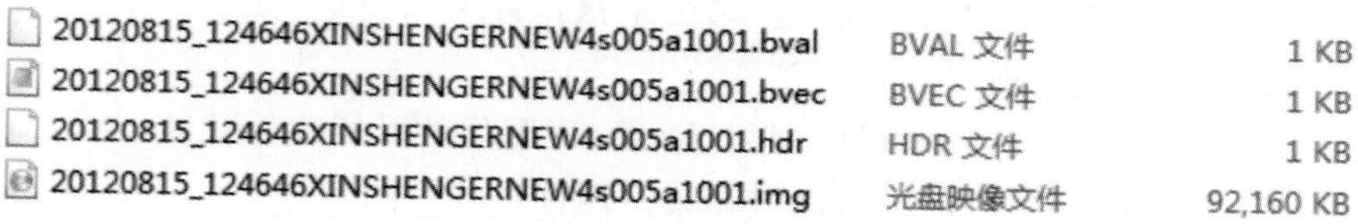

20120815_124646XINSHENGERNEW4s005a1001.bval BVAL 文件 1 KB
20120815_124646XINSHENGERNEW4s005a1001.bvec BVEC 文件 1 KB
20120815_124646XINSHENGERNEW4s005a1001.hdr HDR 文件 1 KB
20120815_124646XINSHENGERNEW4s005a1001.img 光盘映像文件 92,160 KB

图 6.3　转换输出文件

(4)应用梯度表：这个.bvec 里面就是梯度表信息，用记事本打开发现是 $3\times N$ 阶（N 为 DICOM 数据的个数）的矩阵，而 DtiStudio 要求的梯度表却是 $N\times 3$ 阶的矩阵，这样就需要一个矩阵转置的过程。转置完成后保存下来以便以后使用。

6.2　Slicer - DTMRI[2]

6.2.1　3D Slicer 软件概述

Slicer(或称 3D Slicer)是一个免费的开源软件包，可以用于对 DTI 图像的可视化和分析，主要应用平台有 Windows，Linux 和 MacOS 等。

3D Slicer 支持的功能：

· 支持多模态图像：MRI，CT，DTI，核医学和显微镜图像。

· 支持从头到脚的多器官。

· 支持对设备的双向界面。

• 支持扩展多种工具包的界面。

3D Slicer 总计包含至少 37 万行代码，主要由 C＋＋编写。这个庞大的软件开发工作获得了多个大型美国国立卫生研究院（National Institutes of Health，NIH）下属单位的支持，包括国防部以及其他单位。

3D Slicer 的执行文件和源代码基于伯克利软件套件编写，都是在没有任何相互需求下的免费开源的许可协议，没有任何使用的限制，但是对执行结果无任何官方保证。同时，3D Slicer 挂载了多种工具和软件来实现其功能。

6.2.2　3D Slicer 功能

3D Slicer 的功能主要通过内部集成的模块来完成，主要具备的 DTI 处理功能包括信息统计、图像配准、图像分割、张量量化、图像变换、图像处理等。

最新的 3D Slicer 4.5 版本（http://www.Slicer.org/）与之前的版本相比较增添了许多新功能：

• 改进了扩展应用，增添了许多新功能的扩展应用程序；
• 接近 150 项的特性改进以及漏洞修复，增强了执行效果和稳定性；
• 对许多应用模型进行了改进；
• 改进了变形模块，现在支持非线性变形，2D 到 3D 图像的可视化等功能；
• 改进了 DICOM 模块的用户界面，以增强其使用性；
• 改进了主题层次结构，增强了在加载数据时的组织性和操作性。

由于 3D Slicer 是一个免费的开源软件，所以不仅可供使用者使用，同时也可以供开发者使用，在网站 http://www.Slicer.org/上不仅可以下载到 3D Slicer 这一软件，以及它的教程和使用手册，而且可以在网站上下载到源代码，同时还有贡献方式和发展模块可供开发者使用。

6.2.3　3D Slicer 用户界面

3D Slicer 的主用户界面如图 6.4 所示。
3D Slicer 中支持的模块如图 6.5 所示。
3D Slicer 加载数据的界面如图 6.6 所示。
3D Slicer 保存数据的界面如图 6.7 所示。
3D Slicer 加载数据后的界面如图 6.8 所示。

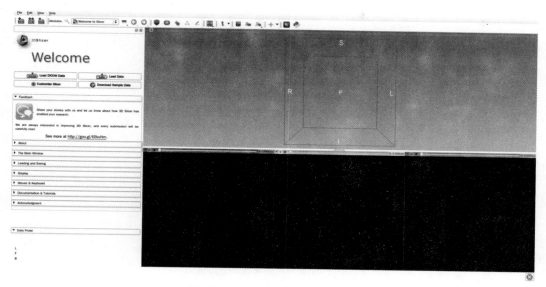

图 6.4　3D Slicer 的主用户界面

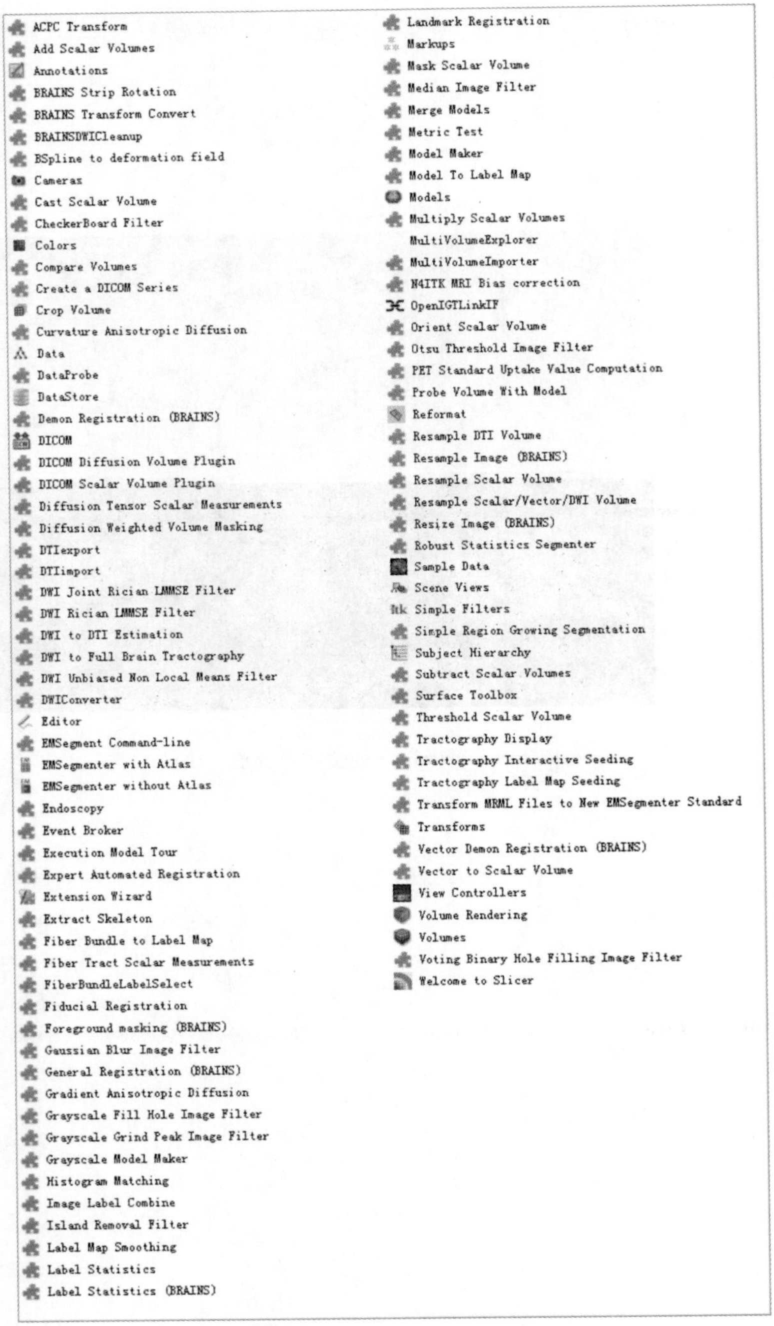

ACPC Transform
Add Scalar Volumes
Annotations
BRAINS Strip Rotation
BRAINS Transform Convert
BRAINSDWICleanup
BSpline to deformation field
Cameras
Cast Scalar Volume
CheckerBoard Filter
Colors
Compare Volumes
Create a DICOM Series
Crop Volume
Curvature Anisotropic Diffusion
Data
DataProbe
DataStore
Demon Registration (BRAINS)
DICOM
DICOM Diffusion Volume Plugin
DICOM Scalar Volume Plugin
Diffusion Tensor Scalar Measurements
Diffusion Weighted Volume Masking
DTIexport
DTIimport
DWI Joint Rician LMMSE Filter
DWI Rician LMMSE Filter
DWI to DTI Estimation
DWI to Full Brain Tractography
DWI Unbiased Non Local Means Filter
DWIConverter
Editor
EMSegment Command-line
EMSegmenter with Atlas
EMSegmenter without Atlas
Endoscopy
Event Broker
Execution Model Tour
Expert Automated Registration
Extension Wizard
Extract Skeleton
Fiber Bundle to Label Map
Fiber Tract Scalar Measurements
FiberBundleLabelSelect
Fiducial Registration
Foreground masking (BRAINS)
Gaussian Blur Image Filter
General Registration (BRAINS)
Gradient Anisotropic Diffusion
Grayscale Fill Hole Image Filter
Grayscale Grind Peak Image Filter
Grayscale Model Maker
Histogram Matching
Image Label Combine
Island Removal Filter
Label Map Smoothing
Label Statistics
Label Statistics (BRAINS)

Landmark Registration
Markups
Mask Scalar Volume
Median Image Filter
Merge Models
Metric Test
Model Maker
Model To Label Map
Models
Multiply Scalar Volumes
MultiVolumeExplorer
MultiVolumeImporter
N4ITK MRI Bias correction
OpenIGTLinkIF
Orient Scalar Volume
Otsu Threshold Image Filter
PET Standard Uptake Value Computation
Probe Volume With Model
Reformat
Resample DTI Volume
Resample Image (BRAINS)
Resample Scalar Volume
Resample Scalar/Vector/DWI Volume
Resize Image (BRAINS)
Robust Statistics Segmenter
Sample Data
Scene Views
Simple Filters
Simple Region Growing Segmentation
Subject Hierarchy
Subtract Scalar Volumes
Surface Toolbox
Threshold Scalar Volume
Tractography Display
Tractography Interactive Seeding
Tractography Label Map Seeding
Transform MRML Files to New EMSegmenter Standard
Transforms
Vector Demon Registration (BRAINS)
Vector to Scalar Volume
View Controllers
Volume Rendering
Volumes
Voting Binary Hole Filling Image Filter
Welcome to Slicer

图 6.5　3D Slicer 支持的所有模块

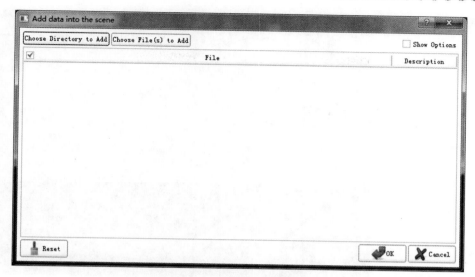

图 6.6　3D Slicer 加载数据的界面

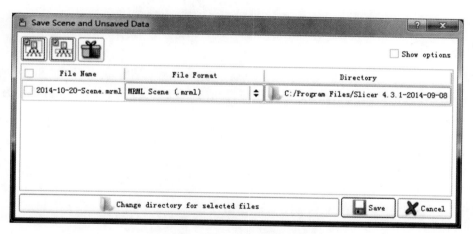

图 6.7　3D Slicer 保存数据的界面

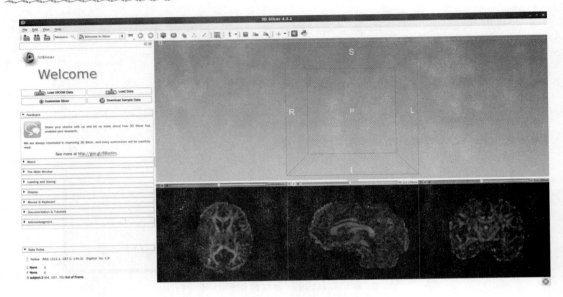

图 6.8　3D Slicer 加载数据后的界面

6.2.4　应用实例

这里使用的是从 http://www.brain-development.org/ 网站上下载得到的来自 Hammeismith 医院的通过飞利浦 3T 系统扫描得到的 DTI 数据,其中 DTI 数据特征为:

Repetition time ＝ 11894.4384765625

Echo time ＝ 51.0

Number of Averages ＝ 2

Number of Phase Encoding Steps ＝ 110

Echo Train Length ＝ 0

Reconstruction Diameter ＝ 224.0

Acquisition Matrix ＝ 112×110

Flip Angle ＝ 90.0

在网站上下载到的数据均为 DWI 数据,如何通过 DWI 数据计算得到 DTI 数据,将在下一节关于 FSL 软件的介绍中进行说明。在计算得到的 DTI 数据中选择两个数据,为了便于区分,分别命名为 subject - 1 和 subject - 2。下面以计算 DTI 数据的 FA 值、数据配准和纤维束跟踪这三个操作为例,简要介绍 3D Slicer。

6.2.4.1　数据配准

(1)加载 DTI 数据文件,如图 6.9 和图 6.10 所示。

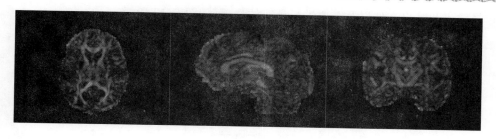

图 6.9　数据 subject - 1

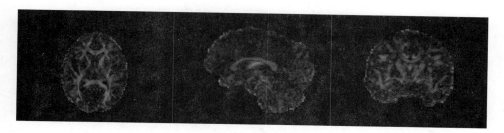

图 6.10　数据 subject - 2

（2）分别计算两个数据的部分各项异性值（FA），首先选择计算 FA 值的模块，如图 6.11 所示。

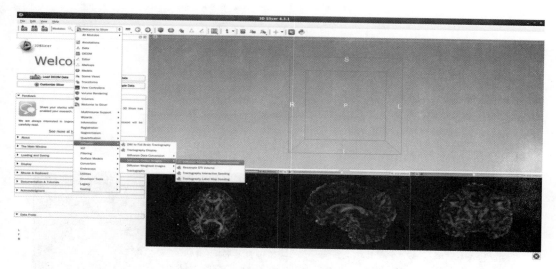

图 6.11　选择扩散张量标量测量模块

151

选择输入和输出文件以及需要进行计算的选项,如图 6.12 所示。

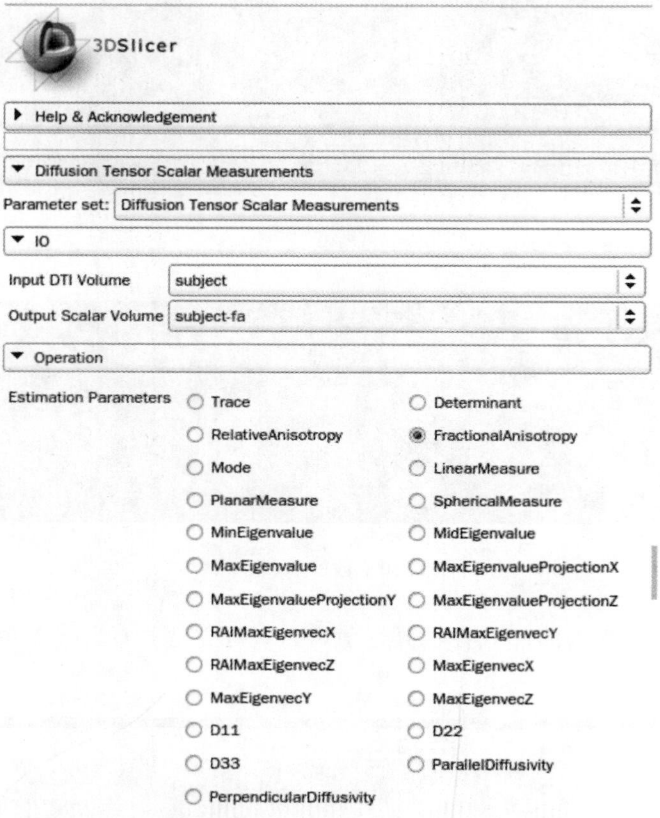

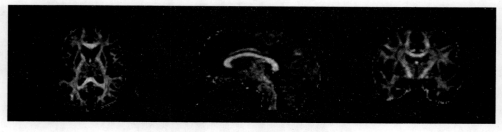

图 6.12　选择输入和输出文件及需要进行计算的选项

两个数据计算得到的 FA 图如图 6.13 和图 6.14 所示。

图 6.13　数据 subject - 1 的 FA

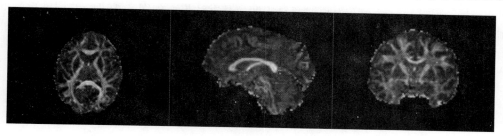

图 6.14　数据 subject-2 的 FA

（3）本节以 affine 配准方法为例，对两个数据的 FA 进行配准，首先选择配准模块，如图 6.15所示。

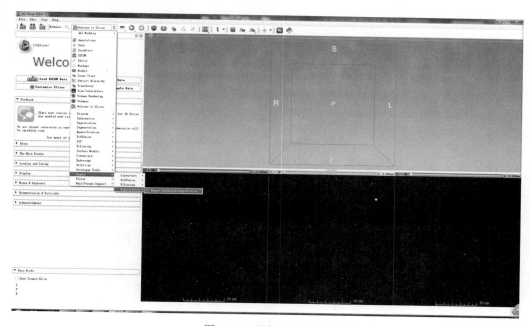

图 6.15　选择配准模块

（4）选择合适的参数以及设定参考图像，待配准图像，输出变形场，输出配准后的图像，设定完成后点击 Apply。其中 Fixed image 为模板图像（必填）；Moving image 为待配准的图像（必填）；Resamlpe image 为重采样图像（选填）；Load transform 为加载变形场（选填）；Save transform 为输出变形场（必填）；Initialization 为初始化方法（必选）；Registration 为配准方法（必选）；Metric 为配准过程中选择的度量标准（必选）；Expected offset magnitude 为预期偏移量；Expected rotation magnitude 为预期的旋转幅度；Expected scale magnitude 为预期比例大小;Expected skew magnitudu 为预期倾斜幅度。其默认界面如图 6.16 所示,配准后的 FA 图像如图 6.17 所示。

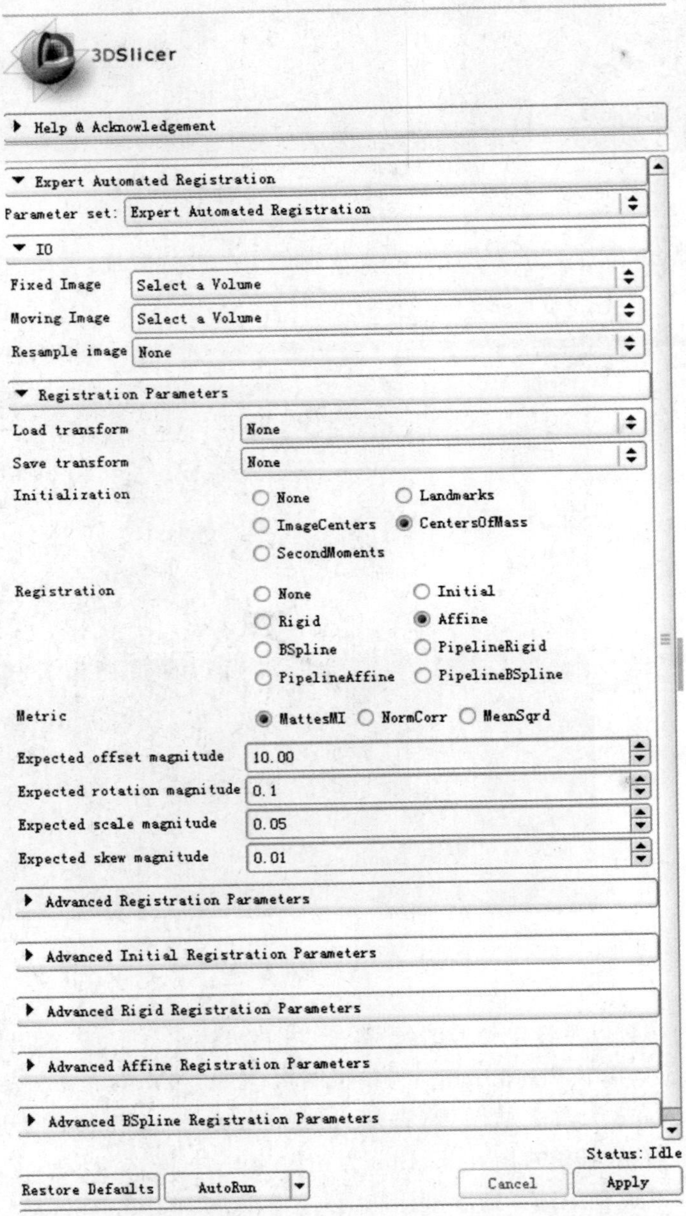

图 6.16　选择合适的参数以及设定参考图像,待配准图像,输出变形场,输出配准后的图像,设定完成后点击 Apply

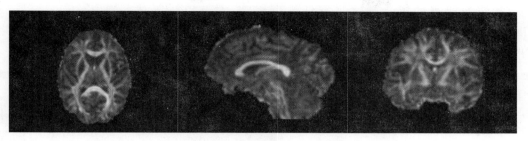

图 6.17　配准后输出的 FA 图像

至此数据配准就已经完成，对数据进行保存即可，如图 6.18 所示。

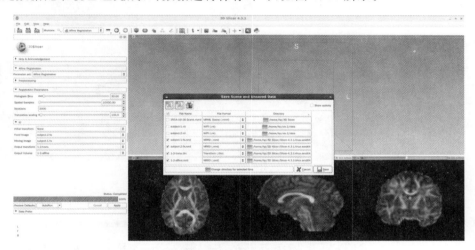

图 6.18　保存输出数据

6.2.4.2　纤维束跟踪

(1)首先输入需要进行纤维束跟踪的 DTI 数据，如图 6.19 所示，选择 subject－1 数据。

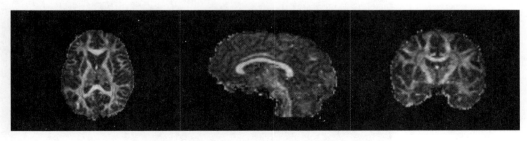

图 6.19　选择 subject－1 进行纤维束跟踪

（2）选择适当的感兴趣区进行纤维束跟踪，本节以胼胝体的膝部（genu of corpus callosum）为例，首先选择数据的轴向视图，选择轴向视图的界面如图 6.20 所示；选择好之后软件展示的轴向视图如图 6.21 所示。

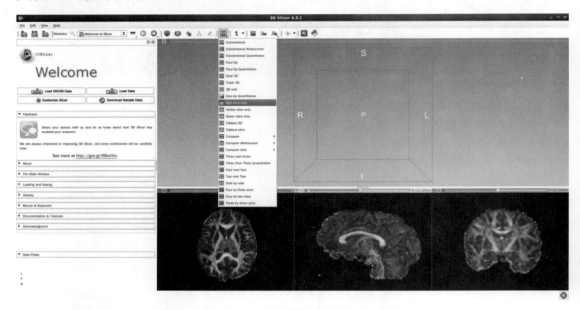

图 6.20　选择轴向视图

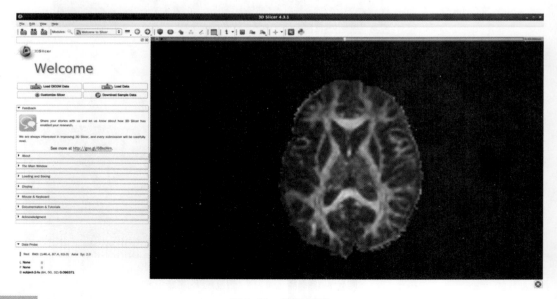

图 6.21　轴向视图

选择 Editor 选项（✎），在轴向视图中找到胼胝体膝部，选择三个胼胝体膝部比较明显的切片，选择合适的画笔标记出胼胝体膝部的感兴趣区域，其中 Editor 选项界面如图 6.22 所示，其中包括画笔的形式、画笔颜色和画笔粗细等功能；在轴向视图胼胝体膝部比较明显的三个切片画出的标记区域如图 6.23 所示。

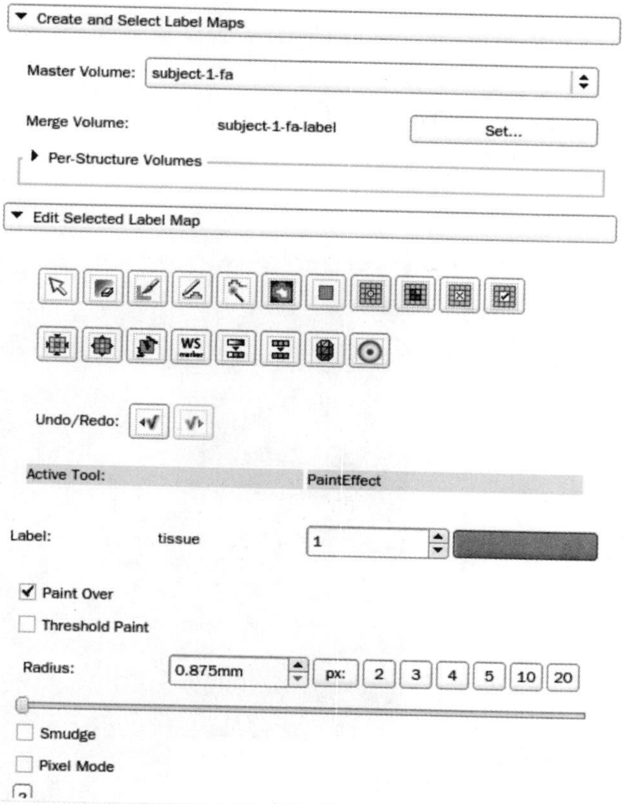

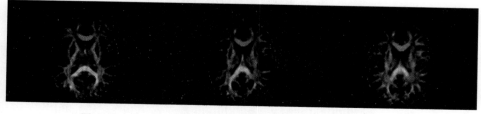

图 6.22　进入编辑选项，在其中选择合适的画笔

图 6.23　在三个切片上画出来的感兴趣区，以浅绿色区域标出

　　选择纤维束跟踪选项,设置输入输出以及相关参数,进行纤维束跟踪,如图 6 - 24 所示;纤维束跟踪参数配置界面如图 6.25 所示,其中 Input DTI Volume 为输入三维 DTI 体数据;Input Label Map 为输入标记区域图;Output Fiber Bundle 为输出纤维束结果;Use Index Space 为是否使用索引空间;Seed Spacing 为种子粒距离;Random Grid 为是否使用随机网格;Linear Measure Start Threshold 为线性测量开始阈值;Minimum Path Length 为最小路径长度;Maximum Length 为最大长度;Stopping Criteria 为终止方式;Stopping Value 为终止值;Stopping Track Curvature 为停止跟踪曲率;Integration Step Length 为迭代步长;Seeding label 为播种标记区域;Write Fiber To Disk 为是否将纤维写入文件中;Output Directory 为输出文件夹;File Prefix Name 为文件前缀。

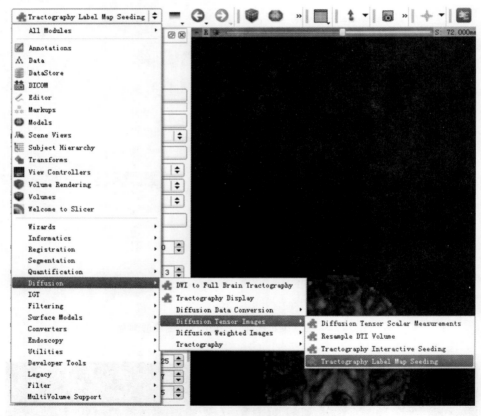

图 6.24　选择纤维束跟踪选项

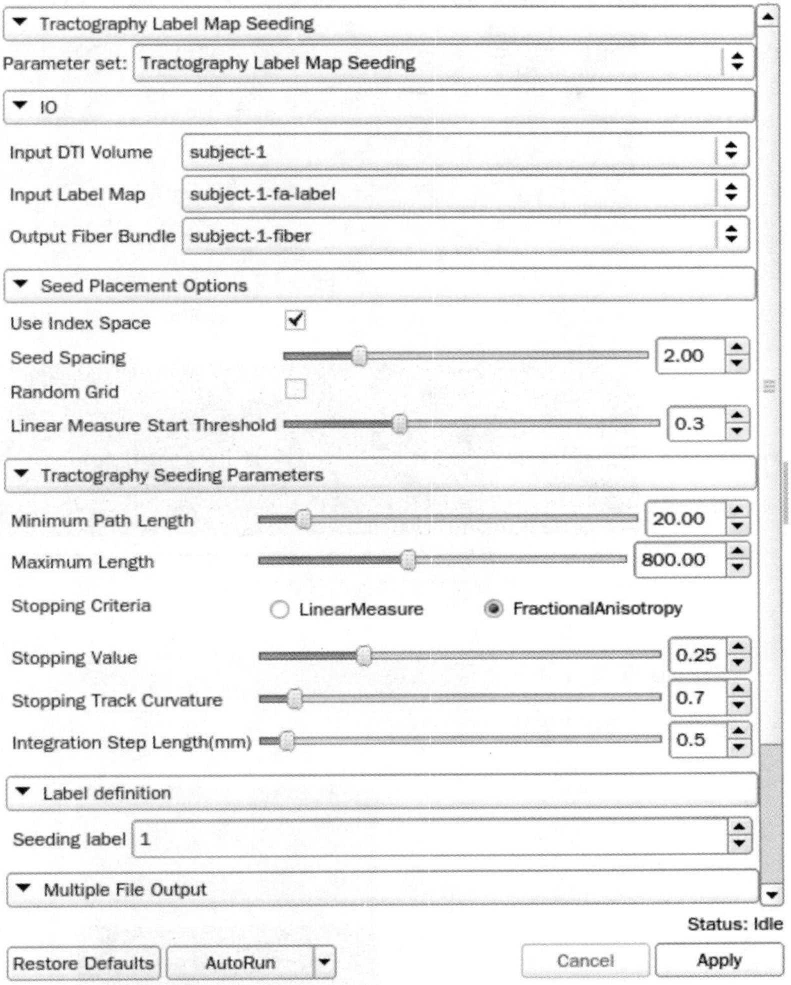

图 6.25　设置输入输出及相关参数

设置完成后点击 Apply 进行运算,输出结果如图 6.26 所示。

得到输出结果之后如果有需要还可以对输出的结果进行截图,点击选项卡中的截屏工具

(📷),根据需要对不同的视图框进行截图,如图 6.27 所示。

至此纤维束跟踪过程已经结束,根据需要对得到的不同数据文件进行保存即可,如图6.28

所示。

其他详细功能可参考软件使用手册。

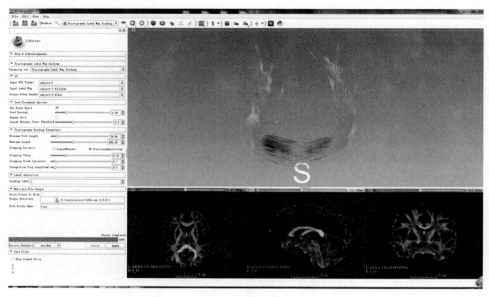

图 6.26　纤维束跟踪得到的纤维束示意图

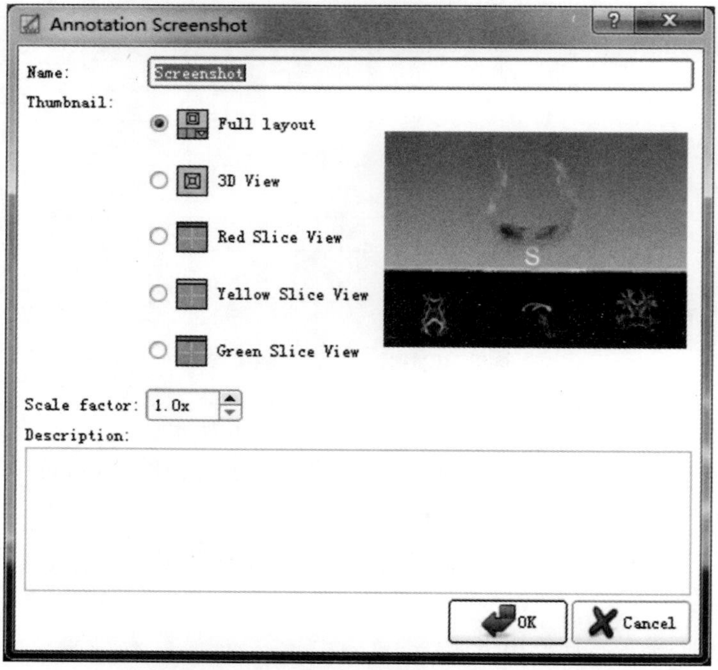

图 6.27　截屏选项

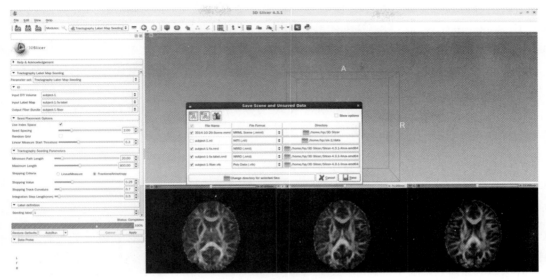

图 6.28　保存数据

6.3　FSL[3]

6.3.1　FSL 概述

FSL 是牛津大学功能磁共振与大脑研究中心开发的，于 2000 年首次发布。近些年，由于可以实现许多前沿技术，FSL 变得越来越流行。首先，FSL 能够较好地对 FMRI 数据进行统计建模。通过 FEAT，FLAME 和 RANDOMISE 等模块，他们开发和实现了许多创新的建模、估计和推断技术。第二，FSL 含有一个强大的独立成分分析工具包（Independent Component Analysis，ICA）。这一工具包在发现图像伪影和模拟静息态数据方面很常用。第三，FSL 包含一个 DTI 分析工具，可以用来分析白质结构。FSL 还包含一个功能越来越强大的可视化工具 FSLView。它可以叠加多个概率图谱，也可以像电影一样显示数据的时间序列。FSL 的另一个优势是支持网格计算，这样可以使用计算机簇来加快大数据集的处理速度。FSL 支持包括 Windows，Linux 和 MacOS 不同系统平台上的运行。

6.3.2　FSL 功能

1.针对功能磁共振成像

FEAT：FEAT 通过一个易于使用的图形用户界面，是一个高质量的基于模型的功能磁共振成像数据分析软件工具。FEAT能够自动实现很多分析决策,不仅能够有效并灵活地分析简单实验,同时也允许分析最复杂的实验。FEAT可以在不到1 min的时间内分析一个简单的实验,对于一个高度复杂的实验的分析时间也可以控制在5 min之内。FEAT程序通常需要5~20 min来制作一个网络分析报告,包括彩色图像和处理图像数据模型的进程所需的激活时间。

MELODIC:使用概率独立成分分析(PICA)法来分析FMRI。MELODIC在数据中自动估算出感兴趣的噪声和信号源的数量,因为相关的"噪声模型",能够分配重点("p值")给输出空间图像。

FLOBS:最优HRF基函数的概述和贝叶斯估计的激活。

SMM:空间混合模型——利用直方图混合建模对空间正规化的体素分类。

2. 针对结构性磁共振成像

BET/BET2:脑提取工具——剔除非脑部分头部结构和功能的数据,如模型的头骨和头皮表面。

SUSAN:非线性降噪。

FAST:FMRIB的自动分割工具——脑分割(分割成不同的组织类型)及涡流校正。

FLIRT:FMRIB的线性图像配准工具。

SIENA:脑部结构变化分析,脑萎缩估计。

3. 磁共振扩散

FDT:FMRIB的扩散工具箱——低层次的扩散参数重建和概率跟踪技术工具。

TBSS:基于纤维束空间统计(FMRIB的扩散工具箱的一部分)——多学科扩散数据的逐像素分析。

4. 其他工具

Inference:各种推理/阈值的工具,包括随机化(排列为基础的推理工具,非参数统计阈值),集群(使用GRF理论推断基于集群的阈值),FDR(假发现率推断)和GLM(图形用户界面,用于创建模型设计矩阵)。

FSLView:交互式显示工具,支持显示3D和4D数据。

POSSUM:面向物理的理解MRI模拟扫描仪(Physics-Oriented Simulated Scanner for Understanding MRI,POSSUM)是能够产生模拟的磁共振成像和功能磁共振成像图像或时间序列的软件工具。POSSUM具有易于使用的图形用户界面,同时也可以通过命令行运行。POSSUM工具包的功能包括脉冲序列的产生、信号的产生、添加噪声和图像的重建。

6.3.3 FSL 界面

FSL软件的主界面如图6.29所示。

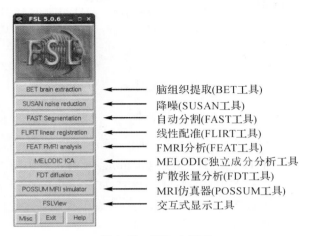

图 6.29　FSL 主界面

6.3.4　FSL 应用实例

现在以 DWI 计算 DTI 数据、去颅骨、分割和配准为例简要介绍 FSL 的使用。

6.3.4.1　根据 DWI 计算 DTI 数据

这里使用的是在前文 3D Slicer 中介绍过的在 Hammersmith 医院网站上下载到的原始 DWI 数据,为了便于理解,这里选择编号为 IXI039 的 DWI 数据组简要介绍如何通过 DWI 计算得到 DTI 数据:

(1)选择十六个 DWI 数据,在数据所在文件夹下打开终端命令框,打开 FSL(指令中的路径根据安装路径的不同会有差异),如图 6.30 所示。

```
[hp@localhost 桌面]$ FSLDIR=/home/hp/FSL/fsl
[hp@localhost 桌面]$ PATH=${FSLDIR}/bin:${PATH}
[hp@localhost 桌面]$ . ${FSLDIR}/etc/fslconf/fsl.sh
[hp@localhost 桌面]$ export FSLDIR PATH
[hp@localhost 桌面]$ fsl
```

图 6.30　打开 FSL 的命令

(2)运行命令:

fslmerge − t 039 IXI039 − HH − 1261 − DTI − 00. nii. gz ˜C

IXI039 − HH − 1261 − DTI − 01. nii. gz　IXI039 − HH − 1261 − DTI − 02. nii. gz ˜C

IXI039 − HH − 1261 − DTI − 03. nii. gz　IXI039 − HH − 1261 − DTI − 04. nii. gz ˜C

IXI039 − HH − 1261 − DTI − 05. nii. gz　IXI039 − HH − 1261 − DTI − 06. nii. gz ˜C

IXI039 − HH − 1261 − DTI − 07. nii. gz　IXI039 − HH − 1261 − DTI − 08. nii. gz ˜C

IXI039 – HH – 1261 – DTI – 09. nii. gz   IXI039 – HH – 1261 – DTI – 10. nii. gz ⁀C

IXI039 – HH – 1261 – DTI – 11. nii. gz   IXI039 – HH – 1261 – DTI – 12. nii. gz ⁀C

IXI039 – HH – 1261 – DTI – 13. nii. gz   IXI039 – HH – 1261 – DTI – 14. nii. gz ⁀C

IXI039 – HH – 1261 – DTI – 15. nii. gz

–t 表示按顺序组合链接图像,039 为输出文件名,⁀C 为换行号,接下来均为输入文件名,则最终得到一个新文件 039. nii. gz。

(3)运行命令:

bet IXI039 – HH – 1261 – DTI – 00. nii. gz IXI039 – HH – 1261 – DTI – 00_bet. nii. gz – f 0. 25 – t ⁀m

该命令表示对 IXI039 – HH – 1261 – DTI – 00. nii. gz 文件进行去颅骨;其中 IXI039 – HH – 1261 – DTI – 00. nii. gz 为输入;IXI039 – HH – 1261 – DTI – 00_bet. nii. gz 为输出;– f 为强度阈值,默认值为 0. 5,该值越小脑部轮廓估计就越大;– t 表示去颅骨过程中使用阈值范围来分割脑部图像以及掩膜;– m 表示生成二进制脑部掩膜。

(4)打开 FSL 界面,选择 FDT diffusion 选项,进入 FDT diffusion 界面,如图 6.31 所示。

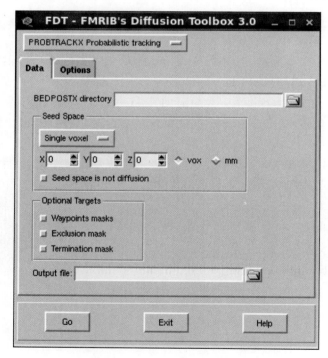

图 6.31　FDT diffusion 界面

(5)主选项选择 Eddy current correction 选项,即边缘涡流校正,选择第二步命令生成的数据 039. nii. gz 作为输入,设置输出为 data. nii. gz,点击 go,出现 Done 的提示之后可以进行下一步命令,Eddy current correction 选项的界面如图 6.32 所示。

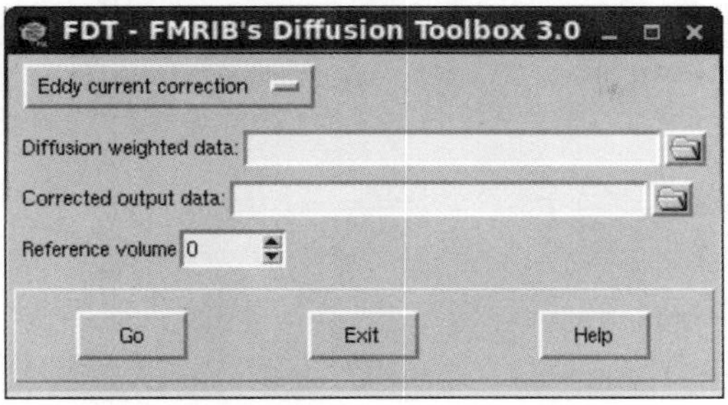

图 6.32　Eddy current correction 选项界面

（6）关闭 FSL 界面,运行命令：

dtifit－k data. nii. gz－o datadti－m ˆC

IXI039－HH－1261－DTI－00_bet_mask. nii. gz－r bvecs. txt－b bvals. txt;

该功能主要实现对原始数据进行去颅骨,其中－k data. nii. gz 表示输入;－o datadti 表示输出;－m IXI039－HH－1261－DTI－00_bet_mask. nii. gz 表示使用之前去颅骨过程中产生的二进制掩膜文件;－r bvecs. txt 表示使用的 b 向量文件;－b bvals. txt 表示使用的 b 值文件。

（7）在数据所在文件夹下用终端打开 DTI－TK,运行命令：

fsl_to_dtitk datadti

得到最终的 DTI 数据 datadti_dtitk. nii. gz,最终得到的数据结果用 3D Slicer 打开如图 6.33所示。

图 6.33　最终得到的 DTI 数据

6.3.4.2　去颅骨

这里选用的数据来自成像研究开放获取系列（Open Access Series of Imaging Studies ,OASIS）计划的网站（http://www. oasis－brains. org/）,该项目旨在向科学界免费提供大脑核磁共振数据。通过编译和免费的提供核磁共振数据集,希望促进未来的临床神经学的研究：

（1）首先在终端命令框中输入指令打开 FSL，得到 FSL 的主界面。

（2）点击 BET brain extraction 选项，进入去颅骨选项，如图 6.34 所示。

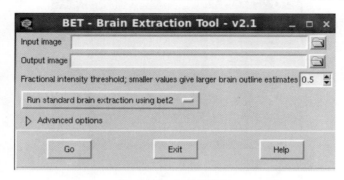

图 6.34　去颅骨界面

（3）设置好输入输出选项，并在 Advanced options 选项中设置参数，最后点击 GO 选项进行计算，设置界面如图 6.35 所示。

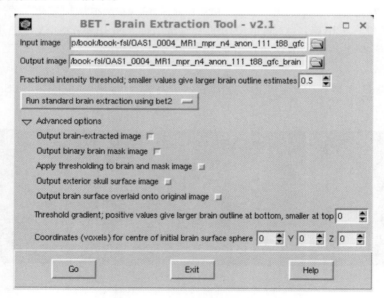

图 6.35　设置好的去颅骨界面

（4）点击 FSLView 选项进行可视化用来观察输出结果是否正确；去颅骨之前的数据如图 6.36 所示，去颅骨之后的数据如图 6.37 所示。

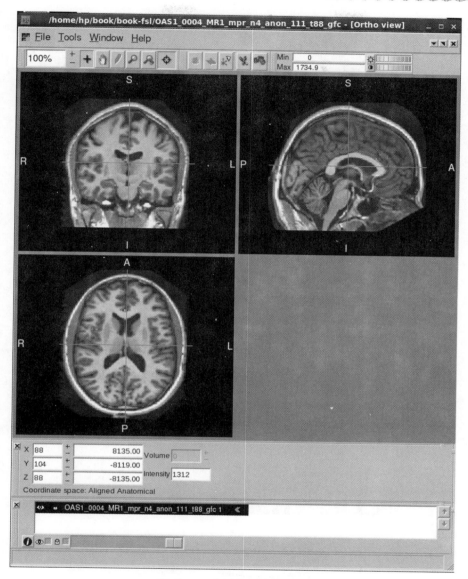

图 6.36　去颅骨之前的数据

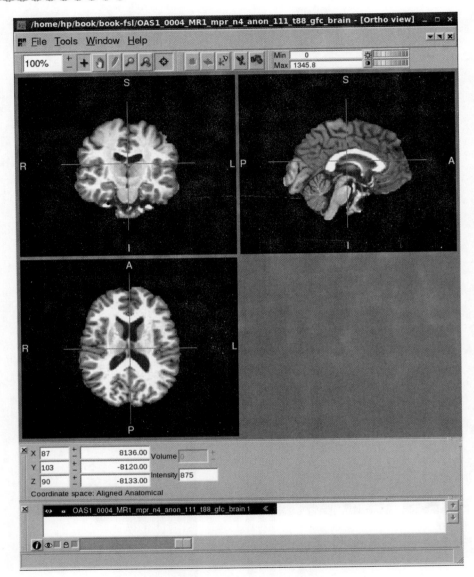

图 6.37　去颅骨之后的数据

6.3.4.3　分割

(1)打开 FSL,点击 FAST Segmentation 选项进入分割界面,如图 6.38 所示。

(2)设置好输入输出选项,并在 Advanced options 选项中设置参数,最后点击 Go 选项进行计算,如图 6.39 所示。

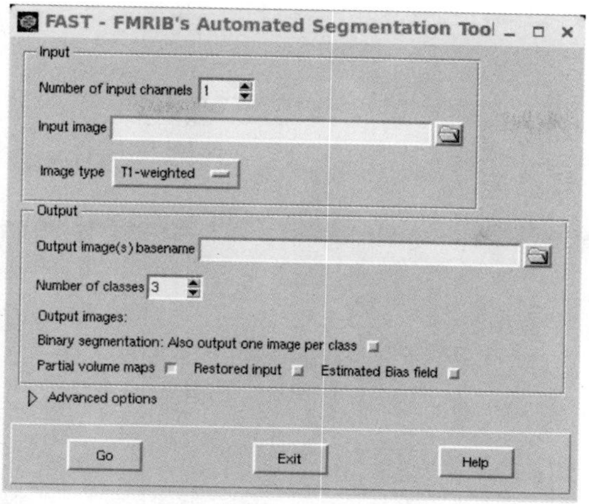

图 6.38　分割界面

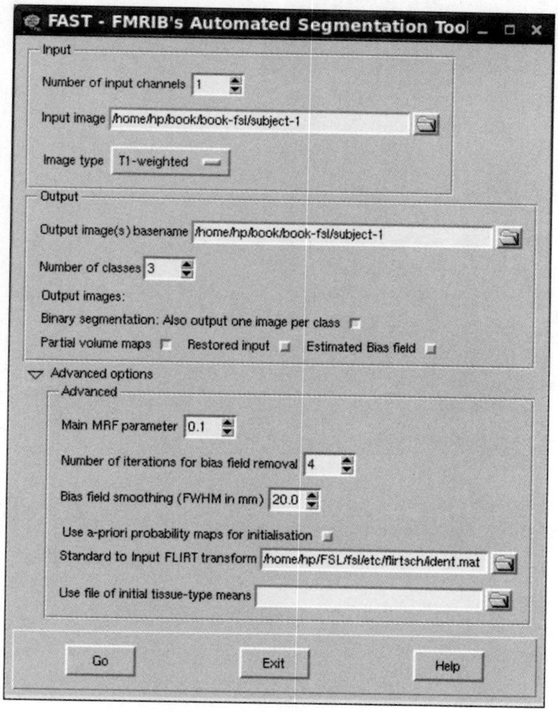

图 6.39　设置好的分割界面

（3）点击 FSL View 选项进行可视化用来观察输出结果是否正确；分割前的数据如图 6.40 所示，分割后的数据如图 6.41 所示。

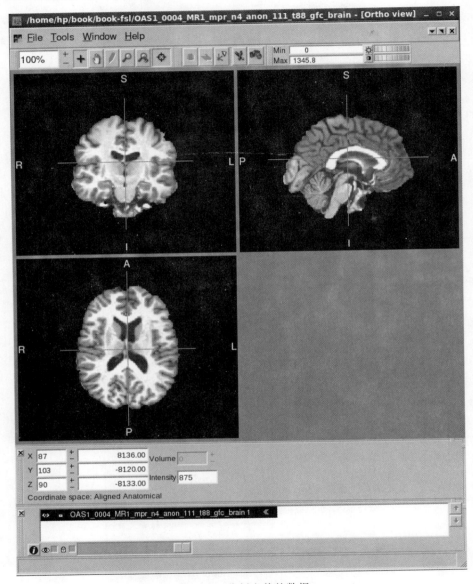

图 6.40　分割之前的数据

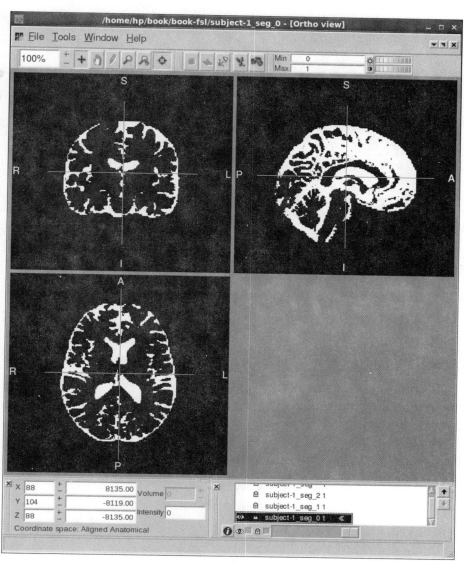

图 6.41　分割之后的数据

(a)分割得到的脑脊液

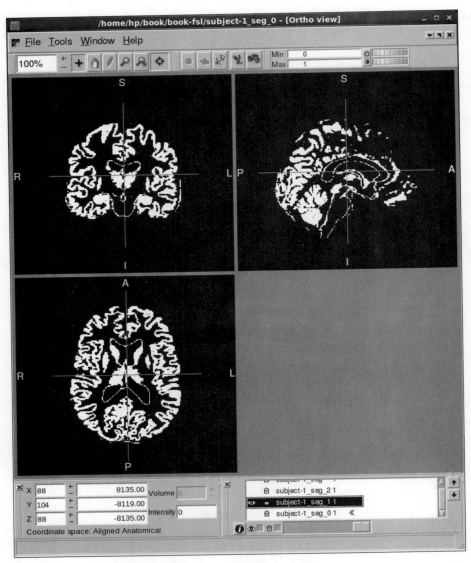

续图 6.41　分割之后的数据

(b)分割得到的脑灰质

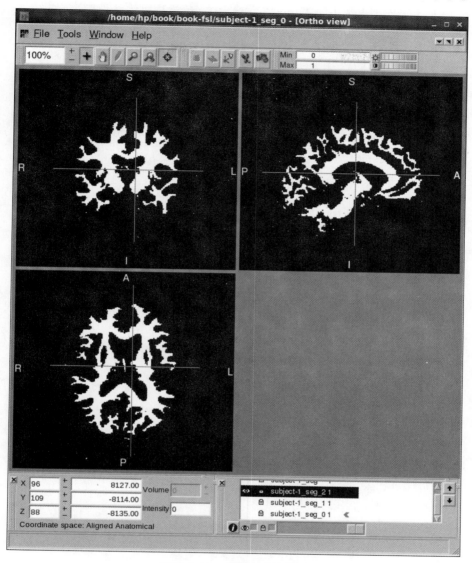

续图 6.41　分割之后的数据

（c）分割得到的脑白质

6.3.4.4　配准

　　FSL 配准分为两步，首先进行线性配准，可以在界面中完成，接下来要进行非线性配准，只能在命令框中输入命令来完成。本节以前文提及过的 subject－1 和 subject－2 这两个数据为例，展示配准的操作过程。

（1）在 FSL 主界面中点击 FLIRT linear registration 选项进入线性配准，如图 6.42 所示。

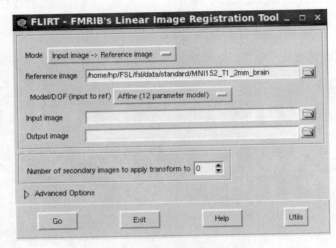

图 6.42　线性配准的界面

（2）设置好输入输出选项，并在 Advanced options 选项中设置参数，最后点击 Go 选项进行计算，如图 6.43 所示。

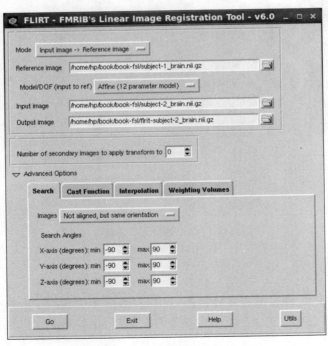

图 6.43　设置好的线性配准界面

（3）点击 FSL View 选项进行可视化用来观察输出结果是否正确，如图 6.44～图 6.46 所示。

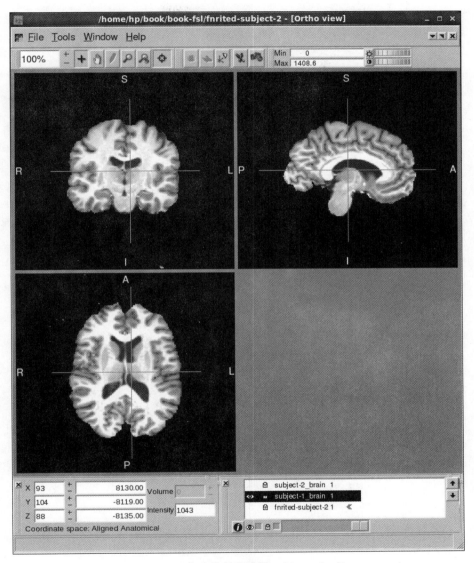

图 6.44　作为模板的数据 subject – 1. nii

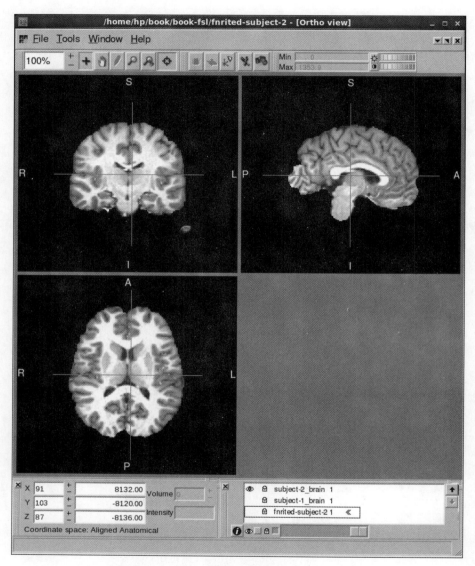

图 6.45　要进行配准的数据 subject – 2. nii

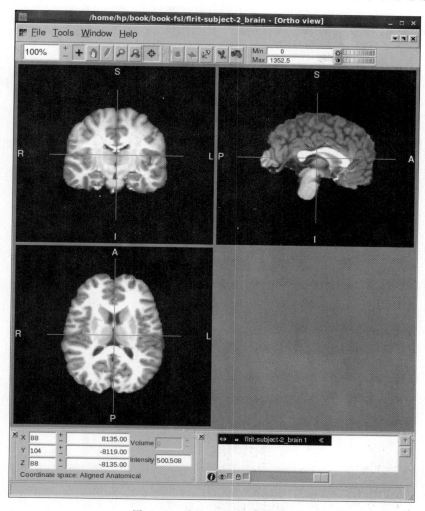

图 6.46 线性配准得到的数据

(4)关闭 FSL 的主界面,回到终端命令框。

(5)输入命令:

cd /home/hp/book/book－fsl

表示进入文件夹 book－fsl,接下来输入命令:

fnirt－－ref＝subject－1_brain. nii. gz－－in＝subject－2_brain. nii. gz ˆc

－－aff＝flirt－subject－2_brain. mat－－config＝T1_2_MNI152_2mm. cnf ˆc

－－remask＝subject－1_brain_mask. nii. gz－－iout＝fnirted_subject_2

其中,－－in 后是目标图像,－－ref 后是模板图像,－－aff 后是上面线性配准产生的变换矩阵,

－－config后是配置文件，是文本文件，主要包含一些参数，－－remask后是模板图像的掩膜，－－iout后是输出非线性配准后的图像。即输入图像 subject－2_brain.nii.gz，模板为 subject－1_brain.nii.gz，变形场系数为线性配准中产生的变形场 flirt－subject－2_brain.mat，非线性配准后的图像为 fnirted_subject_2。

（6）打开 FSL 主界面，点击 FSL View 选项进行可视化用来观察输出结果是否正确，如图 6.47 所示。

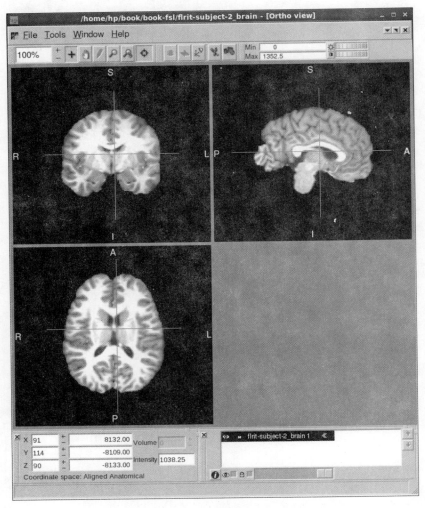

图 6.47　非线性配准得到的数据

6.4　ANTS[4]

6.4.1　ANTS 概述

高级正则化工具(Advanced Normalization Tools ,ANTS)用于对数据执行多变量正则化和结构特异性处理。ANTS 的图像配准、优化模板及分割等功能都具有较好的效果。ANTS 能够采用多种变换模型进行微分同胚标准化、最佳模板创建、多个类型的微分同胚映射、多维相似度量、扩散张量的处理和分析、图像分割和概率分割,并且适用于大变形和小变形。ANTS 支持 2 维和 3 维的数据,其数据格式满足 ITK 的数据格式以及 Nifti(. nii 或. nii. gz)、Analyze(. hdr ＋ . img ／ . img. gz)、MetaImage(. mha)这三种数据格式。ANTS 支持包括 Windows、Linux 和 MacOS 不同系统平台上的运行。

6.4.2　ANTS 图像配准

配准的作用:一是将模板空间变换到单个研究对象的数据中;二是其反变换,变换到模板空间,用于结构和功能的研究。

ANTS 变换模型为层次变换模型,可对复杂性、规则化以及自由度进行调节。它包含多种变换算法,其中最简单的是刚性或仿射变换,最复杂也最灵活的是对称微分同胚变换。这些变换都是基于一个时间速度场进行优化和积分的。使用 ANTS 进行标准化,需要不到一个小时的时间,包含三种标准化方法:线性、弹性、微分同胚。

以具体数据介绍 ANTS 的用法。继续使用在 Hammersmith 医院网站下载到的数据,为了便于理解,同样使用 subject - 1. nii. gz 和 subject - 2. nii. gz 这两个数据。由于 ANTS 没有界面,Windows 系统下,点击 cmd. exe 文件,直接输入命令。所有的可执行文件都在 bin 中,只要按照相应用法使用即可。

1.标准化

输入"cd C:\ Program Files (x86)\ ANTS\ bin"命令,弹出命令行"C:\ Program Files (x86)\ANTS\bin"在后面继续输入 ANTS,按回车键就会出现该命令的用法:

ANTS ImageDimension - m MI[fixedimage. nii. gz,movingimage. nii. gz,1,32] - o Outputfname. nii. gz - I 30X20X0 - r Gauss[3,1] - t Elast[3]

适用图像维数:2 或 3。

- m:相似模型选择。其中对于膜内图像利用 CC(互相关),MI(互信息),PR(概率映射),MSQ(平均平方差)参数;对于多联式图像利用 MI(互信息)、PR(概率映射)参数表示。

- o:输出图像文件名称。

- i:最大迭代格式 JXKXL。J 代表最大迭代的粗分辨率,K 代表中等分辨率的迭代,L 代表精细分辨率迭代,X 表示相乘×。

−r:正规化。

−t:转变模式的类型。弹性图像配准时使用 Elastic;微分同胚的图像配准时使用 Syn。

给出一个具体的例子:

ANTS 3 − mCC["D:\data\subject2 − fa. nii. gz","D:\data\subject1 − fa. nii",1,4] − o "D:\data\subnew. nii. gz" − i 30X20X10 − t SyN[0.3] − r Gauss[3,1]

程序运行结束后会在指定目录中出现三个文件,这三个文件分别为 subnewInverseWarp. nii. gz,subnewAffine. txt,subnewWarp. nii. gz,分别表示标准化反变换文件、标准化变形场和标准化变形文件。

2. 变形张量数据

在 Windows 命令提示框中输入:

"cd C:\Program Files (x86)\ANTS\bin"

"WarpTensorImageMultiTransform. exe"

按回车键,可得变形张量模块命令如下:

WarpTensorImageMultiTransformImageDimensionmoving _ imageoutput _ image − R reference _ image Warp. nii. gz Affine. txt

其中 Warp. nii. gz 文件为输出变形文件;Affine. txt 文件为输出的变形场;− R reference_ image 表示模板图像。继续上面的数据写命令如下:

WarpTensorImageMultiTransform3 "D:\data\subject1. nii. gz"

"D:\data\subnew_syn. nii. gz" − R"D:\data\subject2nii. gz"

"D:\data\subnewWarp. nii. gz" "D:\data\subnewAffine. txt"

最终得到输出文件为 subnew_syn. nii. gz。

将 subject − 1、subject − 2 以及配准后得到输出文件,通过 3D Slicer 软件打开,得到结果如图 6.48 所示。

3. 张量重定向

在 Windows 命令提示框中输入:

"cd C:\Program Files (x86)\ANTS\bin"

"ReorientTensorImage. exe"

可得到命令如下:

ReorientTensorImage. exe Dimension infile. nii outfile. nii (warp. nii/affine. txt)

其中 infile. nii 为输入文件;outfile. nii 为输出文件;warp. nii/affine. txt 为变形文件或者变形场。这里采用之前的数据,先用 warp. nii 文件重定向,得到结果 1;再采用 affine. txt 文件对所得到的结果 1 进行二次重定向得到结果 2。

①ReorientTensorImage3 "D:\data\subnew_syn. nii. gz"

"D:\data\subnew_syn_ppd. nii. gz" "D:\data\subnewWarp. nii. gz"

②ReorientTensorImage3 "D:\data\subnew_syn_ppd. nii. gz"

"D:\data\subnew_syn_ppd2. nii. gz" "D:\data\subnewAffine. txt"

其中①"D:\data\subnew_syn. nii. gz"为输入文件；"D:\data\subnew_syn_ppd. nii. gz"为输出文件；"D:\data\subnewWarp. nii. gz"为变形文件。②"D:\data\subnew_syn_ppd. nii. gz"为输入文件；"D:\data\subnew_syn_ppd2. nii. gz"为输出文件；"D:\data\subnewAffine. txt"为变形场文件。最后生成两个文件 subnew_syn_ppd. nii. gz 和 subnew_syn_ppd2. nii. gz 分别表示为第一次重定向和第二次重定向的结果。利用 3D Slicer 打开这两个文件，如图 6.49 所示(长条表示每个张量主特征向量)，其中箭头用于标记对应位置主特征向量发生的改变。

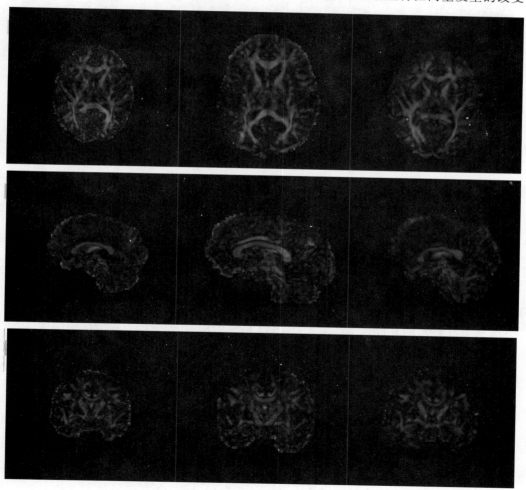

图 6.48 数据 subject-1(左)和数据 subject-2(中)以及配准结果图(右)

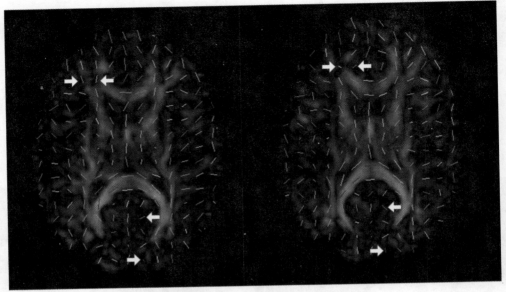

图 6.49　重定向前的图像(左)重定向后的图像(右)

6.5　DTI - TK[5]

6.5.1　DTI - TK 概述

DTI - TK 是一个使用 DTI 数据来检测白质形态的空间归一化以及构造图谱的优化工具包,在图像配准、分析和可视化等方面使用非常便捷。期刊《NeuroImage》于 2011 年发布的一个研究证明[6],DTI - TK 性能优异,其主要特性为:

- 支持基于标准的开放式文件输入:NIFTI 格式的标量、向量以及扩散张量图像输入;
- 针对扩散张量图像的工具组合:重采样、平滑、变换配准以及可视化;
- 流线型白质纤维跟踪:空间归一化以及基于种群的图谱构造研究;
- 支持内置的集群计算:支持开源的 Sun Grid Engine(SGE);
- 与其他流行的 DTI 工具具有互操作性:ANTS,Camino,FSL 和 DTIStudio;
- 与 ITK - SNAP 的互操作性:支持多模态可视化和分割。

DTI - TK 是一个拥有通用公共许可证的免费软件,其源代码文件可以免费提供给学术和非专业用途。通过 NIH 的赞助以及 DTI - TK 开发者社区成员投入大量时间使得 DTI - TK 的开发和持续维护成为可能。由于 DTI - TK 是免费的,所以没有任何技术支持电话可以供用户拨打。

DTI－TK 只支持在 Linux/Unix 平台下运行、处理 NIFTI 格式的数据,无用户界面,直接在终端中使用命令进行操作,如果熟悉 Unix 系统命令,那么 DTI－TK 的使用将会非常简单。DTI－TK 并没有重复现有较为常用的其他 DTI 工具包的核心功能,但是 DTI－TK 允许这些工具包兼容加载 DTI－TK。DTI－TK 的互操作界面上给出了关于如何将 DTI－TK 与用户喜欢的其他 DTI 工具无缝集成的详细描述。

6.5.2　DTI－TK 的功能

DTI－TK 支持的功能如下:

(1)基本的数据处理:包括 DTI－TK 与其他 DTI 工具互操作和通过扩散张量图像计算标量数据,以及对 DTI 图像的可视化;

(2)空间标准化和图谱构建:包括对 DTI 数据的配准和空间标准化、配准后有选择地对图像进行映射、图像与标准空间的映射以及可视化空间变换;

(3)基于纤维束的空间统计量分析;

(4)纤维束特性分析:包括利用已有模板进行纤维束特性分析、建立纤维束特性白质图谱、比较产生的矩阵以及对纤维束特性分析的结果进行展示。

DTI－TK 操作的具体教程可以在网站 dti－tk. sourceforge. net 上下载到,关于 DTI－TK 的其他相关详细内容也可以在该网站上进行了解。

6.5.3　DTI－TK 应用实例

同样使用数据 subject－1 和 subject－2,以 DTI－TK 进行可变形配准为例简要讲解 DTI－TK 的使用。

(1)按照命令打开 DTI－TK,进入存储数据的文件夹,因为 DTI－TK 没有界面,所以所有操作都在终端命令框中进行,如图 6.50 所示。

(2)使用命令:

dti_template_bootstrap subject－2. nii. gz subjs. txt

将所有图像配准到一个模板,模板为 subject－2. nii. gz,建立一个 txt 文档,命名为 subjs. txt,将需要进行配准的数据即为 subject－1. nii. gz 和 subject－2. nii. gz 数据文件名称写入该 txt 文档中,运行命令得到初始化模板 mean_initial. nii. gz。配准前的数据如图 6.51 所示,得到的初始化模板如图 6.52 所示。

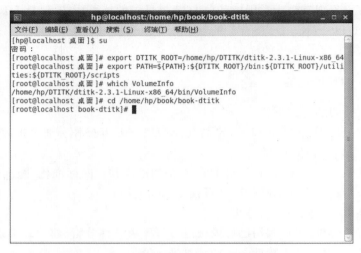

图 6.50　打开 DTI - TK 并进入数据所在文件夹

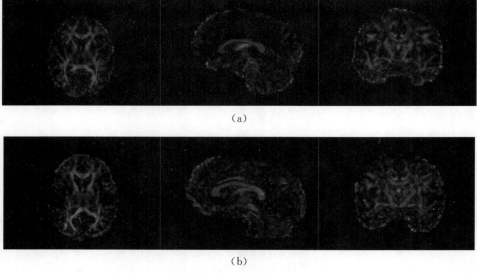

图 6.51　两个初始数据

(a)数据 subject - 1；　(b)数据 subject - 2

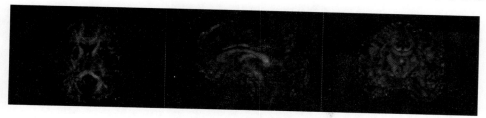

图 6.52　产生的初始化模版

（3）刚性配准整组数据，并迭代生成新的模板，输入命令：

dti_rigid_population mean_initial. nii. gz subjs. txt EDS 3

其中，mean_initial. nii. gz 表示作为初始模板，subjs. txt 为待配准数据文件名单，EDS 表示使用 EDS（Euclidean Distance Squared，欧氏距离平方）作为相似性准则，3 表示迭代 3 次。生成文件 mean_rigid1. nii. gz，mean_rigid2. nii. gz，mean_rigid3. nii. gz 分别为 3 次迭代后的模板，mean_rigid0. nii. gz 为初始模板的拷贝。配准后的文件名放于文档 subjs_aff. txt 中。

（4）仿射配准，输入命令：

dti_affine_population mean_rigid3. nii. gz subjs_aff. txt EDS 3

其中，mean_rigid3. nii. gz 为通过上一步刚性配准得到的模板，subjs_aff. txt 为刚性配准之后的文件名列表，EDS 同样表示使用 EDS 作为相似性准则，3 为迭代次数，最终生成文件 mean_affine1. nii. gz，mean_affine1. nii. gz，mean_affine1. nii. gz 分别为 3 次迭代后的模板，mean_affine0. nii. gz 为初始模板的拷贝。配准后的文件名放于文档 subjs_aff_aff. txt 中；

（5）创建二进制掩模图（0 为背景，1 为脑组织），输入命令：

TVtool – in mean_affine3. nii. gz – tr

BinaryThresholdImageFilter mean_affine3_tr. nii. gz mask. nii. gz 0. 01 100 1 0

其中，命令 TVtool 中– in mean_affine3. nii. gz 表示以 mean_affine3. nii. gz 作为输入，– tr 为设置参数；命令 BinaryThresholdImageFilter 中 mean_affine3_tr. nii. gz 为输入，mask. nii. gz 为输出，后面的数字表示精度向下到 0. 01，精度向上到 100，阈值取值在 0 到 1 之间；

（6）可变形配准，输入命令：

dti_diffeomorphic_population mean_affine3. nii. gz subjs_aff_aff. txt mask. nii. gz 0. 002

其中，mean_affine3. nii. gz 为仿射配准中得到的最后模板，在此作为初始模板，subjs_aff_aff. txt 为仿射配准之后生成的配准文件名单，mask. nii. gz 为掩膜，配准精度为 0. 002；最终得到模板文件：mean_diffeomorphic_initial6. nii. gz，配准后的数据文件：1_aff_aff_diffeo. nii. gz，2_aff_aff_diffeo. nii. gz，3_aff_aff_diffeo. nii. gz，4_aff_aff_diffeo. nii. gz，5_aff_aff_diffeo. nii. gz。如图 6.53 所示为配准后的 subject – 1、subject – 2 数据和配准后得到的最终模板。

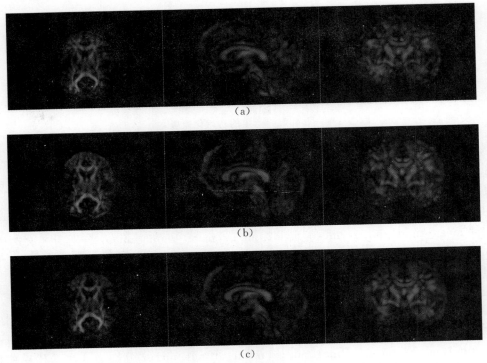

图 6.53　配准后的数据和配准后得到的最终模板

(a)配准后的 subject-1；　(b)配准后的 subject-2；　(c)配准后得到的最终模板

DTI-TK 更加详细的教程详见 DTI-TK 官方网站(dti-tk. sourceforge. net)。

6.6　DTI Studio[7]

6.6.1　DTI Studio 概述

DTI Studio 是 Windows 下运行的扩散张量图像处理程序,它适用于张量计算、颜色映射、纤维跟踪和三维可视化等多种功能。大多数操作非常简单,主要功能包括图像可视化、扩散张量计算、纤维跟踪和编辑、3D 可视化、图像文件管理、ROI 区域的描绘与统计。

扩散图像数据文件通常都非常大,需要大量内存。如果在计算过程中遇到程序异常退出,主要原因是内存不足,建议使用 1 GB 以上计算机内存。如果电脑内存较少,有一种方法是将三维体数据划分成更小的块,分别进行张量计算,然后将它们整合,恢复出原来的 3D 体数据。但是,这种方法并不适用于纤维跟踪,它需要计算整个三维体数据来完成。

双击 DtiStudio 图标启动程序，相应的 DTI Studio 窗口像大多数基于 Windows 的程序一样出现，准备运行程序。

首先对原始 DICOM 数据进行格式转换，利用 MRIcroN 软件中的 dcm2niigui. exe 工具，将转换生成四个数据文件。

6.6.2　MRI 三维可视化

单击在顶部菜单栏上的文件选项，然后在下拉菜单中选择"MRI View3D"或点击"打开文件"图标，打开用于图像显示的多功能浏览器程序，如图 6－54 所示。

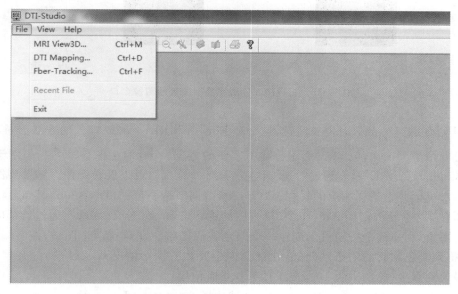

图 6.54　在文件菜单点击 MRI View3D 进入图像浏览程序

软件可以处理多种格式的图像，如 Raw 格式、Philips REC 格式、GE Signa 等格式。当用户选择一个图像文件，会出现一个新的窗口，提示用户指定图像参数。Image Parameters 中选择 Image File Format 为 Analyse，点击 OK 键，得到窗口如图 6.55 所示。

在图像的可视化方面，加载数据之后会出现一个基本的可视化窗口，依次是 3D、轴向、矢状、冠状。对于 3D 的可视化放大缩小旋转都分别用鼠标在 3D 窗口中进行操作，对应的控制面板在软件右侧，分别是图像和 ROI 的控制面板。其中，slice marker 可以得到或是去掉十字交叉线，对应的滑块可以改变观察不同的切片。

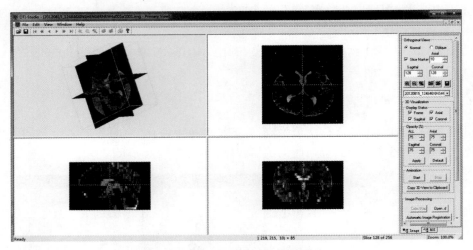

图 6.55　三视图、3D 图和控制面板的图像窗口

利用 ![icon] 加载其他数据时需要注意,这个和 File -＞MRI view3D 加载的数据不同,![icon] 加载的数据可以用于配准比较。![icon] 用于移除不需要的数据。![icon] 用于保存。![icon] ![icon] 用于放大和缩小。"Oblique":用于旋转,通过"Shift＋左击鼠标＋拖曳",可以旋转图像。如果要保存则在窗口中右击鼠标并且选择相应的保存。"Opacity":调节透明度;"3D visualization":将相应的三个视图在 3D 中显示;"Animation":3D 视图的旋转;"Image processing":通过特征向量和各向异性的图谱,利用这个按钮可以创建一个颜色编码图谱。加载这两个图谱,按下 color map 按钮,就得到颜色编码的图谱。此外,在此界面中要注意图中的 Axial(轴向)的片层的大小,看一下最大到多少(此例中为 10),便于计算张量时使用。

然后在 Image 面板 Image Processing 区域选择 Automatic Image Registration (AIR),按图 6.56 所示进行设置,然后点击 OK 键,等图像配准完成后,在 Image 面板的 Orthogonal Views 区域的文件下拉框中看到 Air_开头的一系列文件,为校正后的 DTI 图像文件,点击 Save,将 Air_开头的所有文件选中,选择 Raw Data,保存为一个.dat 文件,如图 6.56 所示。

6.6.3　DTI mapping(映射)

(1)打开 DTI studio,File→DTI Mapping,选择 Philips REC file 格式,按 continue。
Image Slices:上一步中片层数目加 1(因为整体数据是从 0～10,此例中应为 11);
Slice Orientation:选择片层来源:Axial;
Slice Sequencing:轴向前后(可在读 img 文件时观察);
End At:填刚才上一步中所记住的数值,此例中为 11;
Gradient Table:将上面处理好的梯度数据复制过来;

Add a file 中选中上一步保存的.dat 文件,点击 OK 键。

以 Philips REC 格式为例,下面来认识一下数据格式的界面和设置,如图 6.57 所示。

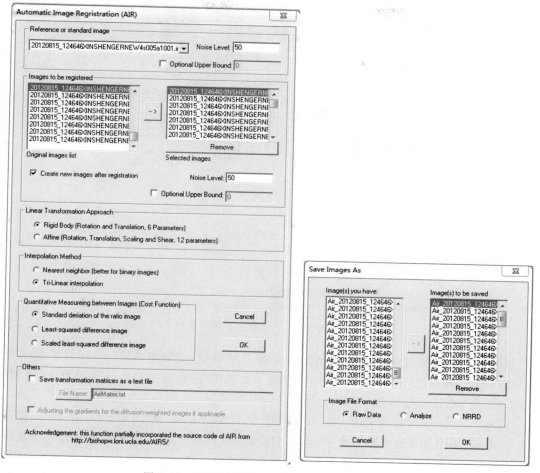

图 6.56　图像配准界面(左)校正 DTI 图像(右)

Philips REC 格式不包含头文件,由整型图像组成。一个 REC 文件包括了 7 个 DWI(6 个 DWI 文件和 1 个 b_0 文件),每一个 DWI 文件都是 $128 \times 128 \times 11$ 切片,则文件大小是 $8 \times 128 \times 128 \times 11$。这里乘 8 是因为 REC 包括了 trace 文件。

在"图像尺寸"部分,为每个图像指定矩阵的大小(以像素为单位)和对应单位体积的切片的数目。当没有足够的内存来处理全部的数据时,可以使用"Slice to be processed"窗口一次计算一部分数据。

梯度表窗口中,梯度的方向必须和 DWI 图像相对应,b_0 位于最后。在随后的张量计算中为了去除 trace 的计算,使用梯度"100,100,100"来实现。对于 DWI 质量的检查非常耗时,DTIStudio 允许将检查结果保存为"Image Quality Flag File",可以和数据一起加载。

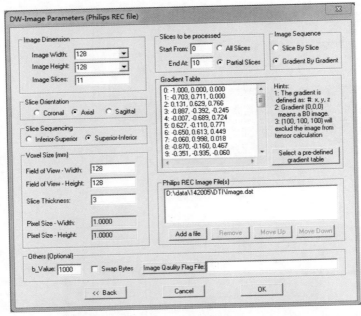

图 6.57　Philips REC 文件弥散加权图像参数

如果 DTI 数据集被成功读取,将看到主图像显示窗口(请参考 MRI view3D 功能了解该窗口的功能)。现在已经为 DTI Mapping 加载了数据集,将会在窗口右下角看到"DTI-Map"选项卡,以及"Image"和"ROI"标签。

(2)在 DTI-Map 面板的 Calculation 区域选中 Tensor Color Map etc.(计算 ADC 值选择 ADC - Map),根据图像选择噪声水平,点击 OK 键,等 DTI Studio 计算完后在 Image 面板的 Orthogonal View 区域可看到计算出来的各种扩散属性文件。对于想要保存的文件,如 FA,EigenVector,Color Map 等,可以分别进行 Save(. dat 格式),便于下一次查看和使用,如图 6.58所示。

6.6.4　纤维跟踪应用实例

纤维跟踪分为两种,一是完成张量计算之后进行,二是利用 DTI 数据进行。首先,可以在张量计算完成后开始跟踪,在这种情况下,所有必要的信息已经在内存中。用户可以在"DTI-Map"选项卡使用"纤维跟踪"按钮。其次,用户可能想使用以前保存的 DTI 数据进行纤维追踪。这时,需要加载主特征向量和各向异性图(通常是 FA 图)。可以在"文件"菜单中选择"纤维跟踪"开始这一进程。这里以第二种为例介绍纤维跟踪的方法。

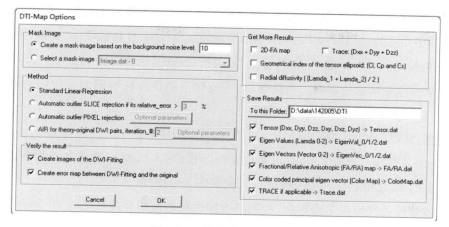

图 6.58　数据结果保存窗口

由于选用的 DICOM 原始数据是未去颅骨的,这里用 FSL 的命令去除颅骨(详见 FSL 介绍),利用 DTI-TK 中 TVToDTIStudio 命令生成两个文件,如图 6.59 所示是用这两个文件进行纤维跟踪的。

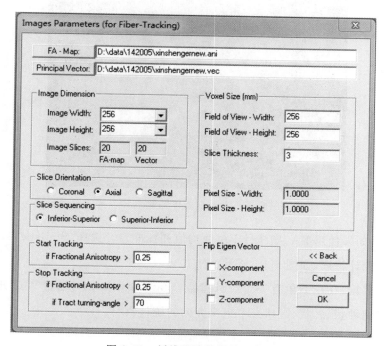

图 6.59　纤维跟踪数据输入窗口

有两个阈值,用于在 DTIStudio 端纤维跟踪。一种是 FA,另一种是 Principal Vector。这两个阈值可以在对话窗口中的"停止跟踪"一节中进行控制。使用较小的角度阈值时,停止标准更严格。推荐值是 FA=0.15~0.25,角度为 40°~50°。另一个重要选项是"翻转特征向量",例如,如果本征向量为[0.72,0.72,0]和"X 分量"复选框被选中,则特征向量变为[-0.72,0.72,0],这对纤维的跟踪产生深远的影响。请注意,这一变化不会使颜色编码的方位图的外观发生变化,它采用的是矢量分量的绝对值。

纤维选择:选择"ROI - Drawing Enable",画 ROI;"Fiber Color"选择重建纤维的颜色。"ROI - Operation":"or"表示多个 ROI 是独立的,可以用不同颜色重建多个纤维;"and"纤维被引进到所有的 ROI 中;"not"用于移除引入到 ROI 中的纤维。

以胼胝体膝部的纤维束跟踪为例,利用纤维操作控制面板实现如图 6.60 所示。

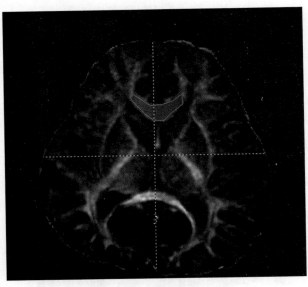

图 6.60　绘制胼胝体膝部的 ROI

纤维束统计:如果使用 FA,则统计 FA 的均值和标准差。选择"Statistics",则会出现一个窗口表明纤维的统计特征,如图 6.61 所示。

若加载多个数据,在左下角有一个统计参数(Statistics Profile)通过"Go"进行选择计算。统计参数可以得到轴状、矢状、冠状三个正交方向的统计资料。

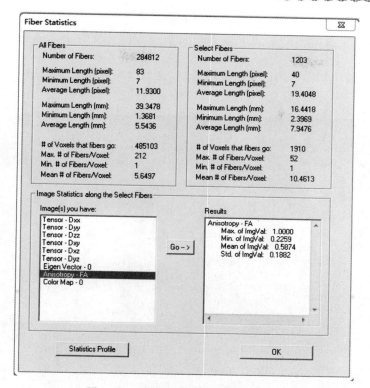

图 6.61   胖胝体膝部的纤维统计特征

6.7   MedINRIA[8]

6.7.1   MedINRIA 概述

MedINRIA 是一个多平台的免费开源医学图像处理和可视化软件。通过一个直观的用户界面,MedINRIA 可以提供标准的医学图像处理功能,包括 2D/3D/4D 图像可视化、图像配准、扩散磁共振处理和纤维跟踪成像。在网站 http://www-sop.inria.fr/asclepios/software/MedINRIA 上不仅可以下载到该工具,也可以下载该工具的源代码供开发使用。

MedINRIA 是包含一组软件的平台,主要有四个模块:图像显示模块、纤维跟踪模块、张量阅读器模块、配准工具模块(完全用于图像配准和配准结果的评估)。在最开始的界面,可以在左侧选择所需使用的功能模块,同样在左下角有个 workplace,可以点击它的快速访问功能模块。

下面同样使用 subject - 1 和 subject - 2 两个数据进行介绍。

6.7.2 图像显示模块

该模块是一个简单却强大的医学图像浏览器，这里没有数据处理过程。可以在该模块选择所需要的数据进行导入，然后选择数据进行加载，得到窗口显示如图 6.62 所示。

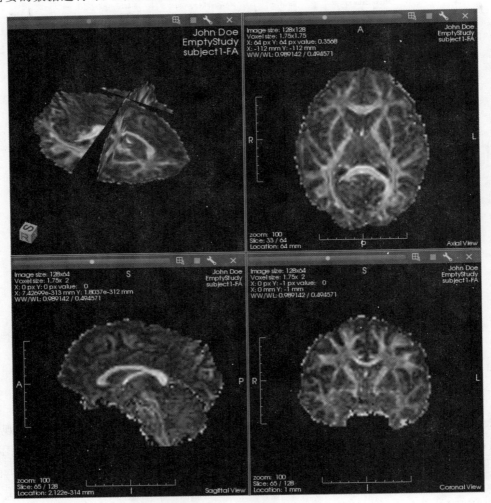

图 6.62　图像显示窗口

6.7.3　分割模块

分割模块仅仅是一个界面预览,相应的分割算法可在后续开发中加入,目前只有手动分割功能。

提供的画图工具里允许使用两种颜色:绿色(被用于填充感兴趣的区域内部);红色(被用于填充感兴趣的区域外围)。一旦画好后,就可以点击相应的按钮生成数据。如果想要在后面的功能模块中使用,可以把它保存在数据库或者外部存储设备中。显示窗口如图 6.63 所示。

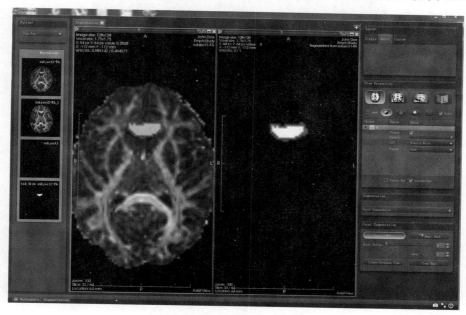

图 6.63　图像分割显示窗口

6.7.4　纤维跟踪模块

该模块旨在为临床医生提供 DTI 分析和纤维跟踪所需的所有工具。

张量视图工具箱用于控制张量计算、处理和显示,参数可按图 6.64 所示进行设置。

纤维视图工具箱用来改变进行处理后的纤维视图,如图 6.65 所示。

纤维跟踪成像工具箱提供了一种纤维跟踪算法,只需把想要处理的图像拖入灰色方格中,选择 DTI Track 算法,然后再选择合适的梯度编码文件就可以运行,如图 6.66 所示。

DTI Track 也提供了先进的工具,用于分析 DTI 和纤维跟踪,同时也可以实现快速张量估计、张量平滑、彩色 FA 图计算、ADC 图计算或纤维跟踪等任务。所有功能可从扩散张量控制面板访问,如图 6.67 所示。

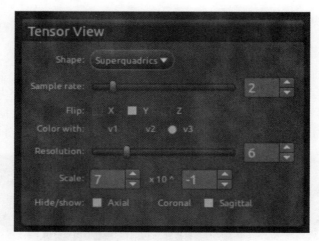

图 6.64　张量视图工具箱

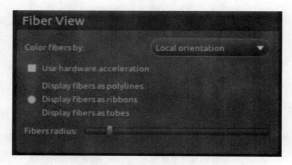

图 6.65　纤维视图工具箱

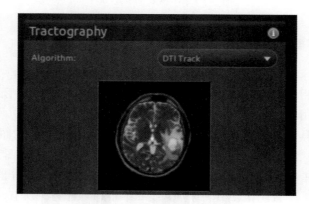

图 6.66　纤维跟踪成像工具箱

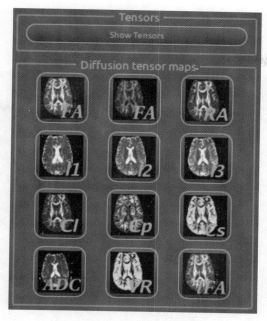

图 6.67　DTI Track 控制面板

　　该模块中可以设置 FA 终止阈值、平滑参数、最小长度和采样间隔。终止 FA 阈值：低于该 FA 值的纤维不被跟踪。平滑参数：控制重建纤维的平滑度。纤维的最小长度：控制纤维的最小有效长度。采样间隔：设置重建纤维束的密度，如图 6.68 所示。

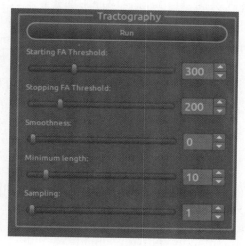

图 6.68　纤维跟踪工具箱

下面以一个 ROI 为例介绍纤维跟踪。在分割模块已经得到了感兴趣的区域数据,即 ROI 图。在纤维跟踪工具箱可以选择相应的操作,最后得到纤维束如图 6.69 所示。红色表示左右,绿色表示前后,蓝色表示上下。

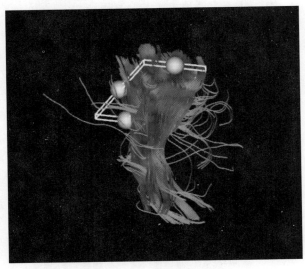

图 6.69　ROI 对应的纤维束

6.7.5　张量阅读器模块

张量阅读器模块可以直观观察 DTI 跟踪模块产生的张量。先用具体数据描述张量的可视化。当需要观察由 DTI 跟踪模块评估的张量时,用户需要先将它们从 DTI 跟踪模块中保存下来,然后通过单击"打开一个张量场"将它们加载到观察模块中。下面尝试加载一个张量场,如图 6.70 所示。

该模块可以选择不同的可视化模式来显示张量场,默认设置为"立方体"模式(此时,张量显示为长方体)。对于所有的模式,该张量的主扩散方向均采用 RGB 颜色代码表示,亮度则代表各项异性分数值。

6.7.6　图像配准模块

图像配准模块旨在帮助用户比较两个不同的图像。为此,它提供了有效融合两个图像所需要的方法。此外,为了更好地比较,模块提出了配准这些图像的一些处理算法,同时为几种不同的配准提供了一个简单的界面。模块需要两个图像作为输入,分别为"固定图像"和"运动图像",并提供了"对齐"即配准它们的几种方法。

(1)人工配准:点击几下,就可以执行两个图像的配准。这可以通过在两个图像中限定多个控制点(地标)来完成。根据从这些所谓的地标,计算刚性变换(旋转加平移)。

(2)自动刚性配准:使用 ITK 仿射配准框架实现图像的这种自动匹配。它是计算嵌入在一个多分辨率的框架中的两个图像互信息的最大化。

(3)自动非刚性微分同胚批准:此方法提供了一种非常先进的非线性配准最新方法,它速度快,且能确保转换的可逆性。

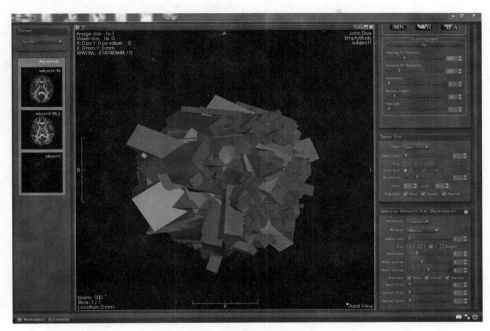

图 6.70　张量阅读窗口界面

手动刚性配准过程:①选择图像差异最大的视图;②选择不连接,在配准选项中选择手动标志这一项,选择插值方案,设置标记点,完成后选择执行。对于自动仿射配准和非刚性微分同胚配准,只要在配准选项中选择即可,然后按执行按钮就可以了。

使用该模块的第一个步骤是导入固定图像和运动图像(以配准成固定图像)。首先,点击选中左边区域,在左侧面板中导入第一个图像,这是模板图像。导入到右侧区域的图像是变形图像,即待配准的图像。在右侧面板中选择所要使用的算法,进行配准,配准后的图像将在右侧区域显示。"Fuse"页面输出的是配准前和配准后图像的叠加,便于进行比较。下面按照步骤导入两个图像,界面如图 6.71 所示。

以自动仿射配准为例,得到配准结果如图 6.72 所示,每一列分别表示统一数据的三个视图,每一行即为模板、待配准图像和配准后图像同一视图的对比。

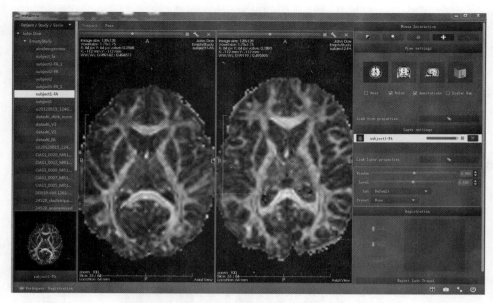

图 6.71　图像配准输入主窗口

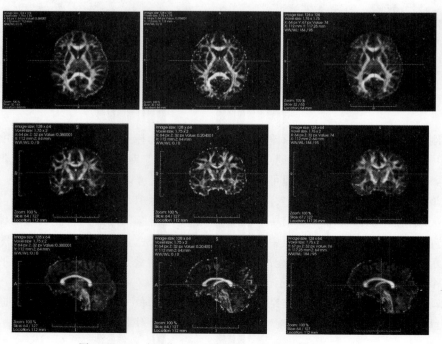

图 6.72　运动图像(左)固定图像(中)配准结果图(右)

参 考 文 献

[1]　http://www. mccauslandcenter. sc. edu/mricro/mricron/index. html.

[2]　http://www. slicer. org/.

[3]　http://fsl. fmrib. ox. ac. uk/fsl/fslwiki/.

[4]　http://picsl. upenn. edu/software/ants/.

[5]　http://dti – tk. sourceforge. net.

[6]　Wang Y，Gupta A，Liu Z，et al. DTI Registration in Atlas Based Fiber Analysis of Infantile Krabbe Disease[J]. Neuroimage，2011，55(4):1577 – 1586.

[7]　http://dsi – studio. labsolver. org/.

[8]　http://med. inria. fr/.

附录 专业术语缩写

AMS	Adaptive – Mean – Shift	自适应均值位移
ANTS	Advanced Normalization Tools	高级正则化工具
ADC	Apparent Diffusion Coefficient	表观扩散系数
AIR	Automatic Image Registration	自动图像配准
Block	Block – Matching Algorithm	块匹配配准算法
CC_x	Cross Correlations	相关性
CSF	Cerebrospinal Fluid	脑脊液
CT	Computerized Tomography	计算机层析成像
DD	Euclidean Distances of the Deviatoric Tensor	张量偏差欧氏距离
DMRI	Diffusion Magnetic Resonance Imaging	扩散磁共振成像
DSI	Diffusion Spectrum Imaging	扩散谱成像
DTI	Diffusion Tensor Imaging	扩散张量成像
DT – MRI	Diffusion Tensor – Magnetic Resonance Imaging	扩散张量磁共振成像
DWI	Diffusion Weighted Imaging	扩散加权成像
ED	Euclidean Distances	张量欧氏距离
EDS	Euclidean Distance Squared	欧氏距离平方
FA	Fractional Anisotropy	各向异性分数
FFD	Free – Form Deformation	自由变形
FID	Free Induction Decay	自由感应衰减
FM	Fiber – Modes	纤维模型
FMRI	Functional Magnetic Resonance Imaging	功能磁共振成像
FS	Finite Strain	有限张力
FT	Fourier Transformation	傅里叶变换
GMM	Gaussian Mixture Model	高斯混合模型
GMMF	Gauss Markov Measure Field	高斯马尔科夫测量场
GRE	Gradient Echo	梯度回波
ICA	Independent Component Analysis	独立成分分析
ICF	Iterative Closest Fiber	最近纤维迭代法

LDDMM	Large Deformation Diffeomorphic Metric Mapping	大变形微分同胚映射
MI	Mutual Information	互信息
MSE	Mean Squared Error	均方差
NCUT	Normalized Cuts	规范化切割
NIH	National Institutes of Health	美国国立卫生研究院
NMR	Nuclear Magnetic Resonance	核磁共振
NMRI	Nuclear Magnetic Resonance Imaging	核磁共振成像
OASIS	Open Access Series of Imaging Studies	成像研究开放获取系列
ODF	Orientation Distribution Function	取向分布函数
OVI	Overlap Of Eigenvalue – Eigenvector Pairs	特征值-特征向量对重叠率
PCA	Principal Components Analysis	主成分分析
PDE	Partial Differential Equation	偏微分方程
PDF	Probability Density Function	概率密度函数
PICA	Probabilistic Independent Component Analysis	概率独立成分分析
POSSUM	Physics-Oriented Simulated Scanner For Understanding MRI	面向物理的理解 MRI 模拟扫描仪
PPD	Preservation Of Principle Directions	主方向保留
RA	Relative Anisotropy	相对各向异性
RF	Radiofrequency	射频
RI	Rotation Invariant	旋转不变测度
RMSE	Root Mean Squared Error	均方根误差
residualMSE	residual Mean Squared Error	均方误差残差
residualRMSE	residual Root Mean Square Error，	均方根误差残差
ROI	Region of Interest	感兴趣区域
SE	Spin Echo	自旋回波
SGE	Sun Grid Engine	资源管理软件
SPM	Statistical Parametric Mapping	统计参数映射
SSD	Sum – of – Squared Differences	差平方和
SyN	Symmetric Image Normalization	对称图像标准化算法
TDS	Tensor Difference On Signal	信号间张量差异
TE	Time of Echo	回波时间
TIMER	Tensor Image Morphing for Elastic Registration	张量图像的变形弹性配准
TPS	Thin Plate Spline	薄板样条函数
TR	Repetition Time	重复时间